理学療法 MOOK 15

子どもの理学療法

脳性麻痺の早期アプローチから地域理学療法まで

シリーズ編集　黒川　幸雄（埼玉医科大学保健医療学部）
　　　　　　　高橋　正明（群馬パース大学保健科学部）
　　　　　　　鶴見　隆正（神奈川県立保健福祉大学）
責任編集　　　井上　　保（神奈川県立総合療育相談センター）
　　　　　　　鶴見　隆正（神奈川県立保健福祉大学）

編集にあたって

　わが国には療育というすばらしい言葉があり，時代とともにそのときどきの社会的価値を背景に実践されてきた．療育の対象がポリオや整形外科疾患から脳性麻痺へと大きく推移し，療育の形態も施設入所療育から通所療育へと変化していく中で，療育の一翼を担う理学療法もさまざまな展開を示してきた．

　わが国に理学療法士が誕生したのは1966年である．当時の肢体不自由児施設の抱える課題は，脳性麻痺化，低年齢化，重度重症化への対策であった．1970年代に入ると脳性麻痺児の早期発見・早期治療が叫ばれ，理学療法士による早期療育が競うように全国的に展開され始めた．1980年代になると新生児集中治療室（NICU）で理学療法士による治療的介入が始まり，医療機関で脳性麻痺児の超早期治療が行われるようになってきた．そもそも脳性麻痺は治るものではないことは周知の事実であったが，早期発見・早期治療への流れは必然的に理学療法士による両親への介入を余儀なくされ，理学療法士の何げない一言が未成熟な親子関係に大きな影響を与えてしまう結果をもたらした．さらに医療技術の最先端であるNICUでの治療的介入が始められた当初は，医学的治療介入が優先され，母子相互関係の発達援助に必ずしも十分な配慮がなされていたとはいえなかったように思われる．一方，1979年には養護学校が義務化され，いわゆる全員就学が実現し，すべての障害児が学籍を得ることができた．教育現場では，障害児の受け入れと障害児教育の展開に大きな混乱をきたしたが，教育制度・福祉制度・医療制度の体制上の制約から相互の連携の発展にはなかなか困難なものがあった．子どもの発達を促し，成長の喜びを共に分かち合いたいという思いは，両親のみならず，われわれ理学療法士をはじめとする保健医療・福祉・教育の関係者においても同じであるのに，現在でもお互いの間には微妙なずれが存在していることは否めない．

　国際障害分類（ICIDH）から国際生活機能分類（ICF）へと変わったことにより，小児理学療法の分野でもこれまでの医療モデルから生活モデルへと大きく軸足を移し，新生児期から学齢時期までのライフステージに応じた子どもと両親の生活機能を視座に理学療法介入を行うことが求められてきた．これは取りも直さず高木憲次先生が提唱された療育そのものが目指していたことと大きな違いはないように思われる．

　本書は，地域療育システムの広がりに伴い，これまで以上に医療機関での理学療法介入が行われるようになってきた現状から，概ね経験3年程度の理学療法士を対象に，医療機関でも活用できるような内容にした．第1章ではわが国の肢体不自由児療育を概観し，第2章では医療技術者として評価と理学療法の実際を，第3章ではライフステージに沿った理学療法の進め方を，第4章および第5章では療育という視点からの特殊技術を，第6章では発達支援・子育て支援などから広く地域療育システムを論じていただいた．

2008年9月吉日

井上　保

目　次

第1章　肢体不自由児療育の変遷と理学療法 …………………… 井上　　保・2

第2章　小児疾患の臨床症状と理学療法
1．脳性麻痺の病態と臨床像………………………………………… 山川　友康・12
2．脳性麻痺児の最新の理学療法評価……………………………… 堺　　　裕,他・24
3．痙直型四肢麻痺児の理学療法評価と治療アプローチ………… 辻　　清張・37
4．痙直型両麻痺児の理学療法評価と治療アプローチ…………… 辻　　清張・48
5．痙直型片麻痺児の理学療法評価と治療アプローチ…………… 宮前　信彦・61
6．アテトーゼ型麻痺児の理学療法評価と治療アプローチ……… 相良　　研・71
7．低筋緊張児，精神発達遅滞児の理学療法評価と治療アプローチ … 木原　秀樹・80
8．二分脊椎症児の理学療法評価と治療アプローチ……………… 廣田とも子・93

第3章　新生児期から学童期における理学療法アプローチ
1．新生児期における理学療法アプローチ………………………… 細田　里南・104
2．乳児期における理学療法アプローチ…………………………… 芝田　利生,他・114
3．幼児期における理学療法アプローチ…………………………… 萩原　　聡・121
4．学齢期における理学療法アプローチ…………………………… 平　昭三郎・130

第4章　重症心身障害児の理学療法アプローチ
1．重症心身障害児の療育と理学療法……………………………… 脇口　恭生・140
2．重症心身障害者の呼吸障害に対する運動療法―皮膚・軟部組織へのアプローチ……………………………………………………… 金子　断行・149
3．摂食・嚥下機能の評価と理学療法アプローチ………………… 本吉　美和・163

第5章　小児の外科的療法および装具療法
1．肢体不自由児の外科的療法の適応とそのアプローチ………… 平塚　和人・178
2．脳性麻痺児の装具と理学療法アプローチ……………………… 和田　照美・191
3．脳性麻痺児の日常生活用具の活用……………………………… 眞保　　実・201

第6章　地域療育システムと理学療法
1．地域における母子保健，子育て支援システム………………… 押木利英子・216
2．障がい児福祉・障がい児療育の支援システム………………… 松野　俊次・230
3．障害児の就学支援活動と理学療法……………………………… 鶴見　隆正,他・237

理学療法士に望むもの

1. 重症心身障害児・者と家族にとって理学療法とは……………………… 下山　郁子・172
2. 障害をもった理学療法士として伝えたいこと……………………… 新田　通子・210
3. 障害者の地域での暮らしを考える―理学療法士に期待するもの……… 瀧澤久美子・248

第1章

肢体不自由児療育の変遷と理学療法

わが国の肢体不自由児療育の草創期からの歩みを把握し，療育の概念とは何かを確認する．同時に，近年の肢体不自由児の医療，療育の現状に触れて，その中での理学療法の関わりを述べる．

1 肢体不自由児療育の変遷と理学療法

井上　保*

◆ Key Questions ◆
1. わが国の肢体不自由児療育の変遷
2. 療育とは
3. 肢体不自由児施設の理学療法の歴史
4. 児の学籍

I. はじめに

　小児の理学療法は，わが国に理学療法士が誕生する以前から肢体不自由児療育の一環として行われていた．1921（大正10）年に東大整形外科において医療体操訓練を担当していた柏倉松蔵氏は，東京大塚に柏学園を創設し，肢体不自由児に治療と教育を授けた．開園当初は定員10名，通園を原則とし，都合により寄宿が許された[1]．1942（昭和17）年に「肢体不自由児の父」高木憲次博士によって，現在の肢体不自由児施設の原型となる「整肢療護園（現心身障害児医療療育総合センター）」が設立され，治療・教育・職能部門が確立した肢体不自由児施設における療育が始められた[2]．しかし，後に続く肢体不自由児施設が開設されるまでには，長い期間が必要であった．特に，戦争による整肢療護園の焼失による影響は大きく，1946（昭和21）年に再開されたものの本格復興は，1952（昭和27）年まで待たなければならなかった．戦後の社会構造の大きな変化の中で児童福祉法が制定され，この法律により肢体不自由児施設の全国設置の施策が推進された．しかし，当時の社会情勢から乳児院などの児童福祉施設の設置が優先され，障害児福祉はまったく見向きもされず，肢体不自由児施設の設置は遅々として進まなかった．多くの苦難の道程を経て，肢体不自由児施設が全国に設立され始めたのは昭和20年代後半からであり，全都道府県に設置されたのは1961（昭和36）年であった[1]．以後，肢体不自由児療育は長い間，多くの専門職が存在する肢体不自由児施設でチームアプローチとして行われた．1966（昭和41）年に新しい資格職種として誕生した理学療法士も，専門療育チームの一員としてチームアプローチを背景に小児の理学療法に取り組み，常に療育の中心的役割を担ってきた経緯がある．

　医学の発展や医療の充実，さらには社会構造の変化や社会制度の充実に伴い，療育の対象・方法・場所も時代とともに変化してきた．周産期・新生児救急医療ネットワークの構築や新生児集中治療室（NICU：neonatal intensive care unit）の普及などによる周産期医療・小児医療の充実に伴って，小児専門病院などの医療機関でも理学療法介入が積極的に行われ，入所施設療育から通所施設・外来療育へ，さらに地域生活を基盤とした地域療育への大きな流れや，在宅療育の多様化に伴い一般病院での継続的な理

---
* Tamotsu Inoue／神奈川県立総合療育相談センター

学療法介入や在宅での訪問理学療法が実施されている．一方，保健・医療・福祉の総合化が推進され，少子高齢社会を迎え総合的な子育て支援施策が積極的に展開されている．このような状況の中，脳性麻痺をはじめとする障害児の理学療法では「療育」という理念のもとに親・子への積極的な介入が行われている．

廿楽[3]は，「"脳性麻痺（CP：cerebral palsy）児を育てる"ということと"CP児は育つ"ということについて」をテーマに，療育ではCP児やその親たちにとって「療育専門職のエゴのおしつけ」に，またCP児にとって「親あるいは療育専門職と自称する人々のエゴのおしつけ」にならないように働きかけることが大切で，CPの療育とは，障害の発見から始まり，成人して社会生活に参加していくまでの長い長いプログラムが，児童の家族を中心して展開していくプロセスであり，これに対して医学的援助を中心とした各種の援助を提供するのが療育機関の役割であると述べている．今川[4]は，小児の療法士は「子どもが発達障害をもったという困難さと，この療法士に出会った不幸」などといわれないようにするべきであると指摘している．

そこで本稿では，わが国の文化である「療育」の理念を再考し，小児の理学療法の臨床が対象児とその家族にとってだけではなく，担当の理学療法士にも無理なく継続してすすめられるように，わが国における肢体不自由児施設の設立の経緯や療育，理学療法の歴史の概要を紹介する．

II．「肢体不自由児の父」高木憲次の業績

　肢体不自由児療育の息吹は，わが国の理学療法士の誕生に半世紀もさかのぼる大正時代であった．わが国の療育は，整形外科医師である高木憲次の業績抜きには語れない．以下，主に「高木憲次―人と業績」[2]から「肢体不自由児の父」といわれる高木の業績とそれに伴うエピソードを紹介する．

1．「夢の楽園教療所」

　高木は，肢体不自由児という言葉もなく，概念もなかった1916〜1918（大正5〜7）年にかけて東京の下谷・本所・深川の街を対象に行われた肢体不自由児・者の実態調査に参加した．肢体不自由者が迷信の対象であり，遺伝するとか，あるいは感染するとか，罪障による忌まわしいものであるとかいわれ，さらには不治の病とみなされ，慈善的救貧の対象とされて意味もなく差別され，家の奥深くに隠されて劣悪な環境や状況におかれている事実を知ることになった．さらに，1918（大正7）年に母校である本郷小学校ではじめての学齢児の整形外科的疾病の調査を行った．これらの結果，「学校教育を受けようとすれば治療の機を逸し，治療に専念すれば教育の機会を失う肢体不自由児の存在を知り，治療を受けながら教育を受けられるところが，ぜひほしい」と痛感した．同年，肢体不自由児が幸せになるために，「医療」と「教育」とさらに「職能」を授けられる「夢の楽園教療所」の説を提唱した．

　1922（大正11）年からドイツに1年間留学し，ドイツの壮大な肢体不自由児施設と完備した設備には目をみはったが，肢体不自由児に対する精神的擁護のあり方については，多大な疑問を抱かざるをえなかった．帰国後に「①まず肢体不自由児の精神的擁護策を考えよう，②手術者たるものは，手術後，罹患肢体の回復によって患児が生産能力を獲得したことをみとどけるべきである．それには療育施設が不可欠であるから，その設立に専念しよう」と決意して実現へ執拗なまでの努力を積み重ねた．

　特に大正末期から昭和初期にかけては，肢体不自由児療育に関する啓発活動を精力的に行なった．1925（大正14）年に現在の日本肢体不

自由児協会の淵源である「肢節不完児福利会」を設立し会司となった．第1回例会では①「隠す勿れ」運動の提唱，②産婆の補習教育，③法制化への前提，第2回例会では①好意の無関心，②社会教導の方策が議題とされた．同年，天来の啓示を受け「脳性麻痺には脳性治療」という構想を打ち立て，後に日本最初の「脳性麻痺治療体系」の考案に至った．1927(昭和2)年に父母の会の前身である「母の会」を設立し，1928〜1929(昭和3〜4)年にかけて「肢体不自由」という名称を案出，提唱した．1932(昭和7)年に「肢体不自由児療護協会」をつくり，副会長となった．また，わが国初の「肢体不自由児学校（光明学校）」の開校〔1932(昭和7)年〕に尽力した．1935(昭和10)年に「日本肢体不自由児医治養護協会」を設立し，副会長に就任した．さらに，1937(昭和12)年には「肢体不自由者療護園設立委員会」を発足させ，1939(昭和14)年には「財団法人肢体不自由者療護園」を設立し，理事長になった．1941(昭和16)年に同法人を「財団法人整肢療護会」と改称し，1942(昭和17)年に念願であった「整肢療護園」を東京の板橋の地に開園して，初代園長に就任した．治療・教育・職能部門のほか，当時としては，まったく異例ともいうべき電気熔鉱炉が設置され，義肢装具研究所を備えていた．医療機器類は，特に設計して作製したものが多く，当時の他のいかなる病院も及ばぬ立派な設備を誇り，建物自体も非常に明るく，玄関を入ると病院という感じがまったくしなかった．1918(大正7)年「夢の楽園教療所」の説を唱えてから実に24年目であった．

2．天来の啓示から「脳性麻痺には脳性治療」の構想を

1925(大正14)年4月1日，ラジオが正式に開設されて間もないころ，治療をしていたCP児の父親から「食事も思うにまかせず，不自由な両手を使おうともしなかった児が，ラジオのスイッチ，つまみに手をかけいじくり回して調節することだけはやってのけます．ラジオが好きで自分の留守中は夢中でラジオにかじりつき，終日いたずらしていたらしい」との報告を受け，ラジオのつまみに万年筆をさし込んだところ，半年ならずして円が描け，田が書けるようになった経験をした．「好きこそ物の上手なれ．面白いからこの万年筆型つまみ（スイッチ）を調節してラジオを分離することができ，ついには万年筆そのものを立派に操って円や文字を書くことができるに至ったのである．もしこれが，ただ円や文字を書けと命令したり強制したところで子どもは熱中しない，嫌々する仕事には身が入らない．これが，肢体に機能障害あるものに対する治療，すなわち障害克服の根本方策である」と述べている．

1938(昭和13)年には「30例のCP児に万年筆型ラジオスイッチによる運箏訓練法の成功例を獲た」と記されており，この「天来の啓示」によって「CPには脳性治療」という構想が打ち立てられ，後にわが国で最初のCP児治療体系が考案されていった．

3．「療育の定義」

高木[5]は，整肢療護園開園式〔1942(昭和17)年〕で「療育とは時代の科学を総動員して肢体の不自由をできるだけ克服し，それによって幸いにも回復したら『肢体の復活能力』そのものを（残存能力ではない）できるだけ有効に活用させ，もって自活の途の立つように育成することである」と述べている．また，いくつかある注の中に「有効に活用とは児童の天稟に奨導することを主眼とするものであって，決して強いて手内職的仕事のみに安ぜず，患児の適性により将来弁護士にでも政治家にでもなりうるように広き範囲の教導を意図するものである」と述べられ，五味[1]はこの療育の理念は，単に治療教育という範疇にとどまらず，リハビリテーションの概念，すなわち人間の権利の回復と軌

を一にするものとしている．

　また，「肢体の復活能力とは回復能力と残存能力と代償能力の三者の総和を呼称したい」とも記されている．

4．「モデル肢体不自由児施設」の再建

　整肢療護園は1945(昭和20)年に数回にわたる空襲によって看護婦寄宿舎を除き焼失した．人的被害は職員の努力により最小限にとどめられ入所者1名が死亡し，職員2名が殉職されたのみであった．戦後，関係者の尽力により翌年の1946(昭和21)年5月には焼け残った看護婦寄宿舎を改修して再開した．しかし，本格復興に向けて承認された予算額はわずかなもので，高木の唱えた「わが国の肢体不自由児事業を発展させるための中心となるべき施設で，療育とはいかなるものであるかをそこで実践し，その結果によって国民を啓発するとともに，専門家も養成して漸次全国各地にこの種の施設を設置していこうとする，モデル肢体不自由児施設としての整肢療護園」の復興を満たすための必要な額の半分にも満たないもので，大幅な設計の修正を余儀なくされた．1951(昭和26)年に，わが国で初の児童福祉法に基づく肢体不自由児施設として再建され，本館が完成した1952(昭和27)年に開園式（復興式）が行われたが，その後も高木の夢を叶えるため長期間にわたって改修増築工事が続いた．

5．肢体不自由児療育の全国普及

　高木が整肢療護園において現実に示された肢体不自由児療育の理念と実践の体系は，1947(昭和22)年に施行された児童福祉法の草案起草委員に委嘱されたことにより「児童福祉法」の中に盛り込まれた[6]．肢体不自由児施設の設置・運営が「児童福祉法」の中に取り入れられ，「肢体不自由児施設は，上肢・下肢・体幹の機能の不自由な児童を治療するとともに，独立自活に必要な知識技能を与えることを目的とする施設」と規定された．行政管轄の違いから「教育」という字句は入れられず，「知識」という字句で間接的に教育を表現した．また，「技能」とは職能を意味したものであったが，治療・教育・職能を三位一体とした療育内容をもつ施設の設立・普及を満たす内容にはならなかった．これは，わが国における肢体不自由児療育事業の黎明を告げる福音であった．しかしながら残念なことに，肢体不自由児施設の先駆的事業であった柏倉松蔵氏による「柏学園」は，児童福祉法に該当しないため閉鎖のやむなきに至った[1]．

　また「児童憲章」の制定にも参画し，第2回児童憲章草案準備会小委員会に提出された案にある「心身の機能に欠陥のある児童」という言葉について，「欠陥があるのではない．不自由なだけだ．不十分なだけだ．欠陥があるなどと子どもを特殊扱いしてはいけない．子どもには，どの子どもにも，治療される権利がある．教育される権利がある．保護される権利がある．考え直してください」と主張され，欠陥は「不自由」に改められた．また「心身の機能が不十分」という表現についても，「身体的障害は必ず精神的障害を随伴する，というようにも誤解されるおそれがある」と強く主張され，紆余曲折の結果「身体が不自由な場合，または精神の機能が不十分な場合に」が採択された．

　戦後の社会情勢から必要に迫られている乳児院・保育所・養護施設などの児童福祉施設は続々と開設されたものの，肢体不自由児の療育に関してはほとんど無関心で，設立に名乗りをあげる県はほとんどなく，肢体不自由児施設が設立されて療育事業が全国に広がっていく気配はまったく感じられなかった．このような中，高木の意見を取り入れ厚生省（現厚生労働省）などの後援で肢体不自由者(児)巡回療育指導ならび講習会（主催：日本肢体不自由児協会など）が開催された．高木をリーダーとする心理・職能・ケースワーカーなどによるリハビリテーションチームの専門家がそれぞれの立場から相

表1　肢体不自由児施設一覧（昭和30年4月現在）（文献8)より引用）

施設名	設立運営	定員
北海道整肢学院	道立道営（北海道）	50
宮城県肢体不自由児施設（設立準備中）	県立県営（宮城県）	50
福島県整肢療護園	民有民営（福島県）	50
群馬整肢療護園	県立民営（群馬県）	65
整肢療護園	国有民営（東京都）	200
多摩緑成会整育園	民有民営（東京都）	50
静岡療護園	県立民営（静岡県）	50（90）
愛知県整肢療育院（設立準備中）	県立民営（愛知県）	50
東大寺整肢園	民有民営（奈良県）	30
大阪整肢学院	府立民営（大阪府）	50（100）
鳥取県肢体不自由児施設（設立準備中）	県立県営（鳥取県）	50
若草園	県立県営（広島県）	75
愛媛整肢療護園	県立県営（愛媛県）	75（80）
粕屋新光園	県立県営（福岡県）	50
長崎県肢体不自由児施設	県立県営（長崎県）	60
熊本県肢体不自由児施設（設立準備中）	県立県営（熊本県）	50

カッコ内は昭和30年4月増員予定

談者の一人ひとりを評価し指導するものであった．1949〜1952（昭和24〜27）年初秋までの4年間続けられ，全国の都道府県を一巡以上したこの巡回は，肢体不自由児療育の理念の施設内のみならずフィールドワークでの実践の場になり，高木の主張する療育の理念と方法の基本が全国津々浦々まで浸透していった．これを契機に各地に肢体不自由児施設が次々に開設され，1953（昭和28）年に開催された全国肢体不自由児（療育）施設長会議で，高木は「肢体不自由児の療育のあり方[7]」を講演した．1955（昭和30）年4月には設立準備中も含めて全国で16施設（**表1**）になり，その後，全国に次々に肢体不自由児施設が設立され，1961（昭和36）年に全国の都道府県に肢体不自由児施設が設立された．筆者の所属であった神奈川県立ゆうかり園は1958（昭和33）年に開設された．

6．「肢体不自由児の療育のあり方」

高木は，1953（昭和28）年10月16日に開催された全国肢体不自由児（療育）施設長会議における講演「肢体不自由児の療育のあり方[7]」で，「療育という事業は簡単ではない．いろいろな仕事を同時に実施しなければならない事業なので往々それなど個々の仕事の間の範疇や責務の限界が難解であると称されている．しかも個々の仕事の間の連携ということが療育事業の成否を決するほど大切なことでありまして，絶対にテンデンバラバラであってはならない」と述べている．

さらに，「療育の徹底には，①まず医師ばかりでなく療育福祉員・保健婦よりなる『保健福祉係』が津々浦々を巡回し，映写教示のもとに説いてまわる．②都道府県，市町村としては，各現地の情勢に応じて『療育相談』を適宜開催すること，療育相談班の構成としては，整形外科医（肢体科医），心理学的指導，職能と職業指導員，ケースワーカーなどよりなるものでなければならない．患児を第一類（A・B・C）と第二類とに分類して登録すること，Aは肢体不自由

児施設に紹介し，Bは整形外科医院に送ること．③15歳以上のものには職能・職業指導あるいは必要に応じて授産・就職の指導・紹介，すなわち将来の生業に就いて指導・斡旋すること．④医療的責務としては，生業（自営でも，就職でも）に関し，その疲労ならびに適否につき常に監視し，時折再検討を等閑に付してはならないこと」と述べている．

さらに，「療育のうち療育施設内にて施行する療育の責務は，是を五段階に分類することができる．その第1段階は，まず医療から始めなければならないことはいうまでもないが，その他は必ずしも順位を踏むとは限らない．しかし多くの場合，第2段階として学齢に近づくに従い躾とともに教育が主要となってくる．第3段階としては生活指導・更生指導，第4段階として職能指導，第5段階としてはだいたい15歳以上に始まるところの職業指導・社会生活の指導，社会生活への適応性を培養すること，ならびに憂世の荒波を乗り切る気迫の涵養が必要となる」と述べている．

7．「脳性小児麻痺の治療とその効果」

1955（昭和30）年の第28回日本整形外科学会総会で，「脳性小児麻痺の治療とその効果[8]」と題する宿題報告において，それまでの取り組みを詳細に報告している．

CP児の治療体系は医学的治療と社会的治療からなり，この方法は「克服法」と称され，「克服意欲の誘発」「克服指導の方法」「克服の努力（自己鍛錬）」からなっている．具体的な方法として，「アテトーゼの克服」「痙直の克服」「距離感の訓練法」「随意に筋を収縮させる指導法＝筋収縮指南力の指導」「精神面の動揺による影響とその利用」「乳幼児治療の基本理念」「社会の認識」などにわたって詳細に記している．

治療体系には，児童福祉法，身体障害者福祉法などの社会保障制度や児童憲章，社会の良識の涵養として実践的な普及啓発事業も含まれた

トータルリハビリテーションであった．また，高木の提唱した「克服法」の具体的な運動療法は実践的な行動療法[9]ともいえ，運動学よりも心理学を応用したもの[10]といえる．

「CP児の場合の不自由克服とは，脳の運動調節に要する指南力の修練・習得によって，はじめて勝ち取ることができるべき肢体機能の回復のことである．本人自身が自己鍛錬（克己）することであって他動的な問題ではない」としている．万年筆型ラジオつまみ法による機能訓練法〔1925（大正14）年〕，覗き眼鏡式アテトーゼ克服機による静穏位保持練習法〔1938（昭和13）年〕，独特な歩行訓練法などを示している．穐山[9]は，静穏位保持機能は運動機能の基礎となり，感覚・運動学習を促進させると述べている．

「乳幼児治療の基本理念」には「無知扱いするな！ 諦めさせるな」「わずかな進歩を看過せぬこと」「確かに進歩を認めたということを患児に示して安心させ，自信をもたせよ」「いまだ全然不可能なことを強制するなかれ，諦念の虞あり」などが述べられ，「無知扱いするな！ 諦めさせるな」に続き「患児は表現も表情も稚拙で，流涎などのために外見上は賢そうではなく，しかも本人が案外わきまえているのに無知扱いをしたり，愛児を抱き，その耳元で愚痴をつぶやく独り言，困った子だ将来どうなるのかなどの一語さえ諦念，自暴自棄に陥らせる力があることを銘記せよ」と解説され，現在でも重要な心理的配慮がすでに記されている．

Ⅲ．肢体不自由児施設における療育と理学療法

1．理学療法士の誕生前後

1955（昭和30）年前後から全国に続々と開設された肢体不自由児施設療育の初期の対象は，脊髄性小児麻痺や先天性股関節脱臼などの脳性麻痺以外の骨関節疾患が主で，整形外科医師による治療が精力的に施された．理学療法士およ

び作業療法士法(法137号)が施行される以前の理学療法の先駆者たちは，手術後の療法を中心に大きな役割を担っていた．高木[2]は，1918(大正7)年ごろから「後療法術手」という名称で今日の理学療法士・作業療法士の問題を考え，整形外科における医療協力者の身分確立のために陰に陽に活躍され，「理療師の任務と将来」[11]の中で「肢体を整える為に応用する理学療法」の名称を用いて，その業務内容を紹介している．

施設が開設され，数年を経過すると新規入所児の中にCPが徐々に多くなってきた．CP児は，障害の特徴から長期の療育が必要とされるだけではなく，施設入所による療育が始まったばかりの当時は，地域に肢体不自由児の在宅療育を支えていく社会的基盤がまったくなかったことなどから，長期にわたる施設入所生活を余儀なくされ，CP児の占める割合は徐々に高くなっていった．この結果，肢体不自由児療育の軸足は，それまでの骨関節疾患から必然的にCP児の療育へと大きく転換せざるをえなかった．1961(昭和36)年に，全国の都道府県に肢体不自由児施設の設置が完了し，この年，整肢療護園内に肢体不自由児療育技術者研修所が創立され，機能訓練，看護，保育指導関係職員の研修が開始された[1]．2年後の1963(昭和38)年には，東京の現清瀬市に国立療養所東京病院付属リハビリテーション学院〔2008(平成20)年閉校〕が開校され，理学療法士・作業療法士の養成が始まり，1966(昭和41)年に第1回国家試験が実施され，養成校の卒業生も含めた理学療法士がわが国に誕生した．国家資格を有した理学療法士が，理学療法士の名称を名乗って肢体不自由児療育の世界に参入していったのは，ちょうどこの時期に符合する．筆者の所属であった神奈川県立ゆうかり園では，養成校第1回卒業生の理学療法士と作業療法士が1966(昭和41)年に入職した．

2．脳性麻痺児療育の模索と展開

1965(昭和40)年ごろ以降の肢体不自由児施設の抱える課題は，入所児の「低年齢化」「脳性麻痺化」「重度重症化」であった．その対応策に苦慮し模索していた各施設では，新しい職種である理学療法士に，特に大きな期待がかけられた．姿勢や運動に介入する理学療法は，CP児療育の中核に位置づけられ，療育全体の遂行に大きな影響を与える存在になっていった．

1969(昭和44)年に肢体不自由児通園制度が発足し，就学前の幼児期の療育形態は隔離収容型から在宅通所型へと大きく転換していく契機になった．肢体不自由児施設は通園部門を設置し，肢体不自由児通園の単独施設は主に都市部を中心に開設され，母子通園制度による母親への介入が始まった．理学療法士による運動機能訓練を主軸に，母親による家庭訓練が奨励されて，理学療法士は母子への強い影響を与える職種となっていった．

同時にこの時期には，多くの専門職種が肢体不自由児施設に入職しはじめ，全国の肢体不自由児施設では「脳性麻痺療育論」や「専門職論」「チームアプローチ論」が盛んに議論された．筆者の所属であった神奈川県立ゆうかり園では，1969(昭和44)年にかけて小児科医師，言語療法士，臨床心理士が相次いで入職し，理学療法士，作業療法士，整形外科医師，看護師，保育士，ケースワーカー，教師も含めてお互いに「何をする職種なのか」，CP児療育で「何をしようとしているのか」「何ができるのか」また「CP療育とはなんなのか」などの論議が繰り返された．筆者は，この白熱した論議の真っ只中の1972(昭和47)年に入職した．

またこの時期には，CP児療育に対応するため神経生理学的知見に基づくファシリテーションテクニックが文献により数多く紹介された．ファシリテーションテクニックの主なものは，個体発生学的立場に基礎をおくPhelpsの方法，外受容性刺激を特徴とするMS Roodの方法，

K & B Bobath による神経発達学的治療法（NDT：neurodevelopmental treatment），系統発生学的発達順序のパターンに基礎をおく T Fay の方法・Vojta の方法・Doman の方法，H Kabat らによる固有受容性神経筋促通法（PNF：proprioceptive neuromuscular facilitation），A J Ayres による感覚統合療法などである．その他に，Deaver の方法，Pohl の方法，Schwartz の方法，Collis の方法などが紹介されている[12]．これらの導入・実施に伴い理学療法士は，療育にますます大きな影響を与える存在になっていった．

3．早期療育への流れ

CP 児の「早期発見」「早期治療」の大きな流れの中で，1973（昭和48）年に日本肢体不自由児協会主催で「ボバースアプローチ」の講習会が開催され，医師による「早期発見」とともに理学療法士による「超早期療育」が全国的に展開していった．この講習会の対象は，主に全国の肢体不自由児施設の理学療法士などの機能訓練従事者のうち，臨床経験豊富で指導的立場にある者100名とされた．講習会は Bobath 夫妻が来日して行われ，夫妻による東京での2週間の集中講義とその後の東西に分かれて行われた日本人講師による5週間の講義および実技講習の通算7週間のコースであったが，英国でのコースと同じ8週間にならないかという受講者からの強い希望により1週間の追加講習が行われた．受講者のほとんどは，肢体不自由児施設で日々 CP 療育に悩み，熱心に取り組みながら，自らの努力で勉強を重ね，経過措置で理学療法士・作業療法士の免許を取得された方々であった．筆者は，臨床経験2年目であったが幸いにも受講することができ，講習会の内容はもとより受講された多くの先輩たちに巡り会い，彼らの豊富な経験から得られるものは多く，自身の CP 療児療育観に大きな影響を受けた．

1975（昭和50）年に Vojta が来日し，大阪と京都で講習会が開催された．Bobath 法と Vojta 法の普及により全国で競うように CP 児の早期療育が行われた．その結果，実施者である理学療法士による母子への介入の早期化が促進され，対象の母子はより早期から，より強い理学療法介入を受けることになった．

4．新しい施設，療育体制への流れ

肢体不自由児療育は，通園施設療育や早期療育の普及により地域療育体制の整備が促進され，入所施設療育から在宅通所療育へと大きく転換した．その対象も CP 児にとどまらず，脳障害児，脳損傷によるさまざまな発達障害を合わせもつ脳性複合障害児へと広がっていった．1979（昭和54）年には障害児教育の義務制，いわゆる全員就学により，全国に肢体不自由児施設に併設されていない単独養護学校の設立が促進された．このような背景の中，肢体不自由児施設はその機能の見直しに迫られ，新しい施設への衣替えが積極的に検討された結果，①心身障害児のための総合療育センター化，②身体障害児・者の系列による施設体系の一本化，③肢体不自由児施設と重症心身障害児施設を合わせもつもの，④肢体不自由児を中心とした総合療育センター化，⑤小児総合医療施設の一部となるもの，などに再整備されていった[6]．

医療の充実，特に周産期・新生児救急医療システムを支える周産期医療施設を備えた総合病院や小児専門病院の増加は，新生児集中治療室における超早期の理学療法介入をもたらした．理学療法士の存在は高く評価され，超早期療育の場としても意義は大きく，療育の理念を生かしてさまざまな対応が工夫された．患児だけでなく母親への関わりも重要であるとされ，理学療法士による母子への超早期介入が始まった．しかし，治療が優先される医療機関は長期にわたる療育には限界があり，多くの療育専門職からなる療育施設との緊密な連携のもと，時期を逸することなく円滑な移行を図ることが重要で

ある.

　一方，本格的な少子高齢社会を迎えて社会構造や社会保障制度が大きく変わってきた．女性の社会進出や子育て支援施策が積極的に推進され，障害児療育はもはや専門の療育施設だけが行う特別なものではなく，これらの支援施策の中に幅広く組み込まれ，在宅地域療育を支える柱となっている．小児療育専門施設は，これらの子どもを取り巻く環境の変化に応じて地域の療育資源との連携を密にし，対象児のライフサイクルに沿って安定した在宅地域療育が継続できるように後方支援していく役割を担っている．

Ⅳ．まとめ

　療育の理念の下で行われる小児の理学療法は，わが国の社会制度や文化の中に成り立っている．それは一朝一夕にでき上がったものではなく，そのときどきの時代の価値を背景に，長い歴史の中で積み重ねられてきたものである．歴史から学ぶものはたくさんあり，歴史を知らずして現在は語れない．ここでは小児の理学療法における療育理念の再考のために，「肢体不自由児の父」といわれる高木憲次の業績の概要とわが国の肢体不自由児療育施設の設立の経緯や療育，理学療法の歴史の概要を紹介した．

文　献

1) 五味重治：脳性麻痺．五味重治（編）：リハビリテーション全集15 脳性麻痺 第2版．医歯薬出版，1998，pp1-23
2) 高木憲次—人と業績 復刻版．日本肢体不自由児協会，2002
3) 廿楽重信：脳性麻痺児の療育と育児．村地俊二（編）：第10回日本脳性麻痺研究会記録 脳性麻痺 第4集．協同医書出版社，1984，pp103-114
4) 今川忠男：発達障害児の新しい療育—こどもと家族とその未来のために．三輪書店，2000，pp2-25
5) 高木憲次：療育の概念．療育 1 (1)，1951
6) 陣内一保：序論．陣内一保，安藤徳彦，伊藤利之（編）：こどものリハビリテーション．医学書院，1999，pp2-11
7) 高木憲次：肢体不自由児の療育のあり方．小児科診療 17 (1)，1954
8) 高木憲次：脳性小児麻痺の治療とその効果．第28回日本整形外科学会宿題報告，1955
9) 鞆山富太郎：療育の歴史．鞆山富太郎，川口幸義（編）：脳性麻痺ハンドブック—療育にたずさわる人のために．医歯薬出版，2002，pp2-14
10) 小池文英：脳性麻痺のリハビリテーション．小児科MOOK 7：130-143，1979
11) 高木憲次：理療師の任務と将来．第4回日本理学治療学会誌，1956
12) Keats S：理学療法．高松鶴吉（訳）：脳性麻痺．医歯薬出版，1967，pp132-180

第2章

小児疾患の臨床症状と理学療法

脳性麻痺を中心にした病型別の臨床症状の特徴を理解し，理学療法における評価と具体的な治療アプローチについて述べる．

1. 脳性麻痺の病態と臨床像
2. 脳性麻痺児の最新の理学療法評価
3. 痙直型四肢麻痺児の理学療法評価と治療アプローチ
4. 痙直型両麻痺児の理学療法評価と治療アプローチ
5. 痙直型片麻痺児の理学療法評価と治療アプローチ
6. アテトーゼ型麻痺児の理学療法評価と治療アプローチ
7. 低筋緊張児，精神発達遅滞児の理学療法評価と治療アプローチ
8. 二分脊椎症児の理学療法評価と治療アプローチ

1 脳性麻痺の病態と臨床像

山川友康[*]

◆ Key Questions ◆
1. 脳性麻痺児の発生率とその要因
2. 脳性麻痺児の多彩な臨床像
3. 診断基準とは
4. 成長と臨床像の変化

I. 脳性麻痺児の発生率とその要因

　周産期医療の目覚ましい発展に伴い，新生児死亡率が顕著に減少傾向を示す一方で，脳性麻痺の発生率は一時的に減少傾向を示す報告がみられたものの，最近の報告では増加傾向にあるとされている．また，脳性麻痺の発生要因に関しても，従来の要因とは異なる傾向がみられる．

1. 周産期死亡率と脳性麻痺発生率の推移（表1）

1）1970～2000年の推移

　1970～1980年代の20年間において，周産期死亡率，新生児死亡率がほぼ半減した[1]．出生体重1,000～1,500gの新生児死亡率は，1980年の20.7％が2000年には3.8％に低下した．500～1,000gの新生児死亡率も1980年の55.3％が1995年には15.2％に低下し，超低出生体重児で救命される児が増加した[2]．千葉県袖ケ浦市の報告においても極端な死亡率の低下傾向を示している[3]．

　脳性麻痺の発生率については，中村ら[4]は1970～1971年を境に出生児1,000人に対して平均2人から1.4人に減少し，この発生率減少の最大要因は仮死分娩に対する処置の向上にあるとしている．また，脳性麻痺の原因が仮死産，核黄疸，未熟児以外に原因を求めるべき比率が増加してきている．鹿児島市の調査においても，1977～1980年の間で発生率の減少傾向がみられる[5]．

2）最近の脳性麻痺の発生傾向

　周産期医療の進歩によって乳児死亡率が減少し，脳性麻痺の発生率も減少したといわれていたが，最近では増加傾向にあるとの報告が多い．1985～1989年の東京都東村山市の発生率調査では1,000人あたり1.9人，東京都東大和

表1　新生児死亡率と脳性麻痺発生率の推移
1）1970年代以降の周産期・新生児期死亡率の推移
　①周産期死亡率および新生児死亡率の減少傾向
　②超低出生体重児の救命率の増加傾向
2）脳性麻痺発生率の推移
　①1970年代：脳性麻痺発生率の減少傾向
　②1980年代以降：脳性麻痺発生率の増加傾向
3）脳性麻痺発生要因の変化
　①従来の三大要因：仮死産，核黄疸，未熟児
　②最近の傾向：早産低出生体重未熟児による脳性麻痺増加

---

[*] Tomoyasu YAMAKAWA/神戸学院大学総合リハビリテーション学部

表 2 脳性麻痺発生の危険因子
1) 1,250 g 以下の低出生体重児
2) 31 週以前の早産児
3) 早産出生の多胎児
4) 脳室周囲白質軟化症（PVL）

市では2.2人と高値を示し，欧米などの諸外国における増加傾向の報告とほぼ一致する[6]．兵庫県姫路市の調査でも，1983～1997年に出生した児の脳性麻痺の発生率は増加傾向にあった[7]．

周産期医療の進歩に伴って新生児死亡率が減少し，生命予後は改善されたが，救命後の障害が問題になってきた．また，脳性麻痺発症の三大要因であった仮死産，核黄疸，未熟児は，周産期医療の進歩に伴い様相が変化し，早産低体重で出産した未熟児の脳性麻痺が増加する傾向にある．満期産児では，周産期トラブルによる仮死から脳性麻痺になるケースは減少し，原因不明や胎生期に生じた複数の問題が要因となるケースが増えてきた[8]．

2．脳性麻痺の発生要因（表2）

1) 早産低出生体重と脳性麻痺の発生

鷲見ら[9]による脳性麻痺の在胎週数別の発生率調査では，31週以前は発生率が増加傾向，32～35週は横ばい，36週以降では減少傾向が認められ，早期産児で発生率の増加がみられた．特に，28～31週では痙直型両麻痺の発生率が高値を示した．

出生体重と脳性麻痺の発生との関連では，1,000 g 未満の超低出生体重児の激増とともに，2,500 g 以下の低出生体重児が脳性麻痺に占める比率は年々増加傾向にある．また，低出生体重児の脳性麻痺には四肢麻痺が多い[1]．出生体重750 g 以上と750 g 未満で障害発生率を比較すると，750 g 未満群で境界や異常判定の頻度は高くなるが，脳性麻痺の発生頻度には有意な差はなかった[2]．

2) 脳室周囲白質軟化症（PVL）と脳性麻痺の発生

新生児の救命に伴い，在胎32週未満で出生した早産低体重未熟児の脳性麻痺が増加する傾向にあり，原因の多くは脳室周囲白質軟化症（PVL：periventricular leukomalacia）である[19]．在胎週数別のPVL発生は，在胎週数25～29週に頻度が高い．PVLによる運動障害は，脳室周囲白質近傍に錐体路が存在するために，痙直型両麻痺になることが多い[15,18]が，従来の両麻痺とは臨床像が異なる．両下肢の痙性麻痺と体幹の筋緊張低下が顕著に出現し，視放線に障害が及ぶと視覚障害および視知覚などの認知障害も問題になる[10]．

3) 双胎出生と脳性麻痺の発生

双胎児では，単体出生児に比べて脳性麻痺の発生率は高く，双胎出生が脳性麻痺発生の重要な因子と考えられている[11]．特に早産出生の多胎児では，単体児出生の4.5倍もの嚢胞性PVLが在胎32週以下の児に発生したとの報告がある．多胎妊娠で発生する脳性麻痺は，双胎間輸血症候群，子宮内胎児塞栓症候群などによって重度化する例が多い[10]．一児が胎内で死亡すると生存児が正常に発達する確率は17%に過ぎず，神経学的後障害も重篤になる．一児が正常で，他児に脳性麻痺が発生した場合の原因は，出生時の低酸素症による大脳皮質または脳幹の神経細胞壊死によるものと考えられている．また，脳性麻痺の発生は第2子に多く，第1子の正期産児娩出後の子宮内環境の変化が一因と考えられる[11]．

3．タイプ別発生率と原因

1) アテトーゼ型脳性麻痺

アテトーゼ型脳性麻痺が全脳性麻痺に占める比率は，1977～1986年の報告では1割程度であるが，1990年代では増加傾向にあると報告されている[23]．周産期医療の進歩に伴い，アテトーゼ型脳性麻痺の臨床像に変化がみられる．麻生

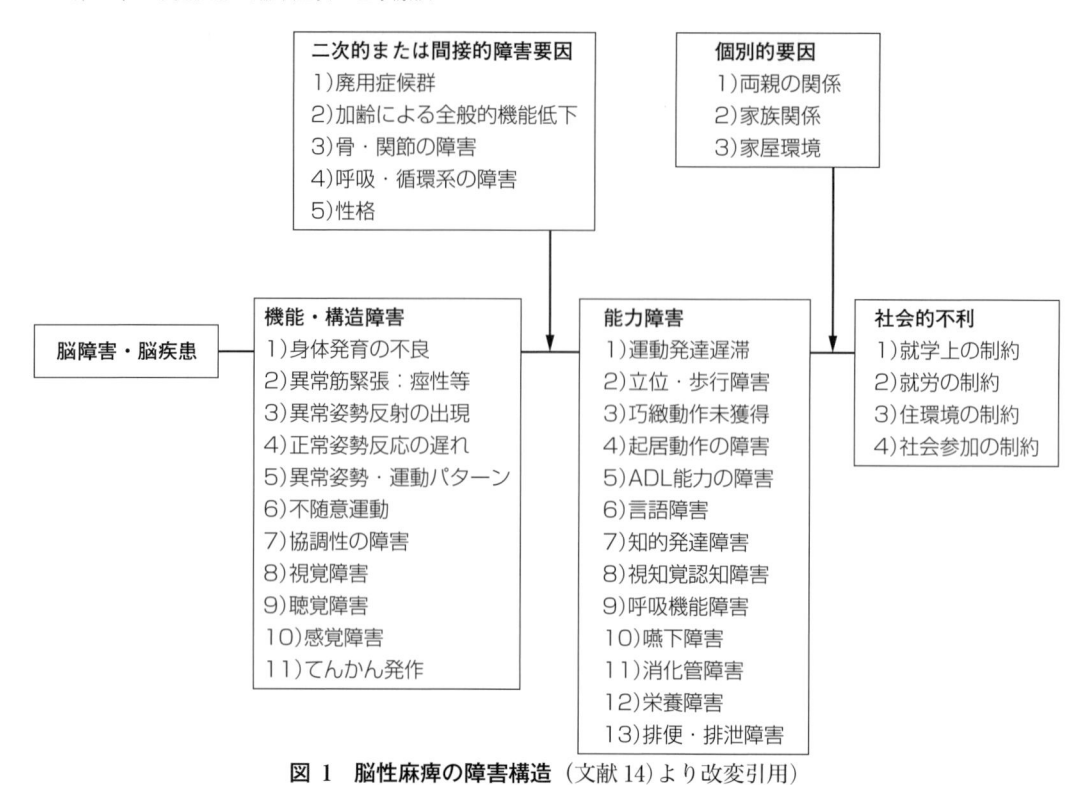

```
                    ┌─────────────────────────┐  ┌─────────────────┐
                    │ 二次的または間接的障害要因    │  │ 個別的要因        │
                    │ 1)廃用症候群            │  │ 1)両親の関係      │
                    │ 2)加齢による全般的機能低下 │  │ 2)家族関係        │
                    │ 3)骨・関節の障害         │  │ 3)家屋環境        │
                    │ 4)呼吸・循環系の障害      │  └─────────────────┘
                    │ 5)性格                 │
                    └─────────────────────────┘
```

図1　脳性麻痺の障害構造 （文献14)より改変引用）

| 脳障害・脳疾患 | 機能・構造障害 | 能力障害 | 社会的不利 |

機能・構造障害
1) 身体発育の不良
2) 異常筋緊張：痙性等
3) 異常姿勢反射の出現
4) 正常姿勢反応の遅れ
5) 異常姿勢・運動パターン
6) 不随意運動
7) 協調性の障害
8) 視覚障害
9) 聴覚障害
10) 感覚障害
11) てんかん発作

能力障害
1) 運動発達遅滞
2) 立位・歩行障害
3) 巧緻動作未獲得
4) 起居動作の障害
5) ADL能力の障害
6) 言語障害
7) 知的発達障害
8) 視知覚認知障害
9) 呼吸機能障害
10) 嚥下障害
11) 消化管障害
12) 栄養障害
13) 排便・排泄障害

社会的不利
1) 就学上の制約
2) 就労の制約
3) 住環境の制約
4) 社会参加の制約

ら[12]によると，在胎27〜31週の早期産児でMRI上にPVLを認め，多くは痙性とアテトーゼ混合型四肢麻痺で，運動機能障害が重度であった．PVLの病理所見では視床と基底核に病変を認めている．従来のアテトーゼ型の原因であった母子間の血液型不適合による核黄疸後遺症は減少し，低酸素性虚血性脳症（HIE：hypoxic-ischemic encephalopathy）が重要であると考えられている．

2）痙直型脳性麻痺[13]

痙直型四肢麻痺は子宮内，周産期，出生後における重度の低酸素症と関係づけられて，多くは知能障害や小頭症を伴う．低酸素症以外の要因では胎内感染の可能性が高い．

満期産児の痙直型両麻痺は，出生前要因が重視される．周産期仮死による痙直型両麻痺では錐体路異常の要素を伴うことが多く，乳幼児期は痙直型両麻痺，その後はアテトーゼ型が前面に出る病型の変容を示すといわれている．

痙直型片麻痺は，分娩時の外傷性脳障害や後天性の原因が多いが，最近では出生前要因が優位になっている．出生前の発生機序には，中大脳動脈の狭窄・閉塞，剥離した胎盤血栓による塞栓が重視される．

II．脳性麻痺児の多彩な臨床像

理学療法評価を通じて脳性麻痺の臨床像を個別的に把握することが，治療を遂行するうえで重要になる．脳性麻痺の障害構造は，図1のように整理できる．機能・構造障害には，異常筋緊張，運動麻痺，原始反射の残存，異常姿勢反射の出現，正常姿勢反応の欠如や未熟，痙攣発作などが含まれる．能力障害には運動発達遅滞，ADL能力の障害，呼吸障害，摂食・嚥下障害，感覚障害，視知覚認知障害などである．社会的不利には，就学や就労の困難さ，在宅生活の困難さが含まれる．能力障害や社会的不利は，機能・構造障害を背景にして密接に関連する．脳性麻痺の障害構造から以下に臨床像の概

略を説明する．

1．機能・構造障害

1）異常な筋緊張

脳性麻痺は異常な筋緊張の性状によって痙直型，アテトーゼ型，失調型，弛緩型に大別される．痙直型は異常筋緊張の強さによって，重度痙直型，中等度痙直型，軽度痙直型に分類される．痙性筋の過剰な同時収縮性によって，麻痺部位の運動量は少なく定型的で，筋の粘弾性や円滑性を欠く．アテトーゼ型や失調型では筋の動揺性がみられ，過剰な相反神経抑制のために姿勢の安定性や支持性，固定性を欠く．アテトーゼ型は筋の動揺の様式により，ディストニック型と痙直を伴うアテトーゼ型，純粋型，舞踏病型に分類され，各タイプは多様な臨床像を呈する．失調型には純粋な失調型と，痙直やアテトーゼを伴う混合型がある．姿勢筋緊張は低く，同時収縮が欠如して，持続的な抗重力姿勢のコントロールや運動コントロールが不可能または困難になる．企図振戦や眼振，測定異常，変換運動障害，共同運動障害，書字障害，構音障害などの失調症状が出現し，結果的には巧緻運動や意図的な活動が困難になる．弛緩型はアテトーゼ型など，ほかのタイプに移行する前段階の一時的な現象であることが多い．

2）原始反射の残存および緊張性姿勢反射の出現

筋緊張の性状に基づく脳性麻痺の各タイプによって，原始反射の残存状況や緊張性姿勢反射の出現状況は異なり，姿勢や運動発達への影響も個々のケースで異なる様相を示す．痙直型四肢麻痺では緊張性迷路反射（TLR：tonic labyrinthine reflex）や非対称性緊張性頸反射（ATNR：asymmetrical tonic neck reflex），陽性支持反射（PSR：positive supporting reflex）などが，アテトーゼ型ではガラント反射（側弯反射）やモロー反射などが残存しやすい．緊張性姿勢反射活動の一つである連合反応は，随意運動時に過度の努力を伴うと，ほかの身体部位の筋緊張を亢進させる．課題の遂行がさらに阻害されるとともに，将来的には拘縮・変形の要因になる．

3）麻痺の分布範囲と障害部位

麻痺が分布する身体部位によって四肢麻痺，両麻痺，片麻痺に分類される．痙直型四肢麻痺は四肢・体幹に異常な筋緊張が分布する．多くの四肢麻痺は，筋緊張の分布と運動機能の障害に左右差がある．全身的に障害されるために，四肢・体幹・頸部の自発運動が得られにくい．比較的軽度である一側の自発的な動きが連合反応を誘発し，全身の筋緊張を亢進する危険性を有する．アテトーゼ型脳性麻痺はほぼ全例が四肢麻痺で，頭部や体幹の非対称的な異常発達に進む危険性をもち，上肢の機能障害，言語障害，摂食障害などが生涯にわたって課題になる．両麻痺は体幹下部と両下肢に障害が出現し，主として立位・歩行障害が顕著である．両上肢がまったく正常であることはまれで，上肢をほぼ正常に動かすことができても，更衣動作や描画・書字動作，構成課題などで円滑に遂行できない知覚運動障害をもつことが多い．片麻痺は身体の左右一側の体幹と上・下肢の障害である．非麻痺側と麻痺側の筋緊張の差から生ずる機能の左右差による異常発達が顕著で，非対称的な発達が関節拘縮などの二次障害を引き起こす．

4）姿勢反応の障害

立ち直り反応は，新生児期から7カ月ごろまでの運動発達を可能にし，平衡反応は座位・立位・歩行の獲得において，姿勢を安全に保ったまま運動を円滑に遂行するために必要になる．保護伸展反応は平衡反応の一部で，身体の状態に応じて，主に上肢を使って体を保護する反応である．脳性麻痺の各タイプや重度レベルに応じて，立ち直り反応や平衡反応，保護伸展反応の出現過程および出現状況，反応のレベルなどが相違する．

5）痙攣発作

脳性麻痺児の約半数に痙攣発作がみられる．痙直型四肢麻痺や片麻痺に高率に発症し，アテトーゼ型は少ない．重度脳性麻痺ほど，難治性のてんかんが多い．7～8歳ごろまでは増加し14歳ごろまではやや増加，15歳以降は減少して臨床発作，脳波上の発作波も消失することが多い[24]．臨床的に発作はないが，脳波上では発作波が出ているケースもある．

6）視覚および聴覚障害[33]

眼の障害や視機能の障害は約30％以上の脳性麻痺に合併する．痙直型脳性麻痺では斜視を合併することが多い．未熟児網膜症は1950年ごろには早産低出生体重児に高率で発生したが，適切な医学管理が普及して発症数は激減した．

聴覚障害は脳性麻痺の約20％に出現する．従来はアテトーゼ型に難聴が多くみられたが，近年はアテトーゼ型以外の脳性麻痺に合併する比率が高くなっている．難聴は胎内感染，仮死，重症黄疸，髄膜脳炎などに合併する．

2．能力障害

1）運動発達障害

月齢とともに一定の原則に従って乳児の運動行動は変化し，定頸から寝返り，はいはい，座位，四つ這い，つかまり立ち，立位，歩行へと進むが，脳性麻痺では麻痺のタイプや障害の部位によって，発達レベルの停滞やゆがみがそれぞれ特徴的な固有の様相を示す．

2）ADL能力障害

脳性麻痺のタイプや異常筋緊張の身体分布の範囲と強さによって，食事，更衣，入浴，排泄，移乗や移動，整容などの日常生活活動の獲得状況は大きく異なる．軽・中等度痙直型両麻痺や片麻痺では自立度が高くなる一方で，四肢麻痺では移動・移乗・食事・排泄・入浴など多くのADLにおいて自立度が制約される．さらに，重度四肢麻痺やディストニック型アテトーゼ，痙直を伴うアテトーゼ型では家族や周囲の大人による日常的な介助量が多くなり，介助方法も加齢とともに困難さを増す．

3）呼吸障害

障害が重度であるほど呼吸機能の発達は阻害される．胸郭の運動障害に伴う拘束性換気障害，慢性的な上気道の狭窄による閉塞性換気障害，睡眠時無呼吸の中枢性換気障害がみられる．慢性的な呼吸障害があり，痰や分泌物が貯留すると，感冒から気管支炎や肺炎を併発して悪化する．呼吸障害による睡眠障害や生活リズムの乱れ，頻発するてんかん発作，筋緊張亢進などの二次的な問題を引き起こし，さらに呼吸機能が増悪するといった悪循環に陥る[26]．

4）摂食・嚥下障害

摂食・嚥下の障害程度は多様で，呼吸・摂食・嚥下に関する筋群の筋緊張亢進や筋力低下などの筋緊張異常によって生じる．症状は「むせる」「嘔吐する」など多様な臨床症状を示す[27]．むせ症状がない静かな誤嚥（silent aspiration）には注意が必要になる．重症児では身体発育が終わる思春期までに，脊柱側弯や呼吸障害の進行に伴い，摂食・嚥下機能は退行することが多い．

5）消化管障害・栄養障害

重度例では胃の噴門の働きが徐々に低下して，胃の内容物が胃から食道に逆流する胃食道逆流現象（GER：gastroesophageal reflux）がみられる．日常的に頻回の嘔吐があり，上部消化管出血を併発し，吐物や胃液を誤嚥して肺炎を起こす重症例から，胃の内容物が食道下部・中部まで逆流する程度で，嘔吐が少ない軽症例までさまざまな症状がみられる[32]．

6）視知覚認知障害

筋緊張の異常に基づく固有受容覚の障害，異常姿勢から生じる視覚・聴覚などの感覚入力の制限やゆがみが，視空間認知などの認知面の発達に悪影響を及ぼす．特にPVLによる痙直型脳性麻痺は，幼児期の視知覚認知障害から学齢

期では学習障害に至ることがある．幼児期には上下・左右や立体感の発達が遅れ，図形模写が苦手で，遊びのルールが理解できないなどがみられる．学齢期には文字は読めるが，書字や書き取りが困難，ひも結びやボタンはめができない，図形や文章理解が困難などがみられる[25]．

7）知的発達障害[25]

成熟児分娩で脳性麻痺になった児群の中で，胎内因子によるケースの多くが中等度以上の知的障害を有する．早産低出生体重児で痙直型両麻痺になったケースでは，言語性IQが動作性IQより優位な，解離性発達の率が高い特徴がある．アテトーゼ型は知的に良好なケースの比率が低下して，中等度以上の知的障害を伴うケースが半数以上に増える傾向にある．

8）心理・社会面の障害

運動障害や認知面の障害によって，運動課題や巧緻動作が求められる課題では，課題の遂行が困難になって失敗を繰り返すことが多くなる．失敗が続くと達成感や成功感が経験できず，運動への意欲や操作に対する興味を失う．外部環境への働きかけがしだいに希薄になり，母親ら周囲への依存度を高める結果となって，対人面などの社会性やコミュニケーションなどの発達に悪影響を与える[16]．

9）変形・拘縮などの二次的障害

学童期以降の成長期には，筋緊張の亢進および四肢・体幹における筋緊張の不均衡が顕著に増強する．これらが筋の粘弾性を喪失させて，四肢・体幹の動きを妨げる．定型的で常同的な動きが，関節・骨に正常とは異なる力を与えるために，関節拘縮や脱臼，変形に発展する．挟み肢位や，風になびく変形（wind swept deformity），脊柱側弯，胸郭変形，頸椎症など，多彩な二次障害が出現する[28,29]．

Ⅲ．脳性麻痺の診断基準

重度脳性麻痺の診断は乳児期早期から容易で

表3　診断に際しての情報確認

1）出生前および周産期の危険因子の把握
　①出生前因子：遺伝要因・環境要因
　②周産期因子：仮死，核黄疸，多胎，PVLなど
　③出生後因子：頭蓋内感染症，脳血管障害など
2）脳画像検査などの結果
　①脳CT検査
　②脳MRI検査
　③視力・聴力検査
　④視知覚・聴知覚認知検査
3）乳児期の臨床症状の把握
　①全身状態および姿勢適応能力
　②外界への興味・関心
　③姿勢筋緊張の状態
　④姿勢と運動パターン
　⑤原始反射の残存状況
　⑥異常姿勢反射の出現
　⑦正常姿勢反応の発達レベル
　⑧運動発達レベル

あるが，軽度・中等度ケースの早期診断は困難さを伴うことが多い[24]．乳児の行動や姿勢反応の評価，各検査所見などの総合的な所見から診断が可能になる（表3）．

1．出生前および周産期の把握

脳性麻痺の危険因子としての出生前因子は，遺伝要因と環境要因に区分される．遺伝要因は遺伝子病や染色体異常，多因子性疾患である．環境要因は放射線の被曝，感染症，薬物や環境化学物質などである．周産期因子には，出生前の強度妊娠悪阻，切迫流産，子宮内発育不全，母体の外傷，薬物（アルコール，煙草）使用，早産，仮死，多胎，重度黄疸などである[36]．これらの危険因子の有無，出生後の病歴の確認が診断において参考になる．

2．検　査

脳の画像検査には，脳CT検査，脳MRIが利用される．胎児エコーやMRIによる出生前診断の普及によって，従来は出生後にわかった先天異常や症状が顕在化してから診断された脳奇

形や周産期脳障害が,出生前や症状が出現する前に診断されるケースが増えてきた[34].脳MRI検査は,脳の質的異常や形態異常の診断に使われるが,正確に障害程度を予測することは困難である[34].視力・聴力検査および視知覚認知や聴知覚認知の検査は必要に応じて実施される.

3.乳児期の臨床症状の把握
1）全身状態と姿勢適応能力
出生前および周産期において危険因子を抱える新生児は,過度の低緊張,ビクつき,ミルクの飲みが悪い,嘔吐しやすいなどの症状が観察される[39].また,月齢に応じて変化する母親の抱っこでの支え方,その時の支えの量や支える身体部位,児の自発運動の観察が重要になる.背臥位や腹臥位,座位,立位などにおいて姿勢の適応能力を観察する.脳性麻痺の重度ケースほど,母親の抱っこやベビーラック座位などへの姿勢適応は悪くなる.

2）玩具や外界への興味・関心
あやした時の顔の表情や,発声・発語の評価,視覚や聴覚を含めた総合的な発達をみる.母親の抱っこで,月齢にふさわしい玩具を提示した時の児の反応を観察する.音の出る玩具を提示した時の音源への振り向き,玩具への注視または追視,全身の体の動きと四肢の動きの円滑さを観察する.臥位や座位で玩具を体の正面から提示した時に触れようとする腕や手の動き,全身の姿勢と筋緊張の変化なども観察する.左右対称的な両手操作がみられるか,持ち替えが可能か,玩具を口にもっていくか,手で脚を触るかなどをみる.

3）姿勢筋緊張の状態
過緊張や低緊張,動揺性などの異常な筋収縮の存在を確認する.生後1〜3カ月の痙直型四肢麻痺児では後弓反張様の全身性伸展姿勢,腹臥位における屈曲優位の姿勢,筋緊張低下,全身性の非対称姿勢,手指の緊張性把握,刺激に対する過敏性,自発運動の乏しさなどがみられる[31].また,与えられた玩具や課題に対して児が取り組もうとした時,四肢の筋緊張の変化によって生じる股関節内転・内旋,膝関節伸展,足関節底屈などの,筋緊張亢進に伴う関節運動の変化が観察される.重度・中等度の脳性麻痺では明らかな症状を伴うが,軽度例では自発運動と異常徴候の継時時変化を観察したうえで診断が下される.

脳性麻痺における弛緩筋は,痙性や強剛,動揺性に移行する前段階の一過性現象としてみなされている[30].

4）姿勢と運動
脳性麻痺は正常児にみられない,神経症候学的に病的な状態を反映する姿勢や運動の異常徴候を示す.この徴候は,月齢が進んで自発運動が増えるとよりいっそう明らかになる.寝返りやはいはい,臥位からの起き上がり,座位姿勢,立ち上がり,立位,歩行などの姿勢や動作において,異常な筋緊張を基盤とした全体的で定型的な運動様式が出現する.左右両側の非対称姿勢やねじれ,股関節内転・内旋および膝関節伸展と足関節底屈を伴う共同運動パターンに支配された足蹴り,上肢のリーチに伴う肩関節内転・内旋,肘関節伸展,前腕回内,手関節掌屈などが典型例である.中等度・重度例では典型的な全身性の,各タイプ固有の運動様式が目立つが,軽度例であれば,四肢末梢部に出現する姿勢・運動パターンの異常性の変化を経時的に観察する.

5）原始反射の残存
周産期に危険因子を有し,その後も運動発達の遅れがある乳児に,原始反射を検査して脳の機能的成熟度を把握する.モロー反射やガラント反射,背臥位からの引き起こし反応などを検査する.モロー反射は,定頸の獲得と関係して4カ月ごろに急速に消失するが,4カ月までに反射がみられない時や4カ月以降も反射が残存する時に脳損傷を疑う.ガラント反射は生後3

カ月までは左右対称的に存在するが，腹臥位における脊柱の伸展活動および定頸や体幹の左右の安定性を獲得する4カ月ごろには急速に消失する．台乗せ反応には上肢と下肢の反応があり，反応の欠如や左右非対称が観察されると，その後の運動障害が疑われる[39]．

6）異常姿勢反射の出現とその影響

ATNRは背臥位での正中位指向や寝返りの獲得を阻害する．また，顔面側上肢を屈曲して口に手を運ぶ，目でみて手を操作するなどの動作も妨害する．TLRは空間における頭の位置の変化で引き起こされ，背臥位では伸筋の緊張が屈筋の緊張に対して相対的に強くなり，腹臥位では逆に屈筋の緊張が強くなる．TLRは，背臥位や腹臥位における姿勢適応や運動の発達を阻害する要因になる．また，脳性麻痺では陽性支持反射の過剰な発現や欠如，左右非対称性が観察される．

7）正常姿勢反応の発達状況

正常姿勢反応には立ち直り反応や保護伸展反応，平衡反応がある．立ち直り反応は，寝返りや座位，四つ這い姿勢で正常な姿勢から逸脱した時に，空間における頭部と体の正常な位置関係，または正常な姿勢に戻して保持する働きである．平衡反応は急激な重心の偏位や体幹に対する四肢の位置変化で，重心が支持面より外れそうになる時に出現して，すばやく体全体を正しい姿勢に保持しようとする反応である．保護伸展反応は，身体の落下や転倒の際に，四肢を使って身体を保護する反応である．座位姿勢を獲得する6カ月ごろから10カ月までに，前方，側方，後方の順序で出現してくる．脳性麻痺ではこれらの正常な姿勢反応の獲得に顕著な遅れがみられる．

8）運動発達の遅れ

脳性麻痺の運動障害は，運動発達の遅滞または停滞として観察される．運動発達指標に対する遅延の有無および各姿勢における発達の均衡状態を確認する．乳幼児期の運動発達では定頸，寝返り，座位，立位，歩行が重要な指標になる．正常な運動獲得時期から2カ月以上遅れる場合は，発達診断を受診する．重度・中等度例であれば，2〜3カ月ごろから発達指標の到達において顕著な遅れが目立つ．軽度例の場合でも6カ月以降の座位，四つ這い，立ち上がり，つかまり立ち，伝い歩き，独歩の発達段階で遅れが目立ってくるとともに，それぞれの発達指標の到達に時間を要する．

脳性麻痺の原因と思われる，胎生期，周産期，出生後における既往歴，および各検査所見を確認したうえで，全身状態や姿勢適応能力，姿勢筋緊張の状態，異常な筋緊張に伴う異常姿勢・運動パターン，緊張性姿勢反射の出現，原始反射の残存，運動発達指標の顕著な遅れなどを確認したうえで，中枢神経系の運動障害があれば脳性麻痺の診断が確定される．

Ⅳ．成長と臨床像の変化

厚生労働省研究班による脳性麻痺の定義では，「脳性麻痺とは受胎から新生児（生後4週以内）までの間に生じた脳の非進行性病変に基づく，永続的なしかし変化しうる運動および姿勢の異常である．その症状は満2歳までに発現する．進行性疾患や一過性の運動障害，または正常化されるであろうと思われる運動発達遅延は除外する」とある[35]．脳の病変は変化しないが，臨床像は児の成長に伴い変化することが示唆されている．理学療法士は児の各ライフステージにおける臨床像の変化と生活環境の変化を把握し，理学療法プログラムや治療目標の立案に反映させる（表4）．

1．乳児期

新生児期にみられる反射運動に代わって，乳児期には中枢神経系の発達による運動・知的両面の顕著な発達がみられる．新生児期の生理的屈曲姿勢が，2カ月後半から3カ月以降になる

表 4　成長と臨床像変化の要点

	臨床像の変化	生活環境の変化
乳児期	①原始反射の残存 ②異常姿勢反射の出現の兆し ③3ヵ月以降の正中位指向性の発達の遅れ	①在宅での生活 ②外来通院や療育センター ③母子入院など
幼児期	①精神活動による異常姿勢・運動の顕在化 ②異常な筋緊張状態の亢進 ③正常姿勢反応の発達の遅れ ④上肢機能や手の操作性の獲得の遅れ ⑤日常生活動作の獲得の遅れ	①家族との地域生活 ②保育所や幼稚園 ③地域の療育センター
学童期	①歩行・手の操作などの運動能力の低下 ②日常生活動作能力の低下 ③異常な筋緊張状態の亢進 ④拘縮・変形などの二次障害の発生と進行 ⑤重度例では呼吸障害・摂食障害など	①地域の普通学校への通学 ②養護学校への就学 ③寄宿型養護学校 ④小中学校から高等部へ
青年期	①精神的緊張に伴う全身筋緊張の亢進 ②二次障害の増悪 ③運動機能や日常生活動作能力の低下	①一般就労または福祉就労 ②デイセンターや授産所に通所
成人期 高年期	①体力や身体機能の低下 ②家族の介護負担の増加	①親の高齢化 ②在宅生活から施設入所へ

と，背臥位では左右両側対称性の正中位指向，腹臥位では抗重力伸展活動が出現し始める．また乳児期は，各姿勢への適応能力が獲得される時期である．背臥位が主体の新生児は，月齢とともに腹臥位や座位，立位などの姿勢コントロールを学習し，それらの姿勢において手の操作や口腔機能などの巧緻動作を獲得していく．

脳性麻痺では，モロー反射やガラント反射，把握反射などの原始反射が残存し続ける．さらにはATNRやPSRなどの緊張性姿勢反射が，自発運動に伴って出現する．正常発達にはみられない，運動の質的または量的な異常性が目立つようになる．背臥位における反り返り，腹臥位での屈曲優位姿勢，頭部・体幹・四肢などの左右の非対称性やねじれ，全身性パターンによる四肢の動き，障害部位の関節可動域範囲の狭さなどが顕著になってくる．脳性麻痺児は，腹臥位や座位などの姿勢適応が悪く，どの姿勢においてもリラックスすることが困難となる．環境への適応が悪い児は，母親の抱っこを好む傾向があり，重度例になるほどその傾向は強い．

運動面のみならず知的面，対人面，言語面などの各発達領域において発達指標からの遅延および停滞がみられる．

4ヵ月以降の正常児では，原始反射や緊張性姿勢反射が消失して，立ち直り反応や平衡反応が徐々に出現する．偶発的な体験や試行錯誤を繰り返しながら，多様な随意運動を獲得していく．寝返りから座位への起き上がり，はいはい，四つ這い，つかまり立ち，伝い歩きを経て独歩を獲得する．脳性麻痺では，玩具や人など外界への興味や自発運動の出現に伴って，脳障害から生じる異常な筋緊張が増強し，立ち直り反応や平衡反応などの正常姿勢反応の発達が遅れる結果，粗大運動や巧緻動作などの随意運動の獲得が困難になる．

2．幼児期

満1歳から6歳までの幼児期になると，児は自ら動いて外界に積極的に働きかけたり，興味のある玩具で遊ぶことができるようになる．歩行開始時期の乳児は，歩行のバランスが悪いた

めに，両腕を挙上するハイガード姿勢や，歩幅を広くして歩き始める1歳すぎには徐々に両腕が下がり平地歩行が安定し，2歳半には足を交互に出して階段を上がることができる．手の操作活動では，クレヨンで描きなぐる，茶碗で水を飲む，スプーンで物をすくって食べる（1歳半），積み木を3つ積み上げる，紙を1枚ずつめくる（2歳過ぎ），箸が使えるようになり，はさみを使う（3歳）など，巧緻的な運動技能を獲得していく．

脳性麻痺の幼児期では，児の随意性が増えるのに伴って，異常な筋緊張や不随意運動，異常姿勢反射活動が増強して，頭部・体幹の立ち直り反応や腕の保護伸展反応，平衡反応の発達をさらに阻害し遅延させる．この結果，姿勢や運動の発達において重要な要素である，構え（attitude）や体位（position）の変化も獲得されにくい．構えは，背臥位や腹臥位における各関節の角度変化の多様な組み合わせによる分化と複雑化を示す．体位は，支持基底面の狭小化と重心の高位化を示して動作の円滑化を保障する[37]．また，手や腕による支持能力，体軸内回旋，座位や立位などの抗重力姿勢の保持，各姿勢における手の操作に伴う円滑な重心移動，全身パターンから分離した運動パターンなどの獲得が困難になる．児が粗大運動や巧緻動作を遂行する際には努力を強いられるために，常に異常な筋緊張が増長されて動作はさらに困難になる．失敗を経験することが多くなり，環境に働きかける意欲を喪失する要因にもなる．重度・中等度例では移動や移乗，更衣，入浴，食事，書字などの日常生活の諸動作が困難となり，家族の介護負担が増えていく．

3．学童期

就学まで通園した療育施設では，多くの療育専門職種から構成されるチームワークによって児の療育は実践されてきたが，就学以降は教育機関に委ねられる．脳性麻痺児は，普通小学校の普通学級や養護学級に就学する児や，肢体不自由児養護学校に就学する児など，保護者の要望や各地域の就学指導委員会の見解に応じて進路が決定される．

乳幼児期にはわずかにみられた骨盤のゆがみや偏位，頭部・体幹の側屈が，日常生活の中で修正されないまま長年にわたって継続されると，学童期以降においてさまざまな構築的変形を生じる要因となる．成長に伴って四肢の関節拘縮や股関節脱臼，脊柱側弯，呼吸障害，摂食・嚥下障害，睡眠障害，自律神経症状などの二次障害が強まる時期であり[43]，いわゆる「機能の維持期」として学童期は位置づけられる．乳幼児期の療育において積極的に取り組むことで獲得された移動などの日常生活活動，口腔機能などの諸機能を維持する重要な時期となる．

重度痙直型四肢麻痺は，小学校高学年以降で胸郭変形や脊柱側弯症の増悪とともに呼吸障害や摂食・嚥下障害を発症することが多い．小学校低学年以降では，頻回の微熱と肺炎を併発し，緊急の入院が多くなれば誤嚥のリスクが高くなる．

中等度痙直型四肢麻痺は，運動に伴う全身性の屈曲優位の筋緊張によって，上半身では亀背や両肩の前突に伴う肩内転・内旋位拘縮，前腕回内，手関節屈曲拘縮が出現する．下肢では股関節内転・内旋拘縮に伴って，股・膝屈曲拘縮を生じることが多い．また，痙直型四肢麻痺や両麻痺では，股関節の亜脱臼や脱臼，股・膝関節の屈曲拘縮，足関節の内反・尖足が生じる．

11，12歳から16，17歳ごろまでを「思春期」と呼ぶが，重症児の場合は「思春期危機」と呼ばれる時期に入る．「思春期危機」とは，この時期に二次障害が急速に進行して，不可逆的な構築的変形が生じることを意味する．

4．青年期

学校卒業後から24，25歳ごろまでの青年期は，就労や社会参加など行動の生活空間が拡大

する時期であるが，脳性麻痺には活動や社会参加のさまざまな障壁が存在する．学童期に続いて青年期は機能の維持期と考えられるが，学童期から急速に進行する二次障害が引き続き問題となる．最長で12年間過ごした学校教育の場から福祉就労や日中活動の場などへ，生活環境に大きな変化が生じる．仕事や活動で精神的緊張を伴う場面が多くなると，痙直型脳性麻痺は全身の筋緊張をさらに亢進させることになる．この筋緊張の亢進に対しては，就学までの乳幼児期や学童期では母親や教師のハンドリング，日常生活の姿勢管理によって減少させることができてきた．しかし，思春期から青年期以降では継続的な治療的介入は中断されることが多く，筋緊張の亢進状態が持続され増強されていく．学童期以降の全身的な筋緊張の亢進によって，今まで獲得していた諸機能の低下を招く．独歩を継続してきた痙直型両麻痺は杖などの歩行補助具や車いす移動に移行し，中等度痙直型四肢麻痺では食事動作や書字動作において，かろうじて自立していた動作が困難になることが多い．

　加齢とともに日常生活や就労において，今までできていたことができなくなるか，できていたことが時間を要し，努力を強いられる．学童期から思春期に急激に進行してくる股関節脱臼や脊柱側弯，呼吸障害，摂食・嚥下障害，頸椎性脊髄症などの二次障害はさらに増悪する．加齢による脳性麻痺に特有な身体的変化には多様な症状がみられ，運動機能やADL能力の低下に大きく影響を与える．

　定期的な診察の機会をもたずに，二次障害のチェックを受けないまま長い期間を経過すると，機能障害や能力障害の悪化は本人や家族の自覚がないまま進行することも多い．社会適応面でも，思春期からの心理的な危機に直面して退行が生じるとともに，偽性てんかん，ヒステリー発作などを繰り返すこともある[40]．

5．成人期～高年期

　中枢神経障害による一次障害に加えて，脳性麻痺特有の過用や廃用による頸椎症性脊髄症，拘縮・変形，肥満などの二次障害のために，一般の高齢者よりは加齢による老化の速度が速い．加藤[41]は30代以降の脳性麻痺で，頸椎症はアテトーゼ型のほぼ51％に，股関節脱臼や変形拘縮は痙直型の約22.4％に，アテトーゼ型の32.8％に出現したと報告している．また，脊柱側弯は脳性麻痺の41.9％に，特にアテトーゼ型では62.3％に，痙直型では27.3％に出現した．学校卒業以降に福祉就労や一般就労などさまざまな形態で就業していた者や，主婦として家事の役割を担っていた者は，加齢とともに体力や身体機能の低下，全身の疼痛や四肢のしびれなどが常態化すると，社会的役割も後退する[42]．また，地域生活を親とともに維持するケースでは，両親の高齢化によって家族介護の負担が重くなり，地域生活の継続が危ぶまれる傾向が強くなる．

　地域療育サービスの主要な担い手である理学療法士は，脳性麻痺児・者の各ライフステージにおける多様な発達課題や生活課題に対して，本人や家族の生活に寄り添いながら，継続的に支援することが重要になる．

文　献

1) 竹下研三：最近の疫学的特徴と今後の予測．千野直一，安藤徳彦（編）：リハビリテーションMOOK8 小児のリハビリテーション．金原出版，2004，pp76-84
2) 上谷良行：超低出生体重児の予後．小児科診療 70：549-553，2007
3) 山田和孝：千葉県袖ケ浦市における脳性麻痺，精神遅滞，Down症候群の発生率．脳と発達 26：411-417，1994
4) 中村昌弘，梶浦一郎，井上明生，他：脳性小児まひの発生率について．リハ医学 13：196-197，1976
5) 畠中裕幸：脳性麻痺は減っているか―鹿児島における脳性麻痺発生率の推移．小児科臨床 36：1767-1769，1983
6) 鈴木文晴，礒　文子：東大和市における脳性麻痺，重症心身障害，およびダウン症候群の

発生率の検討. 脳と発達 **24**:323-326, 1992
7) 小寺澤敬子, 中野加奈子, 宮田広善, 他:姫路市における15年間の脳性麻痺発生の動向. 脳と発達 **39**:32-36, 2007
8) 北原佶:特集 ケアに役立つ病態生理:脳性麻痺. 小児看護 **21**:1128-1132, 1998
9) 鷲見聡, 金山学, 石井要, 他:精神遅滞と脳性麻痺の在胎週数別発生率―名古屋市, 1986～88年出生児について. 小児科臨床 **48**:2125-2128, 1995
10) 児玉和夫:最近の脳性麻痺. ボバース法8週間長期講習会資料, 2001
11) 下垣佳代子, 小寺澤敬子, 鍋谷まこと, 他:双胎出生の脳性麻痺児について. 脳と発達 **30**:20-23, 1998
12) 麻生昌子, 松井美穂子:在胎週数別にみたアテトーゼ型脳性麻痺児の臨床像について. 脳と発達 **32**:485-490, 2000
13) 北住映二:新小児医学大系13 小児神経学Ⅳ. 中山書店, 1983, pp11-41
14) 奈良勲(監), 内山靖(編):理学療法評価学 第2版. 医学書院, 2004, p262
15) 水野恵介, 福田純男, 鈴木悟, 他:脳室周囲白質軟化症(PVL)の現況と対応. 小児科診療 **70**:640-644, 2007
16) 福田恵美子(編), 矢谷令子(監修):標準作業療法学 発達過程作業療法学. 医学書院, 2006, pp62-75
17) 紀伊克昌:近年のpremature baby(未成熟児)に求められている新たな理学療法展開. 理学療法学 **30**:154-157, 2003
18) 小林康子, 大沼晃:20年間の脳性麻痺の病像の変遷―臨床ならびにMRIによる検討. 脳と発達 **32**:S167, 2000
19) 奥村彰久, 早川文雄, 加藤徹, 他:最近10年間の脳室周囲白室軟化症の発生状況. 脳と発達 **33**:S244, 2001
20) 仁志田博司, 楠田聡(編):超低出生体重児 新しい管理指針 改訂3版. メジカルビュー社, 2006
21) 厚生労働省研究「周産期ネットワーク:フォローアップ研究」班(著), 三科潤, 河野由美(編):ハイリスク児のフォローアップマニュアル. メジカルビュー社, 2007
22) 日本聴能言語士協会講習会実行委員会(編):コミュニケーション障害の臨床3 脳性麻痺. 協同医書出版社, 2005
23) 新田初美, 東條恵, 畠山征也:1966年からのアテトーゼ型脳性麻痺の推移および近年の状況. リハ医学 **35**:1998
24) 北住映二:慢性疾患管理の実際 脳性麻痺. 小児内科 **18**:51-56, 1986
25) 児玉和夫:第1章 小児科の立場から. 日本聴能言語士協会講習会実行委員会(編):脳性麻痺. 協同医書出版社, 2005, pp9-48
26) 北川知佳:呼吸理学療法. 穐山富太郎, 川口幸義(編著):脳性麻痺ハンドブック. 医歯薬出版, 2004, pp148-153
27) 舟橋満寿子:摂食・嚥下障害. 千野直一, 安藤徳彦(編):リハビリテーションMOOK8 小児リハビリテーション. 金原出版, 2004, pp154-159
28) 野村忠雄, 峰松康治:脳性麻痺の骨・関節合併症の原因と対策. 千野直一, 安藤徳彦(編):リハビリテーションMOOK8 小児のリハビリテーション. 金原出版, 2004, pp101-112
29) 梶浦一郎:総論―脳性麻痺の二次障害. 総合リハ **26**:308-313, 1998
30) 紀伊克昌:神経―発達学的治療アプローチの再確認. 理・作・療法 **13**:387-394, 1979
31) Bobath K(著), 寺沢幸一, 梶浦一郎(監訳):脳性麻痺の運動障害 第2版. 医歯薬出版, 1994
32) 藤岡一郎:重症児のQOL. クリエイツかもがわ, 2003
33) 五味重春(編), 浅田美江, 児玉和夫, 他(著):リハビリテーション医学全書15 脳性麻痺第2版. 医歯薬出版, 1989
34) 松井潔:胎児期・新生児期・乳児期の障害への支援. 脳と発達 **39**:111-115, 2007
35) 穐山富太郎, 川口幸義(編著):脳性麻痺ハンドブック. 医歯薬出版, 2004
36) 有馬正高(監):発達障害の基礎. 日本文化科学社, 2004, pp99-111
37) 北原佶:講座・姿勢・3 姿勢の発達的変化. PTジャーナル **25**:209-214, 1991
38) 朝貝芳美:乳幼児期のみかた. 臨床リハ **11**:692-697, 2002
39) 鈴木恒彦:脳性麻痺の早期診断. 陣内一保, 安藤徳彦, 他(編):こどものリハビリテーション医学. 医学書院, 2005, pp107-121
40) 佐伯満:成人に至るまでの療育経過とその課題. 臨床リハ **9**:455-460, 2000
41) 加藤直則:成人脳性麻痺実態調査の考察. ボバースジャーナル **21**:33-37, 1998
42) 江口壽榮夫:脳性麻痺のライフサイクルとリハの考え方. 臨床リハ **11**:688-691, 2002
43) 二瓶健次:学童期のリハビリテーション―小児神経科医が考える. 地域リハ **1**:559-562, 2006

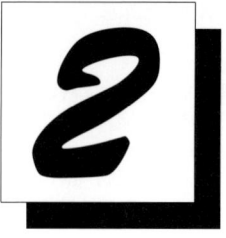

2 脳性麻痺児の最新の理学療法評価

堺　　裕[*]　田原弘幸[**]

◆ Key Questions ◆
1. 運動発達に関する評価とは
2. 理学療法評価とその視点とは
3. 脳性麻痺児の理学療法評価の最新動向

I．運動発達に関する評価とは

1．発達とは

　発達とは，形態とその機能が単純未分化な状態から形態的・機能的に分化し，複雑化し，統合化する過程である．一般に発達は，身長・体重・臓器などの形態的成熟の過程である成長と，運動・言語・認知などの機能的成熟の過程である発達とを含んで使用されている．したがって，このような意味における障害が発達障害であるといえる．米国精神医学会や世界保健機関（WHO：World Health Organization）での概念規定によると，18歳までを諸機能の発達期と受け止め，それまでに発達の遅れやゆがみを示すものを発達障害としている．発達障害の種類としては知的障害，言語障害，運動機能発達障害，感覚機能発達障害，自閉症，学習障害があげられる．このように，運動発達障害は発達の諸機能の中の一つの障害と位置づけられる．

2．運動発達とは

　運動発達とは，ある環境下で生じるさまざまな課題やニーズを遂行するための運動行動が経年とともに変化していく過程である．その時間的変化の中に一定の法則と方向性がある．運動発達は頸定，寝返る，這う，座る，四つ這う，つかまり立つ，立つ，歩くなどの全身動作である粗大運動と手指で物をつかむ，ボタンをかけるなどの細かな動作である微細（巧緻）運動に分けられる．このような運動発達は神経系の成熟と密接に関係していることが知られている．

　発達のメカニズムについては，遺伝によって生じ促進されるという説や，周りの環境の中でさまざまなことを学習するという説などがある．今日では，生得的要因と環境的要因が相互に影響し合うという相互作用の過程が生涯にわたって続くものとして発達を捉える乗算的相互作用モデル（transactional model）が受け入れられている[1]．乳児期の運動発達では反射運動に大きく依存し，この時期には環境の影響は相対的に少なく，随意運動に移行するに伴って環境からの影響を大きく受けると考えられる．

3．運動発達に関する評価とは

　運動発達検査は，子どもが示す姿勢・運動を観察し，その結果を発達学的に解釈することである．観察のポイントは，どのような運動がで

---

[*] Yutaka SAKAI/帝京大学福岡医療技術学部理学療法学科
[**] Hiroyuki TAHARA/国際医療福祉大学福岡リハビリテーション学部理学療法学科

きるかということと，その運動をどのように行っているかということである．運動発達には量的と質的の2つの側面がある．前者は正常な子どもの暦年齢に対応した運動発達段階の指標を遂行可能か否かで測定するもので，結果は運動年齢（motor age）や運動指数（motor quotient）で表す．後者は子どもが示す自発的な個々の姿勢・運動パターンを観察するという手法によって分析するもので，結果は自発姿勢や自発運動において観察されるパターンの特異性，常同性，スピードなどを叙述的に記載する．運動発達は個体の発達における多くの領域の一つである．すなわち，多くの領域の発達が互いに影響し合いながら同時に発達しており，その中での運動発達であることを忘れてはならない．

運動発達の評価は，可能な限り裸に近い状態で行うので，その評価環境には快適性が求められる．評価室は子どもの衣服を脱がせることができるような室温の設定，騒音の減少を図らなければならない．人見知りが強い子どもでは，保護者と笑顔で接し，必要な情報を得るようにする．そのことで子どもに安心感を与え，その後の評価を円滑に進めることができる．

II．理学療法評価とその視点とは

1．なぜ脳性麻痺がテーマとなるのか

発達障害全体では，脳性麻痺の占める割合は少なく，精神遅滞，コミュニケーション障害，発達性協調運動障害，注意欠陥・多動性障害（ADHD：attention-deficit hyperactivity disorder），非言語性学習障害（NLD：nonverbal learning disorder；空間認知障害，記憶障害，社会性スキル障害），言語性学習障害（VLD：verbal learning disorder；読字障害，書字障害，算数障害），広汎性発達障害（PDD：pervasive developmental disorder；自閉症，アスペルガー症候群など）がむしろ多く，全体としては人口構成の数％に及ぶと考えられている[2]．にもかかわらず，脳性麻痺をテーマ疾患とするのは，脳性麻痺が中枢神経系の障害に起因する症候群であって，対象となる発達領域が運動・言語・知覚・認知・情緒・社会性などの領域に及び，個人の発達障害を全体的に理解するうえで妥当な疾患と考えられているからであろう．それぞれの領域の発達を評価する標準化された検査法は，これまでに多く開発されている．

2．理学療法評価

脳性麻痺の理学療法実施過程において，情報収集・評価は最初に位置づけられるものである．適切に実施された評価の結果は，統合と解釈を経て整理され，理学療法プログラムの作成および実施という一連の理学療法の流れが効果的に展開していく．理学療法のはじまりは，処方箋の記載内容およびカルテからの基本的情報の収集である．次に，個々の問題を把握するために評価を行うが，各評価を行う前に全体像を概括するとよい．このことでこれから行う評価を効率よく効果的に行うことができる．脳性麻痺の基本的評価項目としては，①運動発達年齢検査，②姿勢および基本動作の分析，③筋緊張の状態把握，④姿勢反射検査，⑤深部反射および病的反射の検査，⑥形態測定，⑦関節可動域検査，⑧感覚検査，⑨日常生活活動検査，⑩精神発達年齢検査，⑪呼吸機能の評価，⑫摂食・嚥下機能の評価などがある．当然のこととして，個々の症例でこれらの評価項目の重要度は違ってくる．次に，得られた情報は統合と解釈を通して，国際生活機能分類（ICF：International Classification of Functioning, Disability and Health）に基づいて問題解決指向的に整理することで，理学療法プログラムが作成される．作成されたプログラムに沿って具体的な理学療法が実施されるが，理学療法経過の中で再評価は不可欠で，治療が長期にわたる時は定期的に治療内容の総括を行う．そして，理学療法完了

時には治療開始からこれまでの総括を行うことになる．このような一連の理学療法の流れの中で行われる評価には，信頼性と妥当性をもった評価法を用いることが必要である．

3．理学療法評価とその視点

脳性麻痺の理学療法は，Bobathによる神経発達学的治療法（NDT：neurodevelopmental treatment）やVojta法をはじめとする神経生理学的アプローチが広く臨床において展開されてきた．神経生理学的アプローチについては，長期にわたり脳性麻痺理学療法の主流的存在であったにもかかわらず，その効果についての科学的根拠（エビデンス）の高い報告は少ない現状にある．エビデンスに基づく医療が広く進展している中，脳性麻痺の理学療法においてもその実践や意思決定にエビデンスを活用することが求められてきている[3]．

脳性麻痺の科学的根拠に基づく理学療法（EBPT：evidence-based physical therapy）を実践する際に，研究デザインの黄金律とされるランダム化比較試験（RCT：randomized controlled trial）を実施しにくいという問題がある[4]．RCTは介入とその効果の因果関係を科学的に明らかにするための厳密な方法であるが，脳性麻痺を対象とする場合には，①有病率の低さに加え，麻痺の部位，異常筋緊張の性状，重症度，治療時の年齢などについて，異なる状態を呈する不均質な集団であるために十分な標本数を獲得することが困難である．また，実験群と等質な対照群を準備することも容易ではない．②理学療法は対象者の状態に応じて展開されるという側面があり，被験者に対して一定した介入手続きをとることが困難である，などの壁がある[5]．現時点では，脳性麻痺のEBPTは不十分であるが，理学療法の科学性を高めていくことは可能である．PEDro（physiotherapy evidence database）に登録されているシステマティックレビューは，脳性麻痺のEBPTに関する情報を提供してくれるので，脳性麻痺への介入研究の科学性を確認するために参考となるものである．

表1 信頼性係数のおおまかな基準
（文献8）より引用）

0.9：	great	優秀
0.8：	good	良好
0.7：	ok（fair）	普通
0.6：	possible	可能
<0.6：	re-work	要再考

Ⅲ．脳性麻痺児の理学療法評価の最新動向

科学的根拠に基づく医療（EBM：evidence-based medicine）の潮流の中で，脳性麻痺児に対する理学療法の帰結評価指標においては，計量心理学的特性を満たす評価的尺度が求められてきている．健康状態に関する測定尺度は，目的によって判別的尺度，予測的尺度および評価的尺度に分けられている[6]．評価的尺度とは評価を目的とした尺度であり，測定しようとする機能などの経時的な変化や治療介入後の変化を測定するために使用される[6,7]．

従来，測定尺度に必要な計量心理学的特性として，信頼性と妥当性はよく認識されている．信頼性とは測定結果の安定性のことで，検査者間信頼性，検査者内信頼性，テスト-再テスト信頼性，内部一貫性などの指標がある．級内相関係数（ICC：intraclass correlation coefficient）は検査者間および検査者内信頼性の統計学的指標としてよく用いられている．ICCのおおまかな評価基準を**表1**に示す[8]．妥当性とは測定対象となっている概念をどの程度正確に測定しているかを表すもので，内容の妥当性，基準連関妥当性，構成概念妥当性などがある．

近年，信頼性と妥当性に加えて，あるいは妥当性の一部として，脳性麻痺児の評価的尺度においては，反応性（responsiveness）という概

念が重視されるようになってきている[7]．評価的尺度は経時的なあるいは治療後の変化の大きさを測定することを目的としているため，その変化の大きさを検出できなければ意味をなさない．変化に対する反応性は評価的尺度にとって必要な本質的特性の一つと考えられている[9]．

脳性麻痺の帰結評価指標には，さまざまなものがあるが，これらを分類・整理するためには，ICFの活用が有効である．脳性麻痺の理学療法の帰結には，ICFの構成要素である心身機能，身体構造，活動および参加のすべてが含まれている[10]．特に，活動は理学療法のゴール設定において重要であり，参加はリハビリテーションの究極のゴールとして重要である．近年，ICFを生活機能と健康に関する帰結の分類と位置づけて，脳性麻痺における理学療法の帰結評価指標をICFの枠組みの中で整理することが推奨されてきている[11〜13]．これにより，各帰結評価指標がICFのどの構成要素を標的としているのかを明確にすることができる．

本稿では，ICFの構成要素に基づいて，計量心理学的特性の観点から，脳性麻痺の帰結評価指標に関する最近の動向について述べる．

1．心身機能・身体構造（機能障害）の評価

脳性麻痺の機能障害の評価には，関節可動域測定，徒手筋力検査，徒手筋力計，痙性に対するAshworth scale，ジストニアに対するFahn-marsden scaleおよびBarry-Albright dystonia scale，持久力に対する6分間歩行テスト，エネルギー消費に対するphysiological cost index，姿勢・バランスの評価，歩行パラメータの評価などがある[11]．ここでは，関節可動域，筋力および痙性の評価について取り上げ，信頼性に関する最近の知見を述べる．

1）関節可動域

関節可動域は神経発達学的治療[14]，伸張運動[15]，ボツリヌス菌治療後の理学療法[16]などの介入の帰結評価指標として，幅広く用いられている．脳性麻痺児に対するゴニオメータによる関節可動域測定の信頼性が検討されてきている中で，同じ日や同じセッション内における同一検査者による測定は，異なる日や異なるセッションにおける異なる検査者による測定よりも高い信頼性を示すことが示されてきている[17]．最近，報告された検査者間信頼性に関する2つの研究結果を比較してみると，足関節背屈については両者とも0.8以上のICCが得られているが，股関節伸展は，一方では0.9以上を示しているものの，他方では0.582となっている[17,18]．検査者内信頼性については，1週間の間隔をあけて測定を行った3人のセラピストの結果が示されている[18]．股関節伸展，股関節外旋，足関節背屈について，3人のセラピストはすべて0.7以上のICCを示したが，股関節外転，膝関節伸展位での股関節屈曲については，3人のうち2人のセラピストが0.69以下のICCを示している．ゴニオメータによる測定は，高い検査者間および検査者内信頼性を示すこともあるが，関節の種類やセラピストによっては，高い信頼性が得られていない．信頼性を損なう要因に関しても，一つの要因として痙性の存在，特に二関節筋が指摘されているが[19]，その一方，痙性の影響を支持しない報告もみられている[20]．

2）筋　力

近年，脳性麻痺における筋力増強運動の効果が見直されてきているなか[21]，脳性麻痺児に対する徒手筋力計の信頼性を検討した報告がみられるようになってきている[22〜24]．これらの研究の中で，足関節背屈筋[24]，足関節底屈筋[22,24]，膝関節屈筋[23,24]，膝関節伸筋[23,24]，股関節屈筋[22,24]，股関節伸筋[22,24]，股関節外転筋[22,23]の測定について，セッション内やセッション間でのICCが報告されている．これらの報告における多くのICCは0.7以上を示し，徒手筋力計の信頼性を支持する結果が得られている．ただし，1週間

の期間をおいたセッション間の信頼性の結果の中で，腹臥位での股関節伸筋，座位にて膝関節屈曲20°位での膝関節伸筋の測定については，0.578以下となっている[24]．

3）痙性

脳性麻痺における痙性の評価指標として，これまでにmodified Ashworth scaleを用いた報告が多くなされているが，最近の報告では，痙性の概念に照らして，Tardieu scaleのほうがより適しているといわれている[25]．痙性の症状は，筋の伸張速度に依存して筋緊張が増加することに特徴づけられる．modified Ashworth scaleが単に他動的な筋の伸張に対する抵抗を評価するのに対して，Tardieu scaleは異なる伸張速度に対する筋の反応を比較し，評価することができる[26]．1954年にTardieuらによって開発されて以来，修正が加えられている[27,28]．わが国においては，竹内ら[29]によってmodified Tardieu scaleの日本語訳がなされている（表2）．

modified Tardieu scaleの信頼性に関して，脳性麻痺の下肢の筋について報告した研究をみてみると，十分に一致した見解は得られていない[30,31]．検査者間信頼性に関する最近の報告では，膝関節屈曲位および伸展位での股関節内転筋，ならびに足関節底屈筋について0.75以上のICCは得られておらず，特に足関節底屈筋に関しては0.55以下のICCとなっている[31]．足関節底屈筋について脳卒中片麻痺患者を対象とした報告では，高い検査者間および検査者内信頼性が示されている[29]．脳性麻痺児における信頼性に関しては，さらなる研究を必要としている．

2．活動と参加レベルの評価

脳性麻痺児の活動と参加に関する評価には，Alberta乳幼児運動発達尺度（AIMS：Alberta infant motor scale），Bruinincks-Oseretsky運動熟練度テスト，カナダ作業遂行測定（COPM：Canadian occupational performance measure），粗大運動能力尺度（GMFM：gross motor function measure），Peabody運動発達尺度，子どもの能力低下評価法（PEDI：pediatric evaluation of disability inventory），quality of upper extremity skills test（QUEST），test of infant motor performance（TIMP），子どものための機能的自立度評価表（Wee FIM：functional independence measure for children）などがある[11]．脳性麻痺児の機能的運動能力の評価指標を系統的に文献検索した報告では，17個の機能的運動能力の評価指標が抽出され，その中でGMFMとPEDIは反応性のある評価的尺度であることが示されている[32]．この2つの評価的尺度は標準化されており，脳性麻痺児の評価指標として，理学療法の効果に関する研究をはじめ，幅広く用いられている．

最近，ICFを用いてGMFMおよびPEDIを脳性麻痺の理学療法ゴールと関連づけることにより，GMFMとPEDIが脳性麻痺の理学療法における活動と参加に関するゴールをどれくらい網羅しているのかについて報告されている[33]．この報告では，39名の小児理学療法士を対象として，脳性麻痺児のゴールについて調査が行われ，得られた451個のゴールについて検討されている．451個のゴールのうち，活動と参加レベルのゴールは81個であった．この81個のゴールのうち，GMFMとPEDIは両者を合わせて，49個（60％）を網羅していた（図1）[33]．このことは，GMFMとPEDIが活動と参加に関する脳性麻痺の理学療法ゴールの多くを補完的にカバーしていることを示している．一方，両者でカバーしきれていない部分，例えば手の活動や機能の評価も少なからずあることは留意すべき点である．

また，脳性麻痺における参加の評価指標に焦点をあてた最近のシステマティックレビューでは，7個の評価指標が抽出されているが，その中でCOPMとゴール達成スケーリング（GAS：

表 2 modified Tardieu scale（文献 29)より引用）

・測定は一日の中で常に同じ時間に行う
・四肢の測定肢位は常に一定とする
・他の関節，特に頸部は，測定中は一定の肢位を保たなければならない
・それぞれの筋群について，定められた速度で伸張した時の反応を2つのパラメーター（X, Y）で評価する

筋の伸張速度
　V1：できるだけゆっくり（対象とする体節が重力で自然に落下する速度よりも遅く）
　V2：対象とする体節が重力で落下する速度
　V3：できるだけ速く（対象とする体節が重力で自然に落下する速度よりも速く）
ある測定で用いた伸張速度は，その後の測定も同一の速度を用いる

筋の反応の質（X）Quality of muscle reaction（QMR）
　0：他動運動中の抵抗を感じない
　1：他動運動中のわずかな抵抗を感じるが，明らかな引っかかりはない
　2：他動運動に対する明らかな引っかかりがある
　3：持続しない（伸張し続けた場合に10秒に満たない）クローヌスがある
　4：持続する（伸張し続けた場合に10秒以上の）クローヌスがある

筋の反応が生じる角度（Y）Angle of muscle reaction（Range of Motion；ROM）
・筋の最大短縮肢位から測定する．股関節以外の全ての関節は解剖学的な安楽肢位に対応する
下肢：背臥位で，以下の推奨される肢位と伸張速度で測定する

　　　　　　　　　　　　　　　　　　　　　　　　X　　　　　Y (degrees)
—股関節—
伸筋群（膝関節伸展位，V3）
内転筋群（膝関節伸展位，V3）
外旋筋群（膝関節90°屈曲位，V3）
内旋筋群（膝関節90°屈曲位，V3）

—膝関節—
伸筋群（股関節90°屈曲位，V2）
屈筋群（股関節90°屈曲位，V3）

—足関節—
底屈筋群（膝関節90°屈曲位及び完全伸展位，V3）

上肢：肘関節90°屈曲位（肘関節測定時以外）の坐位で，以下の推奨される肢位と伸張速度で測定する

—肩関節—
水平外転筋群（V3）
垂直外転筋群（V3）
内旋筋群（V3）

—肘関節—
屈筋群（肩関節内転位，V2）
伸筋群（肩関節外転位，V3）
回内筋群（肩関節内転位，V3）
回外筋群（肩関節内転位，V3）

—手関節—
屈筋群（V3）
伸筋群（V2）

—手指（第三指のPIP関節，MP関節）—
掌側骨間筋と浅指屈筋（手関節は安楽肢位，V3）

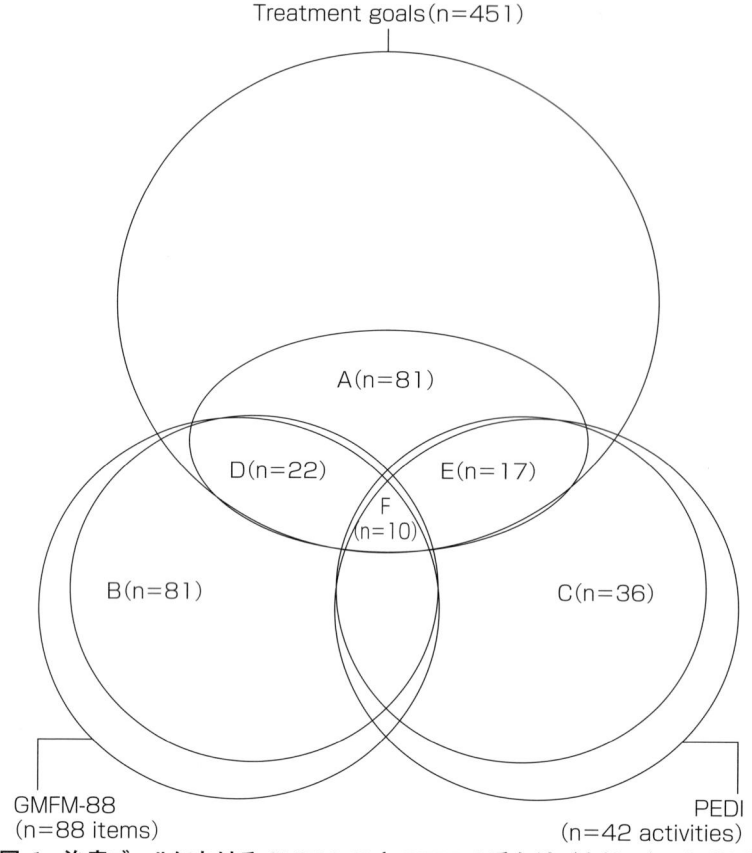

図1 治療ゴールにおけるGMFM-88とPEDIの重なり（文献33）より引用）

- A：81個（18%）の活動と参加に関するゴール
- B：活動と参加レベルのGMFM-88の81個の項目（92%）
- C：活動と参加レベルのPEDIの36個の活動（86%）
- D：活動と参加レベルの22個（27%）のゴールはGMFM-88によってカバーされている
- E：活動と参加レベルの17個（21%）のゴールはPEDIによってカバーされている
- F：活動と参加レベルの10個（12%）のゴールはGMFM-88とPEDIの両方によってカバーされている

goal attainment scaling）だけが，臨床的に意義のある変化を検出する適切な反応性のあるものとして示されている[13]．COPMとGASは参加を視野に入れることのできる反応性のある帰結評価指標として活用が期待される．

1）粗大運動能力尺度（GMFM）

88項目からなるGMFMが開発された後，その88項目から22項目を除去した66項目からなるGMFM-66が開発された．GMFM-66が開発される経緯の中で，先に開発された88項目からなるGMFMはGMFM-88と呼ばれるようになった．2002年にGMFM-88とGMFM-66を1冊にまとめたマニュアルが発行されている[34]．わが国においては，88項目からなるGMFMマニュアル第2版の日本語版が2000年に出版されている[35]．

表 3　GMFM の総合点とゴール総合点の算出例（文献 35）より引用）

領域	各領域の％点数の計算	ゴール領域（印をつける）
A．臥位と寝返り	$\dfrac{A領域の総計}{51} = \dfrac{37}{51} \times 100 = \underline{\ 73\ }\%$	A．☑
B．座位	$\dfrac{B領域の総計}{60} = \dfrac{39}{60} \times 100 = \underline{\ 65\ }\%$	B．☑
C．四つ這いと膝立ち	$\dfrac{C領域の総計}{42} = \dfrac{25}{42} \times 100 = \underline{\ 60\ }\%$	C．☑
D．立位	$\dfrac{D領域の総計}{39} = \dfrac{6}{39} \times 100 = \underline{\ 15\ }\%$	D．☐
E．歩行，走行とジャンプ	$\dfrac{E領域の総計}{72} = \dfrac{0}{72} \times 100 = \underline{\ 0\ }\%$	E．☐

$$総合点 = \dfrac{\%A + \%B + \%C + \%D + \%E}{領域の数の総計}$$

$$= \dfrac{73 + 65 + 60 + 15 + 0}{5} = \dfrac{213}{5} = \underline{\ 43\ }\%$$

$$ゴール総合点 = \dfrac{ゴール領域と考えられる各領域の\%点数の総計}{ゴール領域の数}$$

$$= \dfrac{73 + 65 + 60}{3} = \underline{\ 66\ }\%$$

a．GMFM-88

ⅰ）概　要

　GMFM は脳性麻痺児における医療的介入が粗大運動機能に及ぼす効果や粗大運動機能の経時的な変化を測定することを目的としている．項目は正常な 5 歳児であれば，遂行可能な内容である．適用年齢は定められていない．A．臥位と寝返り（17 項目），B．座位（20 項目），C．四つ這いと膝立ち（14 項目），D．立位（13 項目），E．歩行，走行とジャンプ（24 項目）の 5 領域から構成されている．

　各項目の一般的な採点基準には，4 段階の Likert scale が用いられている．総合点は各領域の％得点を算出し，これらを加算することによって算出される（表 3）．総合点に加えて，ゴール総合点を算出することもできる．ゴール総合点は子どもの目標と関連した領域のみの得点に基づいて算出される（表 3）．このことは GMFM の感受性を高めるのに有効とされている．

ⅱ）計量心理学的特性―反応性を中心に

　GMFM-88 は標準化された評価的尺度であり，信頼性と妥当性について検討されたうえで出版されている．2〜7 歳の脳性麻痺児を対象とした最近の反応性に関する研究では，粗大運動能力分類システム（GMFCS：gross motor function classification system）のⅠとⅡに分類される比較的軽度の脳性麻痺の場合，「A．臥位と寝返り」と「B．座位」および「C．四つ這いと膝立ち」の領域は，「D．立位」と「E．歩行，走行とジャンプ」の領域よりも，天井効果のため反応性に乏しいことが示されている[9]．また，「A．臥位と寝返り」「B．座位」「C．四つ這いと膝立ち」および「E．歩行，走行とジャンプ」の領域において，4 歳未満のほうが 4 歳以上よりも反応性が高いとされている[9]．GMFM をよりよく解釈するためには，GMFCS による重症度と年齢を考慮する必要がある．

iii）GMFM-88 の限界

GMFM-88 が普及してくる中で，その限界も明らかになってきており，次の3点があげられている．①GMFM-88 の領域を選択的に活用することについての信頼性と妥当性についての根拠が乏しいこと，②領域間や領域内で異なる能力が示された子どもであっても同じ総合点を獲得することがあり，総合点の解釈に限界があること，③最初の評価において，非常に高いあるいは低い能力を有する子どもの得点より，中間の能力を有する子どもの得点のほうがより大きく変化しやすいこと，である[36]．

b．GMFM-66

i）開発の目的

GMFM-66 は GMFM-88 の限界を踏まえ，次のような点をねらって開発されている．①各項目の難易度を明確にすることにより，運動発達の理解と運動スキルの出現時期の予想に役立てる，②尺度水準を順序尺度から間隔尺度に上げることにより，総合点と得点の変化に関する解釈をより正確にする，③運動機能を一次元的に捉えているか，すなわち粗大運動機能という単一の特性だけを測定しているかを吟味することにより，うまく適合しない項目を GMFM-88 から除去し実施時間を短縮する，などである[34]．

ii）概　要

テストの内容については，GMFM-88 の中に含まれているものと共通である．GMFM-66 得点は GMAE というコンピュータソフトによって得られる．各項目の得点と GMFM-66 得点は項目難易度マップ（item map）上に示される．わが国においては，藪中[37]によって item map を活用した症例が紹介されている．

iii）計量心理学的特性─反応性を中心に

テスト-再テスト信頼性は，高い信頼性が得られている（ICC＝0.9932）[36]．反応性に関しては，GMFCS レベルにかかわらず，5歳以上の子どもにおいて乏しいことが示されている[36]．GMFM-88 と GMFM-66 の反応性の比較では，GMFM-66 のほうがより高い反応性を示すことが報告されている[38]．

2）子どもの能力低下評価法（PEDI）

a．概　要

PEDI は，子どもの生活上の鍵となる機能的活動について，能力と遂行状態を評価することを目的としている．これにより機能上の問題点を検出し，その内容を明らかにすることやリハビリテーションプログラムにおける経時的変化の追跡，サービスや治療のプログラムの評価などに役立てられる．

能力については，できるのか，できないのかを機能的スキルの尺度によって評価する．遂行状態については，援助の必要量を介護者による援助尺度によって評価するとともに，依存している環境や機器に関する調整の種類を調整尺度によって評価する．機能的スキルの内容と介護者による援助および調整尺度で評価される複合活動をそれぞれ**表4**と**表5**に示す．評価項目は機能的スキルに関わる 197 項目と複合活動に関わる 20 項目からなる．機能的スキルのスコアと介護者による援助のスコアに基づいて，基準値標準スコアと尺度化スコアを算出し，プロフィールを表示することができるようになっている．

適用年齢は6カ月～7.5歳であるが，適用年齢相当の能力レベルの子どもに対しては7.5歳を超えていても適用できる．

b．計量心理学的特性─反応性を中心に

PEDI は米国で標準化された評価的尺度であり，信頼性と妥当性が検討されている[39]．2～7歳の脳性麻痺児を対象とした最近の反応性に関する研究では，GMFCS のⅠとⅡに分類される比較的軽度の脳性麻痺の場合，4歳未満のほうが4歳以上よりも反応性が高いとされている[9]．GMFM-88 との反応性の比較では PEDI の反応性のほうが高いと報告されている[9]．また，5歳以上の脳性麻痺児においては GMFM-66 の反応性が乏しいことから，PEDI のほうが

表 4 PEDI の機能的スキルの内容 （文献 39) より引用）

セルフケア領域	移動領域	社会的機能領域
食物形態の種類	トイレ移乗	ことばの意味の理解
食器の使用	椅子/車椅子移乗	文章の複雑さの理解
飲料容器の使用	車への移乗	コミュニケーションの機能的使用
歯磨き	ベッド移動/移乗	表出的コミュニケーションの複雑性
整髪	浴槽移乗	問題解決
鼻のケア	屋内の移動方法	社会的交流遊び
手を洗うこと	屋内の移動―距離とスピード	仲間との交流
身体と顔を洗うこと	屋内の移動―物品を引っ張る/運ぶ	物で遊ぶ
かぶり/前開きの服	屋外の移動方法	自己に関する情報
留め具（ファスナー）	屋外の移動―距離とスピード	時間のオリエンテーション
ズボン	屋外の移動―路面	家庭の仕事
靴/靴下	階段を上る	自己防衛
トイレ動作	階段を下りる	地域における機能
排尿管理		
排便管理		

表 5 介護者による援助および調整尺度で評価される複合活動 （文献 39) より引用）

セルフケア領域	移動領域	社会的機能領域
食事	椅子/トイレ移乗	機能的理解
整容	車への移乗	機能的表出
入浴	ベッド移動/移乗	共同問題解決
上半身更衣	浴槽移乗	仲間との遊び
下半身更衣	屋内の移動	安全性
トイレ	屋外の移動	
排尿管理	階段	
排便管理		

変化を捉えるうえでより適切であるかもしれないとの指摘がある[36]．

3) カナダ作業遂行測定（COPM）

COPM はセルフケア，仕事およびレジャーの 3 領域の中から，本人があらかじめ重要性を評価して設定した活動について，介入前後の満足度および達成度を評価する．幼児では，実施の困難さが指摘されているが[40]，両親などによる代理評価によって実施することができる．最近，2～8 歳の痙直型片麻痺児を対象として，その保護者による代理評価での COPM の信頼性，妥当性および反応性が検討され，支持されている[41]．COPM は作業療法の分野で広く用いられている尺度であるが，脳性麻痺の理学療法においても下肢のボツリヌス菌治療後の帰結評価指標として用いた報告がみられている[42]．子どもや親の視点が，個別的な目標に関する評価に反映されやすいメリットがある．なお，日本語訳のマニュアルが刊行されている[43]．

4) ゴール達成スケーリング（GAS）

GAS は，個人にとって実際的に意味のある特異的な課題を設定し，その課題に関してゴール達成ガイドと呼ばれる，個人に合わせた測定尺度を作成することにより，介入後の結果を評価する[44,45]．ゴール達成ガイドの例を**表 6** に示す[46]．これは，到達目標を基準 (0) とした −2～+2 の 5 段階の尺度である．いくつかのゴール達成ガイドを作成し，ゴール達成スコアを算出

表 6　ゴール達成ガイドの例（文献 46）より改変引用）

課題：公共交通機関で外出する	
最も高いレベルの結果（＋2）	一人で外出できる
少し高いレベルの結果（＋1）	友人と外出できる
期待される結果　　　　（　0）	援助者と外出できる
少し低いレベルの結果（－1）	公共交通機関以外で外出できる
最も低いレベルの結果（－2）	まったく外出しない

注）現在の状態は（－1）

することができる．信頼性に関しては，脳性麻痺児を対象として，理学療法士による高い検査者間信頼性が報告されているが[13]，子どもにおける信頼性に関する知見は不足しているとの指摘もある[45]．反応性に関しては，脳性麻痺児や小児リハビリテーションに焦点をあてた最近の2つの総説において支持されている[13,45]．もともと精神保健分野における治療の帰結を評価する方法として紹介されたものであるが，理学療法においても，脳性麻痺児に対する機能的療法の帰結評価指標として用いた報告がある[47]．個別の目標に対して変化する個別の経過を評価する方法として注目される．日本語版は出版されていないが，原田[46]による解説がある．

文　献

1) 三宅和夫，前川喜平，他（編）：発達検査と発達援助―すこやかな発達の援助につながる検査法を確立するために．ミネルヴァ書房，1988，pp2-9
2) 近藤和泉，細川賀乃子：発達の診断・評価．総合リハ **34**：515-522，2006
3) Palisano RJ, Campbell SK, Harris SR：Evidence-Based Decision Making in Pediatric Physical Therapy. Campbell SK (ed)：Physical Therapy for Children 3rd ed. Saunders, St. Louis, 2006, pp3-32
4) 高橋秀寿，里宇明元：オーバービュー　治療効果尺度と研究デザイン，臨床リハ **13**：500-507，2004
5) 堺　裕，田原弘幸：脳性麻痺理学療法の現状と課題．理学療法 **24**：421-426，2007
6) Kirshner B, Guyatt G：A methodological framework for assessing health indices. *J Chronic Dis* **38**：27-36, 1985
7) Rosenbaum PL, Russell DJ, Cadman DT, et al：Issues in measuring change in motor function in children with cerebral palsy：a special communication. *Phys Ther* **70**：125-131, 1990
8) 今井　樹，潮見泰藏：理学療法研究における"評価の信頼性"の検査法．理学療法科学 **19**：261-265，2004
9) Vos-Vromans DC, Ketelaar M, Gorter JW：Responsiveness of evaluative measures for children with cerebral palsy：the Gross Motor Function Measure and the Pediatric Evaluation of Disability Inventory. *Disabil Rehabil* **27**：1245-1252, 2005
10) Liptak GS, Accardo PJ：Health and social outcomes of children with cerebral palsy. *J Pediatr* **145**：S36-41, 2004
11) Stanger M, Oresic S：Rehabilitation approaches for children with cerebral palsy：overview. *J Child Neurol* **18**：S79-88, 2003
12) AACPDM Methodology to Develop Systematic Reviews of Treatment Interventions (Revision 1.1) 2004 Version. Available at http://www.aacpdm.org/resources/systematicReviewsMethodology.pdf
13) Sakzewski L, Boyd R, Ziviani J：Clinimetric properties of participation measures for 5-to 13-year-old children with cerebral palsy：a systematic review. *Dev Med Child Neurol* **49**：232-240, 2007
14) Butler C, Darrah J：Effects of neurodevelopmental treatment (NDT) for cerebral palsy：an AACPDM evidence report. *Dev Med Child Neurol* **43**：778-790, 2001
15) Pin T, Dyke P, Chan M：The effectiveness of passive stretching in children with cerebral palsy. *Dev Med Child Neurol* **48**：855-862, 2006
16) Lannin N, Scheinberg A, Clark K：AACPDM systematic review of the effectiveness of therapy for children with cerebral palsy after botulinum toxin A injections. *Dev Med Child Neurol* **48**：533-539, 2006
17) McWhirk LB, Glanzman AM：Within-session inter-rater realiability of goniometric measures in patients with spastic cerebral

palsy. *Pediatr Phys Ther* 18:262-265, 2006
18) Mutlu A, Livanelioglu A, Gunel MK:Reliability of goniometric measurements in children with spastic cerebral palsy. *Med Sci Monit* 13:CR323-329, 2007
19) McDowell BC, Hewitt V, Nurse A, et al:The variability of goniometric measurements in ambulatory children with spastic cerebral palsy. *Gait Posture* 12:114-121, 2000
20) Kilgour G, McNair P, Stott NS:Intrarater reliability of lower limb sagittal range-of-motion measures in children with spastic diplegia. *Dev Med Child Neurol* 45:391-399, 2003
21) Dodd KJ, Taylor NF, Damiano DL:A systematic review of the effectiveness of strength-training programs for people with cerebral palsy. *Arch Phys Med Rehabil* 83:1157-1164, 2002
22) Taylor NF, Dodd KJ, Graham HK:Test-retest reliability of hand-held dynamometric strength testing in young people with cerebral palsy. *Arch Phys Med Rehabil* 85:77-80, 2004
23) Berry ET, Giuliani CA, Damiano DL:Intra-session and intersession reliability of hand-held dynamometry in children with cerebral palsy. *Pediatr Phys Ther* 16:191-198, 2004
24) Crompton J, Galea MP, Phillips B:Hand-held dynamometry for muscle strength measurement in children with cerebral palsy. *Dev Med Child Neurol* 49:106-111, 2007
25) Scholtes VA, Becher JG, Beelen A, et al:Clinical assessment of spasticity in children with cerebral palsy:a critical review of available instruments. *Dev Med Child Neurol* 48:64-73, 2006
26) Haugh AB, Pandyan AD, Johnson GR:A systematic review of the Tardieu Scale for the measurement of spasticity. *Disabil Rehabil* 28:899-907, 2006
27) Held JP, Pierrot-Deseilligny E:Reeducation motrice des affections neurologiques. JB Bailiere et Fils, Paris, 1969
28) Boyd RN, Graham HK:Objective measurement of clinical findings in the use of botulinum toxin type A for the management of children with cerebral palsy. *Eur J Neurol* 6:S23-35, 1999
29) 竹内伸行, 田中栄里, 桑原岳哉, 他:Modified Tardieu Scaleの臨床的有用性の検討―脳血管障害片麻痺患者における足関節底屈筋の評価. 理学療法学 33:53-61, 2006
30) Fosang AL, Galea MP, McCoy AT, et al:Measures of muscle and joint performance in the lower limb of children with cerebral palsy. *Dev Med Child Neurol* 45:664-670, 2003
31) Yam WK, Leung MS:Interrater reliability of Modified Ashworth Scale and Modified Tardieu Scale in children with spastic cerebral palsy. *J Child Neurol* 21:1031-1035, 2006
32) Ketelaar M, Vermeer A, Helders PJ:Functional motor abilities of children with cerebral palsy:a systematic literature review of assessment measures. *Clin Rehabil* 12:369-380, 1998
33) Engelen V, Ketelaar M, Gorter JW:Selecting the appropriate outcome in paediatric physical therapy:how individual treatment goals of children with cerebral palsy are reflected in GMFM-88 and PEDI. *J Rehabil Med* 39:225-231, 2007
34) Russell DJ, Rosenbaum PL, Avery LM, et al:Gross Motor Function Measure (GMFM-66 and GMFM-88) User's Manual (Clinics in Developmental Medicine). Mac Keith Press, London, 2002
35) Russell D, Rosenbaum P, Gowland C, et al (著), 近藤和泉, 福田道隆 (監訳):GMFM 粗大運動能力尺度―脳性麻痺児のための評価的尺度. 医学書院, 2000, p123
36) Russell DJ, Avery LM, Rosenbaum PL, et al:Improved scaling of the gross motor function measure for children with cerebral palsy:evidence of reliability and validity. *Phys ther* 80:873-885, 2000
37) 藪中良彦:粗大運動能力尺度 (GMFM). OTジャーナル 38:603-612, 2004
38) Wang HY, Yang YH:Evaluating the responsiveness of 2 versions of the gross motor function measure for children with cerebral palsy. *Arch Phys Med Rehabil* 87:51-56, 2006
39) PEDI Research Group (著), 里宇明元, 問川博之, 他 (訳):PEDIリハビリテーションのための子どもの能力低下評価法. 医歯薬出版, 2003
40) Law M, et al:COPM Questions and Answers. Revised:March 27, 2004. Available at http://www.caot.ca/copm/questions.html#2
41) Cusick A, Lannin NA, Lowe K:Adapting the Canadian Occupational Performance Measure for use in a paediatric clinical trial. *Disabil Rehabil* 29:761-766, 2007
42) Fragala MA, O'neil ME, Russo KJ, et al:Impairment, Disability, and Satisfaction Outcomes After Lower-Extremity Botulinum Toxin A Injections for Children with Cerebral Palsy. *Pediatr Phys Ther* 14:132-144,

2002
43) Law M, Carswell A, Polatajko H, et al（著），吉川ひろみ（訳）：COPM―カナダ作業遂行測定 第4版．大学教育出版，2006
44) Kiresuk TJ, Smith A, Cardillo JE（ed）：Goal Attainment Scaling：Applications, Theory, and Measurement. Lawrence Erlbaum, Hillsdale, 1994
45) Steenbeek D, Ketelaar M, Galama K, et al：Goal attainment scaling in paediatric rehabilitation：a critical review of the literature. *Dev Med Child Neurol* **49**：550-556, 2007
46) 原田千佳子：ゴール達成スケーリング（GAS）．OTジャーナル **38**：591-595, 2004
47) Ahl LE, Johansson E, Granat T, et al：Functional therapy for children with cerebral palsy：an ecological approach. *Dev Med Child Neurol* **47**：613-619, 2005

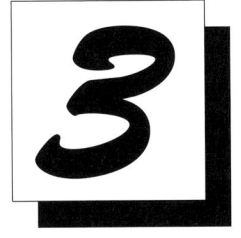

3 痙直型四肢麻痺児の理学療法評価と治療アプローチ

辻　清張*

◆ Key Questions ◆
1. 理学療法評価のポイントとは
2. 理学療法評価から何を把握することが重要か
3. 理学療法評価と治療アプローチの接点はどのように捉えるか
4. 治療アプローチの基本手技と具体的なアプローチとは

I. はじめに

わが国の周産期医療の進歩は目覚ましく，低出生体重児の生存率は飛躍的に向上している．しかし，いわゆる障害なき生存（intact survival）を期待しても，あいかわらず神経学的後障害を残す児が存在することも事実である．脳性麻痺の発生率は，1.5〜2.0/1,000人程度とする報告が多く，うち痙直型が50％を占める．過去に痙性は上位脳からの開放現象であり，脊髄レベルの興奮状態とされた時代があったが，昨今では脳神経系の損傷とその後の生物学的修復，筋組織や神経筋接合部の低形成，感覚処理能力の未熟性，脳幹・中脳アミン系の障害など，さまざまな問題が重なり合い，結果として外界や課題に対する過剰出力として捉えられており，痙性の原因特定はきわめて難しい．

厚生労働省心身障害研究班によって5年ごとに実施されている超低出生児全国調査では，3歳時調査で脳性麻痺と診断されたのは1990年出生児12.0％，1995年出生児14.3％であったが，6歳時調査では1990年出生児13.5％，1995年出生児15.5％と増加しており[1]，軽症例が診断されるまでには数年かかる場合もある．また，部位による分類も諸家によって若干の違いがあり，痙直型四肢麻痺と両麻痺を明確に区別し診断することは，初期の段階では困難である．

筆者は四肢麻痺と両麻痺を一連の病態として捉えるようにしており，本稿では臨床に即して頭部や上肢の随意性に問題があり，よりセラピストの治療手技による介入が必要な症例を四肢麻痺として論じていくことでご了承いただきたい．

II. 頭蓋内病変

児の神経学的予後に影響を与える要因として，頭蓋内病変，子宮内発育不全，子宮内感染症，慢性肺疾患などがあげられる．なかでも脳室内出血（IVH：intraventricular hemorrhage）や脳室周囲白質軟化症（PVL：periventricular leukomalacia）などの頭蓋内病変は，最も直接的に中枢神経組織を破壊するため予後に与える影響は大きい．MRIなどの画像検査や超音波検査の結果は，臨床的に観察される麻痺の部位や程度が必ずしも一致するわけではないが，児の予後推察に必要不可欠な情報であり，理学療法士は脳病変についての知識をもつことが求められる．ここではIVHについて簡単にまとめ

* Kiyoharu TSUJI/福井県こども療育センター

表 1　脳室内出血（IVH）の重症度分類
（文献3）より引用）

Grade Ⅰ：上衣下層の限局した出血
Grade Ⅱ：脳室拡大を伴わない脳室内出血
Grade Ⅲ：脳室拡大を伴う脳室内出血
Grade Ⅳ：脳実質出血を伴う脳室内出血

る．

　低出生体重児の脳室内出血の原因には，上衣下層の脆弱な血管と支持組織，脳室の周囲に集中した血管の分布，未熟な自動調節能のために起こる血圧や血流の変化がある．さらに，超低出生体重児は凝固線溶系も未熟なため，脳室上衣下出血が脳室内出血に拡大し重症化しやすい[2]．IVHは極小低出生体重児の約25％に認められ，多くの症例で生後3〜4日以内に発症する．IVHの重症度には，Papileら[3]の重症度分類が用いられることが多い（**表1**）．発達予後については，Futagiら[4]がPapile分類でGrade Ⅰの7.2％，Grade Ⅱの17.3％，Grade Ⅲの23.1％，Grade Ⅳの71.2％に脳性麻痺を認めたことを報告している．また，脳性麻痺の重症度とPapile分類の重症度には関連があり，Gradeが高いほど麻痺の程度も重度であった[5]．つまり，脳実質に病変が及んだ場合，重度痙直型四肢麻痺が出現してくる可能性が高いことを理解したうえで，理学療法士は介入直後から生理的安定や環境への働きかけに対して積極的に取り組んでいかなければならない．

Ⅲ．運動機能評価に役立つ正常運動発達

1．骨格系の変化

　骨格は身体を組み立て，脳や内臓を保護している．人の骨格は結合組織から徐々に発達し，軟骨の形成後，骨化していく．生下時，人の脊柱は全体に後弯しているが，発達につれて頸椎には3カ月ごろ，腰椎には6〜8カ月ごろに前弯が出現する．この意味では胸椎の後弯は第一次カーブであり，頸椎と腰椎の前弯は第二次カーブと考えられ，生後8〜10歳でほぼ成人に近くなる．この発育初期における脊柱の形態的変化は，頭部のコントロールの獲得や，座位・立位の開始と時期を同じくしており，人が二足歩行に至る運動発達に深く関係している．痙直型四肢麻痺児は，その障害特性から正常な抗重力機構の獲得が難しく，脊柱の二次カーブ自体が未発達であるという構築学的問題を生じる可能性が高い．

2．筋および神経筋接合部の変化

　次に筋線維の発達について述べる．受精後，筋線維は神経の支配がなくてもある程度成長するが，在胎7週に至ってもなお神経支配が達せられない時には，筋線維の構造的統合性を維持できず変性し，結合組織に置き換えられる．胎生初期の骨格筋の分化と発達は，神経によってもたらされる活動に強く依存するが，その後，神経と筋の発達は相互依存的となる．神経筋接合部が形成される発生初期には数多くの探索神経細胞を筋内に認め，筋細胞に対して多重神経性の支配がなされている．神経終末から分泌されたアセチルコリンにより蛋白分解酵素の分泌が活性化され神経終末を消化しようとするが，大きな運動神経細胞は軸索の維持に必要なタンパク質の供給を受け続け，活動性の低い神経細胞は死滅していく．結果として，筋線維は1本の軸索にのみ支配されることになる．こうして形成された運動単位は，末梢神経と筋束が1対1の対応となり，中枢神経からの指令に対して素早い反応が可能となる．この変化は成人期でも容易に起こり，筋肥大に先行して運動単位が増えることが確認されている．また，老化に伴い運動神経と筋線維の接合は消失し，運動単位の大きさが小さくなることも知られている[6]（**図1**）．

　痙直型脳性麻痺児の場合，神経からの働きかけが乏しいことは容易に推察され，単に中枢神

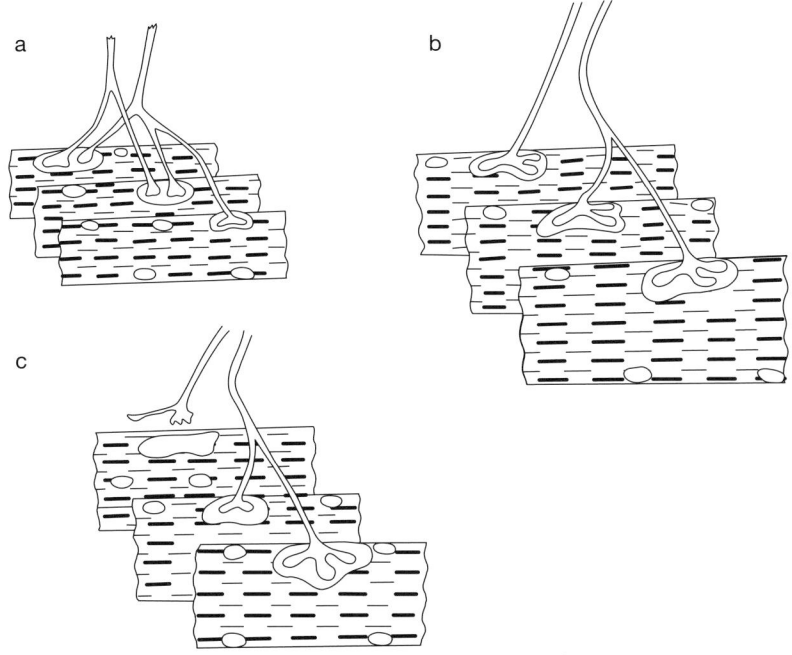

図1 横紋筋神経終末の神経支配パターンの変化(文献6)より引用)
a．発達初期には個々の筋線維は複数の軸索に支配されている
b．成長すると筋線維は1本の軸索のみに支配される
c．老齢化により，ときに運動神経と筋線維の接合が消失し，個々の運動単位が小さくなる

経障害からくる筋緊張異常だけでなく，臨床的には筋萎縮を伴った非可逆的変性を思わせる最終可動域での抵抗（生理的筋長の短さ）と中間域での筋収縮の乏しさを感じることが多い．本来，生後の重力下での運動によって起こる筋肥大や神経筋接合部の生物学的変化が生じにくいことが示唆される．

3．乳児期の運動と重力への適応

正常発達において，出生時にすでに身体全体に及ぶ上肢，下肢，頸部，体幹の漠然とした順序性や交互性をもつさまざまな速度の粗大運動が確認される[7]．一見，這い這いや空中遊泳にもみえる単純な反復運動は胎生3～4カ月ごろから子宮内自発運動として出現するもので，その基本的運動パターンは，すでに脊髄，脳幹に存在している[8]．それらは中枢性歩行パターン生成機構（CPG：central pattern generator）と呼ばれ，Grillner[9]は，「中枢性歩行パターン生成機構には，ロコモーションにとって望ましいアルファおよびガンマ運動ニューロンの出力を生じさせるようなシナプスの一時的活性化を起こすすべてのニューロンを含む」と定義している[10]．この全身に及ぶ粗大運動は，生後2カ月ごろに身体全体の滑らかな円運動と四肢末梢の小さな一定した運動に変化し，3カ月以降は四肢の動きは伸展・外転方向へと広がっていく（**図2**）．小西[11]は，満期出産した健常児の生後1～4カ月までの全身運動の軌跡から，生後2カ月の特徴は「単純な運動の繰り返し」にあり，その後の運動の自由度を増すための凍結（フリージング）と述べている．重力下におかれた乳児の過剰適応とでもいうべきこの現象を経て，乳児は滑らかな筋収縮と複雑な運動を獲得していく．この生後数カ月間の行動様式の変化は，新生児が羊水内での重力除去環境から重力下に変

境下とは大きく異なる．つまり，生後の正常運動発達獲得のためには子宮内運動の経験に加えて，重力に適応し運動するための筋収縮の支点を体内に作り出す経験を積む必要がある．生後のランダムな四肢の交互運動から滑らかな円運動への移行はその初期にあたり，以後比較的身体深部に位置する姿勢固定のための単関節筋群（抗重力筋群）と，浅層にあり運動を受けもつ多関節筋群（運動推進筋群）の分化が進む．人の体幹筋群は，いわゆる身体運動の表出とともに内臓の保護や呼吸の保障を担っており，層構造をなすことでその機能を果たしている（図3）[12]．

痙直型四肢麻痺児は，この胎内で経験した生得的な運動形態を重力環境下に置き換えることが難しい．具体的には，回旋運動やリズミカルな呼吸運動に関与する腹斜筋，腹横筋や肋間筋群，および積み重なる脊椎一つひとつの固定を司る筋束の短い固有背筋群の収縮に欠け，代わりに肩甲挙筋，大胸筋，僧帽筋，広背筋，腹直筋，最長筋といった，本来四肢体幹の運動を保障する長形筋群と床との間で姿勢の固定と運動を同時に行おうと努力する．これらの筋収縮は，重力下において残存機能を効率的に利用しようとする児なりの運動戦略でもあり，快・不快などの精神活動の表出形態の一つでもあることを理学療法士は理解しなければならない．

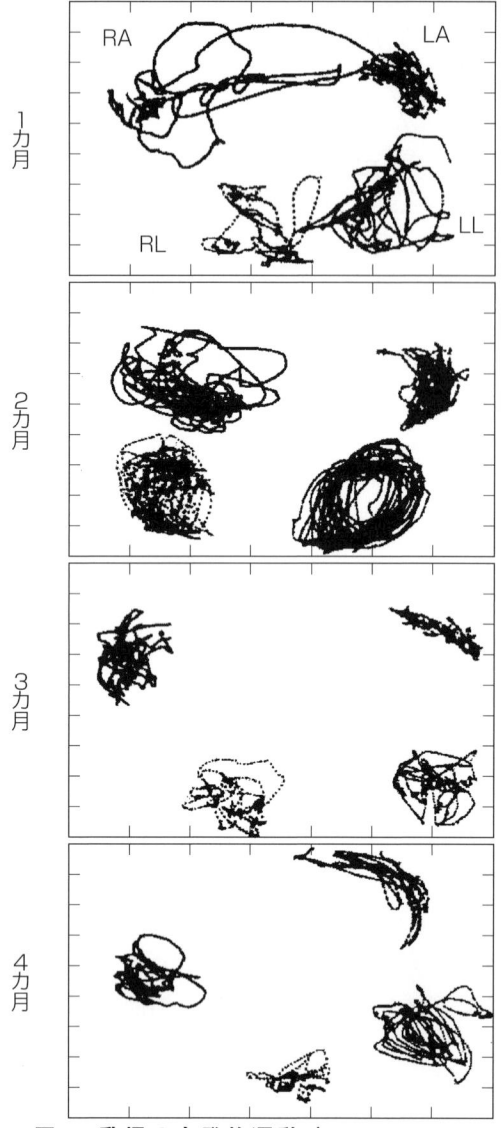

図2 乳児の自発的運動（general movement）の軌跡（文献11）より引用）
乳児の手足に巻いた光反射テープの軌跡を録画したもの．RAは右手，LAは左手，RLは右足，LLは左足を指す

化した環境に対する適応を経て，自らの正中位を獲得していく過程である．

子宮内環境で経験した単純かつ豊富な反復運動と子宮壁から受ける反動圧に対する抵抗運動は，羊水内での重力除去環境での経験であり，児の示す運動の支持面が全身の外部（児を取り巻く子宮壁全体）に存在するという点で重力環

IV．姿勢別評価のポイント

1．背臥位の評価

図4は，子宮内発育不全症候群（IUGR：intrauterine growth retardation）により在胎28週，602gで出生した生後3カ月の赤ちゃんの背臥位に対する適応能力を確認している場面である．超低出生体重児は子宮内での運動経験の乏しさや外部環境から身を守るための軟部組織の少なさから重力不適応状態を呈することが多い．できるだけ子宮内環境に近い弾力性とトー

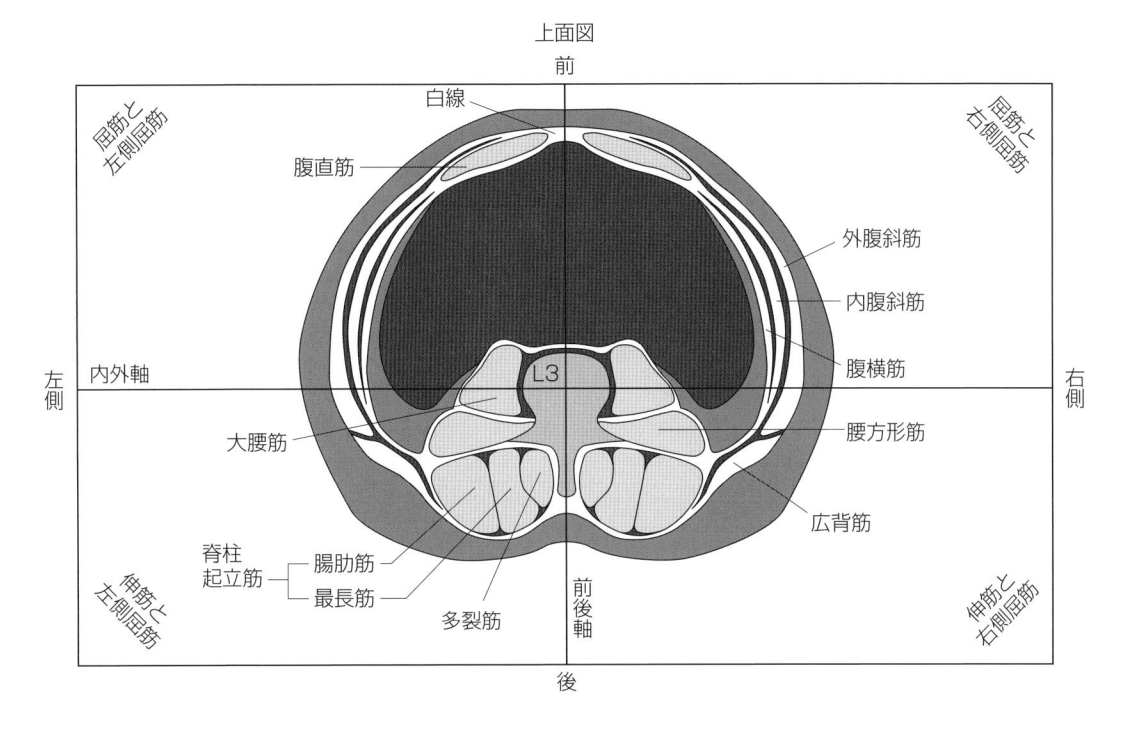

図3 L3レベルでの水平断面（文献12)より引用)

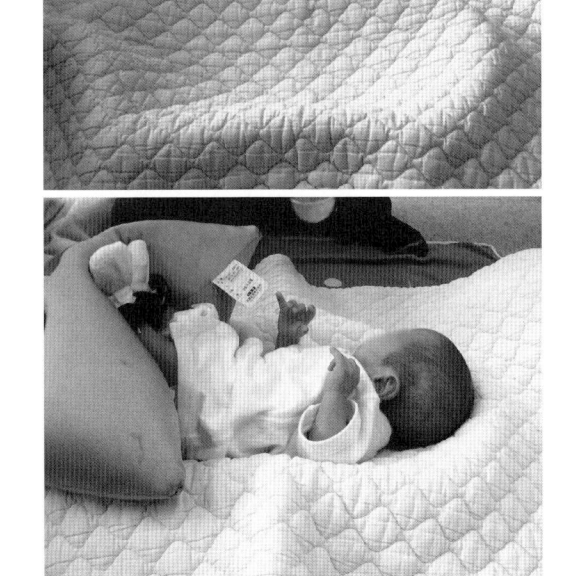

図4 背臥位への適応能力の評価

タルコンタクト,および下肢の蹴りに対する適度な抵抗を再現すべきである.図4ではウレタンフォームとビーズクッションを用いて,児が「快」と感じる支持基底面の提供を模索している.

図5には,重力不安をもち,非対称性緊張性頸反射（ATNR：asymmetric tonic neck reflex）に支配された児の様子を示す.生直後より右向きATNRが顕著で,自発的な頭の回旋が難しく,全身は過剰な同時収縮に支配されていた.支持基底面を増やすことで少しでも生理的安定を図れないかとO型の化繊綿製クッションを作成したところ,比較的対称的な姿勢を得ることができ,左側への自発的な頭の回旋を得ることができた.対称姿勢は目的ではなく,生理的に安定した結果だということを忘れてはならない.

胎児期において経験した子宮壁と自らの相反性収縮によって生み出されていた姿勢や運動

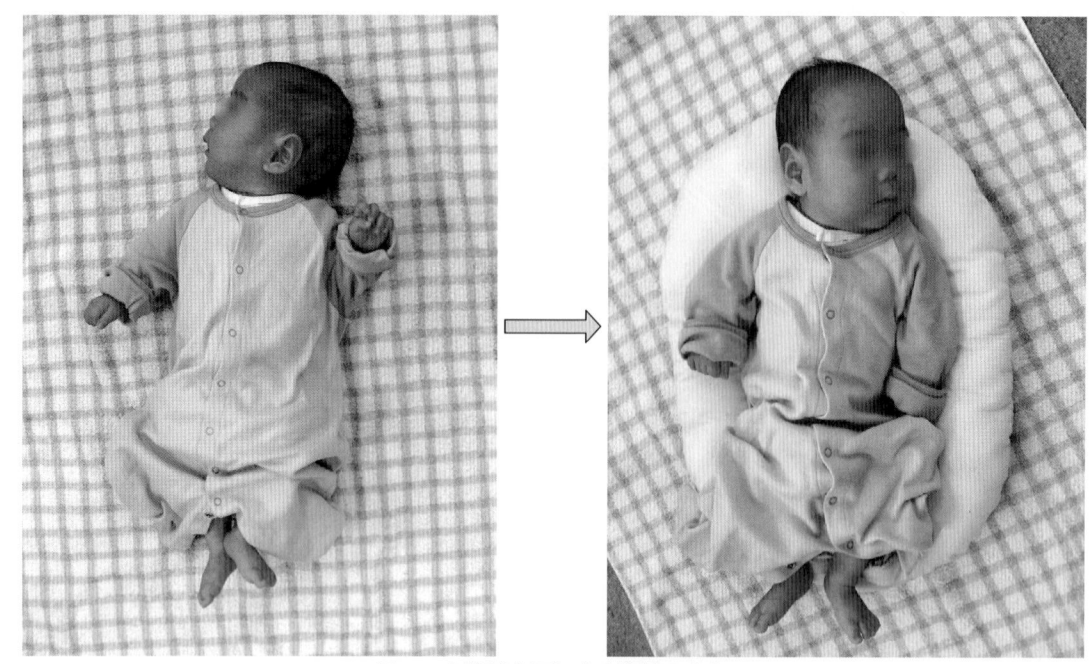

図5 支持基底面による姿勢の変化

は，生後重力下において主動作筋と拮抗筋の出力比率を変えることで姿勢を安定させる内的固定に基づく保持機構に再構築される．障害がある子どもたちは内的安定性を得ることが難しいままに，外部の支持基底面に身をゆだねざるをえないために，さまざまな異常姿勢を示すことになる．過去，異常姿勢反射というカテゴリーで整理されていた一連の特異的姿勢は，決して静的かつ固定的な現象ではなく，外部環境に対するその児なりの重力下における姿勢安定のための戦略と捉えたほうが臨床的であり，解決の糸口もみつけやすい．

背臥位で重力不適応を呈する児に対しては，

①姿勢の安定（生理的安定）を図るためには支持基底面の広さと弾力性を考慮すること．

②運動を保障するためには支持基底面を明確にし，筋収縮を得やすくすることで，その出力が力点や作用点に働きやすくなるよう考慮すること．

③過度な努力を避けるためには，その運動の範囲や方向を考慮に入れること．

が大切であろう．

2．腹臥位での評価

腹臥位は，乳児にとって生理的に最も落ち着く肢位といわれている．乳幼児突然死症候群（SIDS：sudden infant death syndrome）の原因の一つにもあげられるこの姿勢は，痙直型四肢麻痺児にとって苦手な姿勢である．その理由として，

①頭頸部の抗重力機構に欠け，頭部の挙上が難しい．

②前胸部から肩甲帯の抗重力機構が発達しないため，上肢での支持が難しい．

③体幹の同時活動性が発達しないため，深い呼吸（特に吸気）を行うことが困難である．

④どちらかといえば屈筋優位姿勢をとりやすく，四肢（特に中間関節）が支持から開放されず，自発運動の獲得が困難である．

などがあげられる．

図6に理学療法士の膝上での評価場面を示す．生理的安定を得やすい頭の向きや四肢の相

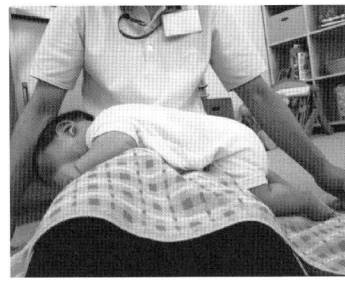

a．腹臥位に対する適応能力の評価
b．前頸筋群の粘弾性の評価 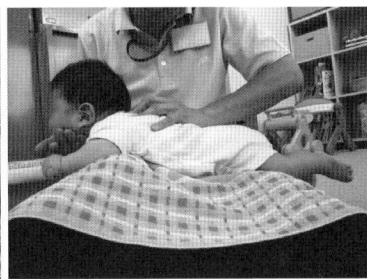
c．肩甲帯の可動性の評価 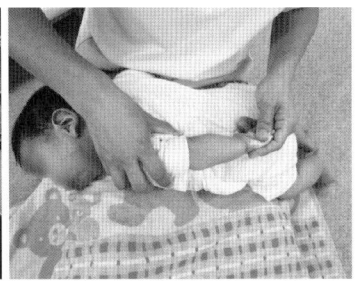
d．大関節（股・肩）の可動性の評価 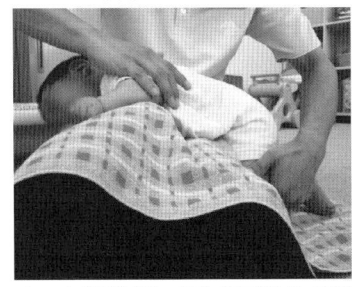
e．椎間関節の可動性の評価 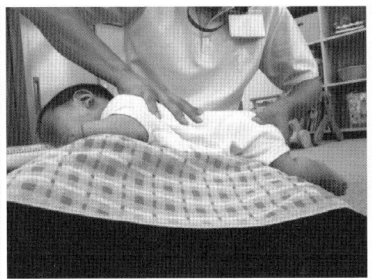
f．頭の立ち直り反応の評価 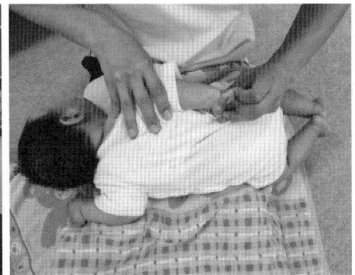

図6 腹臥位の評価

対的位置関係を確認した後，身体各部の可動性と反応性をチェックしていく．例えば，頸部や胸郭の可動性と筋の粘弾性は，呼吸や嚥下機能に直接関連する．腰椎部の生理的前弯の程度は，その後の座位や立位姿勢の獲得について重要な因子である．単に筋や関節の他動的抵抗だけでなく，児自身のもつ外界刺激に対する反応性を知ることは，運動療法手技の選択に重要であり，図6c, f では肩甲骨内転と対側への体重移動に対する児の自発的な頭の回旋能力を評価しており，反応の左右差からは将来の構築学的変形の程度を予測できる．また，それぞれの検査に対する適応時間や反応時間（潜時）も大切な評価項目となる．

3．側臥位での評価

側臥位は，乳幼児期には吐乳（胃食道逆流現象）との関係，年長児や重症児では呼吸や脊柱側弯との関係で論じられることが多い．また，緊張性迷路反射の影響を受けにくく，屈筋優位となりやすい四肢麻痺児に対して提供を検討すべき姿勢でもある．脊柱側弯の矯正肢位という観点では凸側を下に，安定した呼吸の確保という観点からは凸側を上に寝かせるのが一般的で，側臥位の提供にあたっては，下側肩関節を圧迫しない枕の高さ，上側上下肢が保持しやすい抱き枕の形状，下側腸骨稜や大転子への除圧などの評価が必要となる．胃食道逆流（GER：gastroesophageal reflux）と側弯症との関係について北住[13]は，①左凸側弯は His 角の鈍化と食道裂孔の緩みをきたし，左凸側弯では右側臥位で GER が悪化する，②胃排泄遅延例では，右側臥位をとることで胃から十二指腸への流れが促進されるが，右側臥位で GER は悪化する可能性との対比検討が必要であることを述べている．

図7に側臥位の一例を示した．胸腰椎後弯と股関節屈曲内転拘縮を呈した5歳の重度痙直型四肢麻痺児である．胃瘻から注入後の嘔吐や気道内分泌物によるむせも多く，肺炎を繰り返したケースで，過度の屈曲姿勢から座位保持装置姿勢で安定を図ることが困難であった．また，

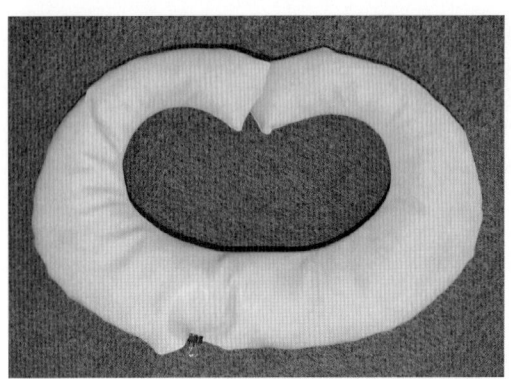

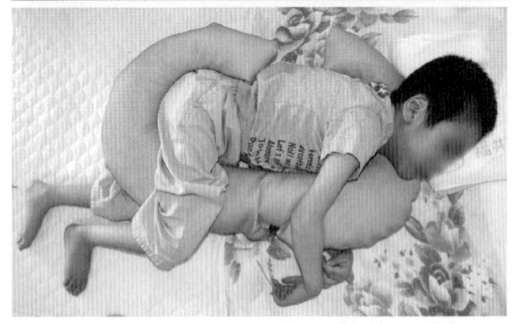

図7 痙直型四肢麻痺児の側臥位の一例

右体幹の短縮を伴うため，背臥位では自然に右半側臥位になり，右大転子部に褥瘡が生じていた．褥瘡の改善，生理的安定肢位の確保，GERへの対処を目的に簡易的なポジショナーを作製し，下側肩と股間から適度に挟み込み，頸部と上側上下肢を支えた．体温調節機能が未熟なため発熱しやすいことに対しては，保冷剤を併用することを前提とし，その高さや形状に配慮した結果，過度に屈曲することなく，比較的リラックスした状態を左側臥位で得ることができた．

V．年長例の評価と運動療法の実際

本来年齢を重ねることは，個体の構造と機能が複雑化，統合化，分化が進んでいくということであり，その個体における身体的・精神的能力が向上し，表出行動の幅が広がることを意味する．しかし，痙直型脳性麻痺児にとって加齢は児固有の重力適応機構が確立され，外界への運動表出（適応行動）が画一化する危険性を有している．習慣化された反応形態は変形拘縮を助長し，姿勢を固定化していく．加齢とともに筋をはじめとする軟部組織の弾力性・伸展性が長軸方向の骨の成長に追いつかず，結果的に拘縮が進む場合がある．身長，体重の増加は解決しにくい問題の一つである．運動力学の観点からみると，頭部や上肢の重みは体重の5～10%を占め，長軸方向に長くなるほどモーメントも大きくなるため，いったん出現した脊柱側弯は頭部や凹側の上肢の重みで加速的にそのたわみを増していく．第二次成長期ごろより増悪しやすい脊柱側弯や股関節脱臼などの形態的異常と，それに伴う疼痛や日常生活活動（ADL：activity of daily living）能力の低下を早い段階で予測し，できる限り防止することが重要である．

図8に混合型四肢麻痺を呈する児の運動療法施行前後の脊柱側弯の変化を示す．14歳時のX線像ではCobb角25°（頂椎L1，上限椎Th10，下限椎L3）で，右への風に吹かれた股関節変形が著明であった．介助座位では，抗重力機構の乏しさから上部体幹の左前方に崩れと右下部肋骨の後方突出が顕著で，頭の挙上と自立座位は不可能であった．混合型は幼少期に四肢，特に上肢の不随意運動が目立つが，思春期以降は痙直型と同じ臨床像を示すことが多い．前述の問題点改善に向けて，当センターに入所し，股・膝関節屈曲拘縮に対して外科的手術と，腹臥位での椎間関節および肋椎関節モビライゼーション，右側臥位での左腰背部の軟部組織モビライゼーション，テーブルを利用した前傾座位での前胸部支持とリーチの練習を行った．年長四肢麻痺児の場合，上肢の随意性の維持が健康関連QOL（HRQOL：health-related quality of life）の維持に直結する．筆者は，肩甲上腕関節屈曲・内旋と肩甲骨内転方向への可動性の維持が特に重要と考えている．図8で，左肩関節包内運動の改善と左肩甲帯の内転・下制方向への修正手技で，右肋弓突出が改善し，頭の挙上が得

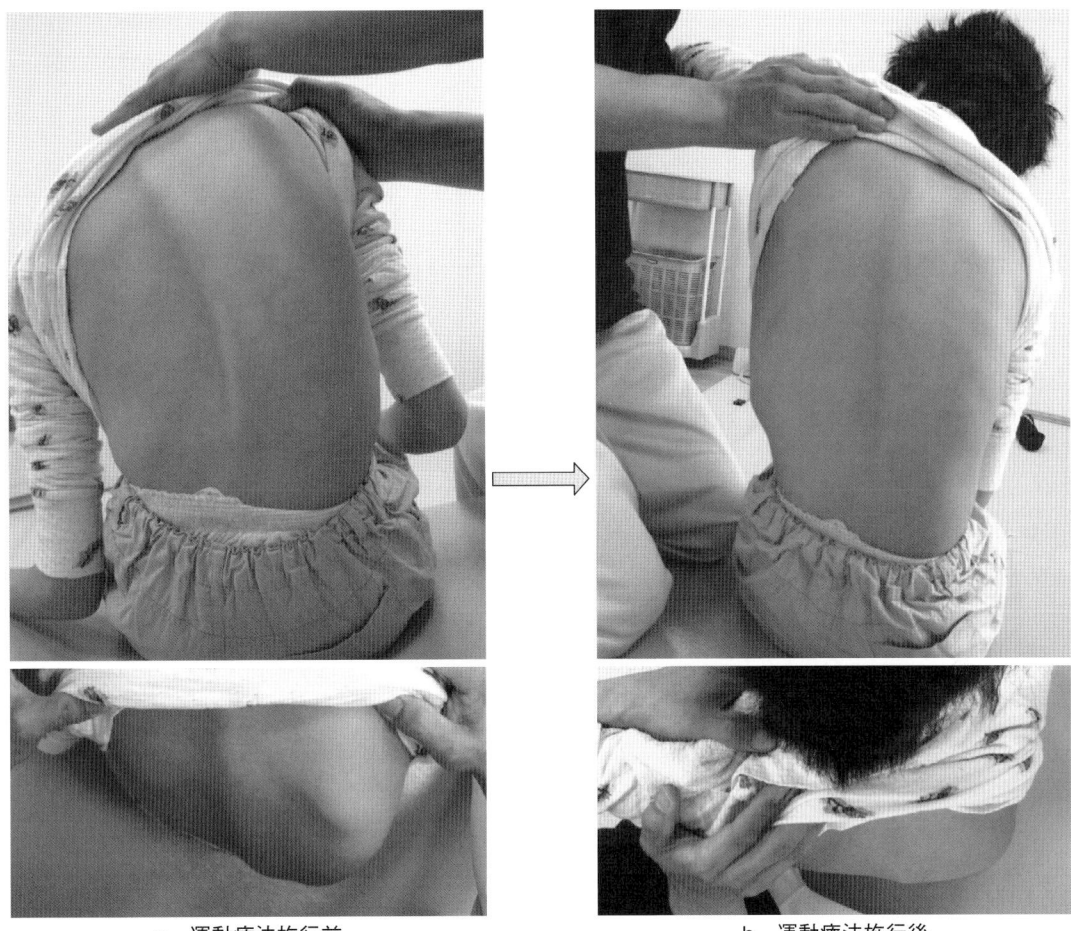

a. 運動療法施行前　　　　　　　　　　　　b. 運動療法施行後
図8　非構築学的脊柱側弯に対する運動療法手技

やすくなったことが確認できよう．

　図9に児の姿勢保持装置上での体圧分布の変化を示す．測定にはVERG社製FSAを用いた．外科的手術により風に吹かれた股関節変形が改善したことを受け，座圧はほぼ左右対称を示したが，背もたれへの圧は右凸側弯そのままに現れていることがわかる（**図9a**）．**図9a**のデータを基に筆者が背もたれを加工した後のデータが**図9b**である．その後，背もたれの修正と運動療法を継続し，手術2カ月後には**図9c**のような体圧分布を示した．背圧の均一化は呼吸のしやすさや皮膚表面温度の一定化を意味し，仙骨部の減圧と大腿部での体重支持による座圧分布の均一化は，支持基底面の拡大による疼痛の解消に寄与している．結果として，学校での授業や食事時間において，ストレスのない座位を提供できたと考えている．

VI. おわりに

　本稿では痙直型四肢麻痺を呈する原因，神経および筋骨格系の正常および異常発達，姿勢別の評価ポイント，加齢に伴う身体的変化とその対応について述べた．

　痙直型四肢麻痺に対する理学療法を構築するうえで重要なことは，

　①頭蓋内病変および生物学的変化についての知識を有すること．

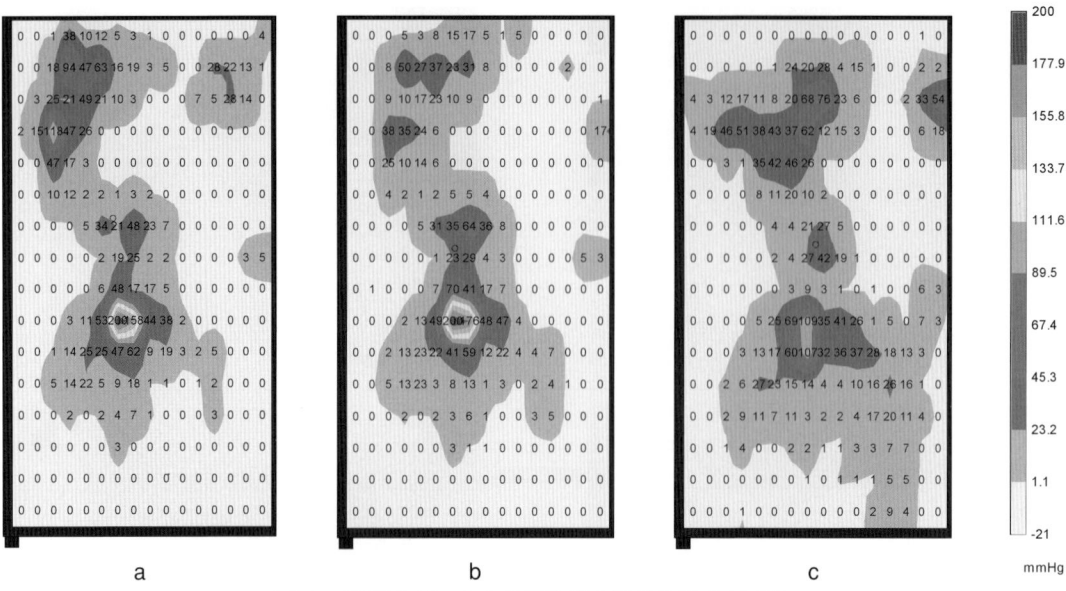

図9 45°後方ティルト座位姿勢での体圧分布の変化
a．股関節周囲筋群切離術後．座位保持装置の背もたれは未修正
b．aのデータを基に右肋弓突出に合わせて，背もたれを理学療法が修正
c．術後2カ月．全体的に接触面積が増し，仙骨部の除圧が得られている

②重力下における正常な運動表出や姿勢適応反応を理解し，評価できること．

③中枢および末梢，各階層における機能障害を理解し，治療手技の選択ができること．

④理学療法の目標は個々のHRQOLの達成にあり，基本的運動能力が生活場面で発揮されること．

であろう．

痙直型四肢麻痺を呈する児は，その障害部位や程度から知的障害や生命維持機能（睡眠，呼吸，摂食，体温など）障害を合併することも多い．児のみならず，家族全員のサポートが理学療法士に求められることもしばしばである．諸兄のご活躍に期待したい．

文献

1) 上谷良行：年齢別にみた超低出生体重児の中・長期的予後．周産期医学 **37**：421-425, 2007
2) 毓吉紀子, 毓吉眞之助, 梶原眞人：超低出生体重児の予後に影響する出生後の要因．周産期医学 **37**：459-463, 2007
3) Papile LA, Burstein J, Burstein R, et al：Incidence and evolution of subependymal and intraventricular hemorrhage：A study of infants with birth weights less than 1500 gm. *J Pediatr* **92**：529-534, 1978
4) Futagi Y, Toribe Y, Ogawa K, et al：Neurodevelopmental outcome in children with intraventricular hemorrhage. *Pediatr Neurol* **34**：219-224, 2006
5) 早川昌弘：超低出生体重児の頭蓋内病変と予後．周産期医学 **37**：511-514, 2007
6) Vrbova G, Jones R, et al（著），湯浅龍彦（監訳）：神経と筋の相互作用．西村書店，1991, pp100-110
7) 今川忠男：NICUの赤ちゃん．OTジャーナル **33**：617-623, 1999
8) 森 茂美, 藤原勝夫, 岡本 勉, 他：運動制御と運動学習．協同医書出版社, 1997, pp23-48
9) Grillner S：Locomotions in vertebrates；Central mechanisms and reflex interaction. *Physiol Rer* **55**：247-304, 1975
10) 松波健一, 内藤栄一：運動と脳．サイエンス社, 2000, pp166-168
11) 小西行郎：赤ちゃんと脳科学．集英社, 2003, pp85-112
12) Neumann DA（著），嶋田智明, 平田総一郎

(監訳):筋骨格系のキネシオロジー.医歯薬出版,2005,pp341-351
13) 北住映二:重症心身障害児(者)の合併障害の病態と姿勢.日本重症心身障害学会誌 **29**:61-66,2004
14) アメリカ産婦人科医会,アメリカ小児科学会(編),坂元正一(監訳):脳性麻痺と新生児脳症.メジカルビュー社,2006,pp82-101
15) 金子章道,川村光毅,植村慶一(編):脳と神経—分子神経生物科学入門.共立出版,1999,pp51-74
16) 黒田洋一郎:脳高次機能発達の環境エピジェネティクス.BRAIN MEDICAL **18**:7-13,2006
17) 松尾 隆:脳性麻痺と整形外科.南江堂,1991,pp36-42
18) 仁志田博司:新生児学入門 第3版.医学書院,2003,pp344-363
19) 辻 清張:障碍がある子どもたちの姿勢とその変化.姿勢保持研究 **19**:63-72,2006

4 痙直型両麻痺児の理学療法評価と治療アプローチ

辻　清張*

◆ Key Questions ◆
1. 理学療法評価のポイントとは
2. 理学療法評価から何を把握することが重要か
3. 理学療法評価と治療アプローチの接点はどのように捉えるか
4. 治療アプローチの基本手技と具体的なアプローチとは

I. はじめに

周産期医療の進歩とともに痙直型両麻痺の臨床像は大きく変化している．両麻痺を引き起こす原因の一つとされる脳室周囲白質軟化症 (PVL：periventricular leukomalacia) は，大脳白質の成熟に伴い軟化の好発部位が脳室周囲から皮質下に移動する特徴があり[1]，出生時期，病巣の部位や範囲で臨床所見が異なる．1980年以前，股関節の屈曲・内転・内旋を主徴とするいわゆる「はさみ足肢位」を示す児が大半を占めたが，極小低出生体重児の救命率が向上するとともに，体幹～下肢の低緊張による抗重力姿勢の不良を呈する児が増加し，理学療法士は治療的介入や戦略の方向転換を迫られることとなった．その一方で，両麻痺を有する児についての生活能力改善については，医学的リハビリテーションから教育的・社会的リハビリテーションにその基軸が移されつつあり，理学療法士には就労や余暇など長期的にみた社会参画のアドバイザー的役割を担う一面もあろう．理学療法の幅は確実に広がっているのである．

痙直型四肢麻痺と両麻痺は，同じ特徴をもった同一疾患体であることは本章の「3. 痙直型四肢麻痺児の理学療法評価と治療アプローチ」で述べたが，運動麻痺の部位や程度の違いから考慮すべき点もおのずと異なる．四肢麻痺児は運動出力自体の問題がクローズアップされるが，両麻痺児は運動以外の知覚・認知・学習といった障害が生活の質 (HRQOL：health-related quality of life) を阻害する場合も多い．

本稿では，痙直型両麻痺による運動制御障害を中心に論述するが，最後に余暇支援についても触れてみたい．

II. 脳室周囲白質軟化症

PVL は早産児に認められる低酸素性虚血性脳病変である．在胎32週以前の胎生中期における脳血管の解剖学的特徴として，脳室に近い特定の白質部分に無血管領域が認められる．早産児においては新生児仮死などの要因で，神経膠細胞（グリア細胞）の未熟性と脳血流量の低下により脳室周囲の白質を障害し，典型例においては嚢胞が形成される．

臨床像としては，好発部位に錐体路が含まれており，特に側脳室側を通過する下肢筋群への下降路を障害するため，両麻痺を起こしやすい．純粋な運動野からの皮質脊髄路の障害では弛緩

---

* Kiyoharu Tsuji／福井県こども療育センター

表1　姿勢制御システムの異常性（文献7）より引用）

Ⅰ．制御における構成要素の問題
　1）協調性の問題
　　a）順序性の問題
　　b）筋収縮のタイミングの問題
　　c）筋出力調整の障害
　　d）運動課題の変化に対する適応障害
　2）筋骨格系の問題
　　a）アライメントの問題
　　b）可動域を超えた運動に対する関節にかかる負担
Ⅱ．予測姿勢制御の障害
Ⅲ．感覚障害
　1）感覚の組織化の問題
　　a）身体図式の消失
　　b）多重感覚の消失
　　c）感覚の組織化と選択の問題
Ⅳ．認知障害
　1）複数の課題に対する姿勢の安定性の障害
　2）認知症に伴う姿勢制御の問題
　　a）運動の協調性の問題
　　b）感覚の組織化の問題

性麻痺を呈するが，錐体路の一部には皮質網様体路および皮質赤核路が含まれており，痙性麻痺を伴うことが多い[2,3]．病巣が広範に及んだ場合は，痙直型四肢麻痺も起こりうる．また，視放線が側脳室後角近くを通るため，眼球運動異常を合併することもある．

　発達予後としては，Hamrickら[4]が嚢胞性PVLの場合，発達指数70以下の児が35％，脳性麻痺35％であったと報告している．また，てんかんを伴うことが多く，Okamuraら[5]はPVL児の16％が5歳までにてんかんを発症すると報告している[6]．

Ⅲ．姿勢制御システムの異常

　Shumway-Cookら[7]は，ヒトの姿勢制御システムの異常性について，**表1**のように分類し説明している．痙直型両麻痺児における姿勢制御システム異常も同様に説明できる．すなわち，PVLなどの要因によって障害された皮質および皮質下の運動機能は，そのシステム異常にとどまらず，筋骨格系や感覚・知覚・認知系の発達をも阻害する．また結果として，課題や環境の変化に対して変容性のない画一的な運動表出を繰り返してしまう．

　図1に痙直型両麻痺の筋骨格系の問題を示す．筋骨格系の問題は個々の神経学的損傷によって二次的に引き起こされるが，正常姿勢運動機能の獲得において主たる制限となりうる[7]．両麻痺児に多くみられる座位での骨盤後傾姿勢，立位における股・膝関節の屈曲姿勢および尖足位は，中枢部深層筋群の同時活動性の乏しさと表在層長形筋群の代償的な姿勢固定のための筋収縮が主な原因であるが，この中枢神経障害に由来する一連の反応形態は，いずれ筋短縮を伴った筋骨格系の問題へと変化する．したがって，年長例でその傾向は顕著となることは容易に推察される．

Ⅳ．痙直型両麻痺児の神経発達学的問題点と評価

　姿勢制御システムの異常から引き起こされる問題を発達学的観点から以下に整理してみる．

　①中枢部深層筋群の同時活動性の乏しさにより，比較的随意性をもつ上半身と，随意性をもたない下半身に分断される．しかし，それは決して独立性が高いということではなく，運動が生じにくい下半身のために上半身の随意性が阻害されることを意味する．股関節周囲筋群の過緊張は骨盤と大腿骨を半屈曲位に固定化し，抗重力姿勢の保持は腰椎部の可動性に委ねられる．座位での骨盤後傾，立位での骨盤前傾はその典型例であり，姿勢を保つために頸部や肩甲帯までもが自由度を奪われていく．結果として，身体各肢節間の分離・独立性は損なわれ選択的運動は学習されない．

　②弛緩性麻痺もしくは痙性麻痺により下肢の抗重力運動が出現しにくい．特に背臥位におい

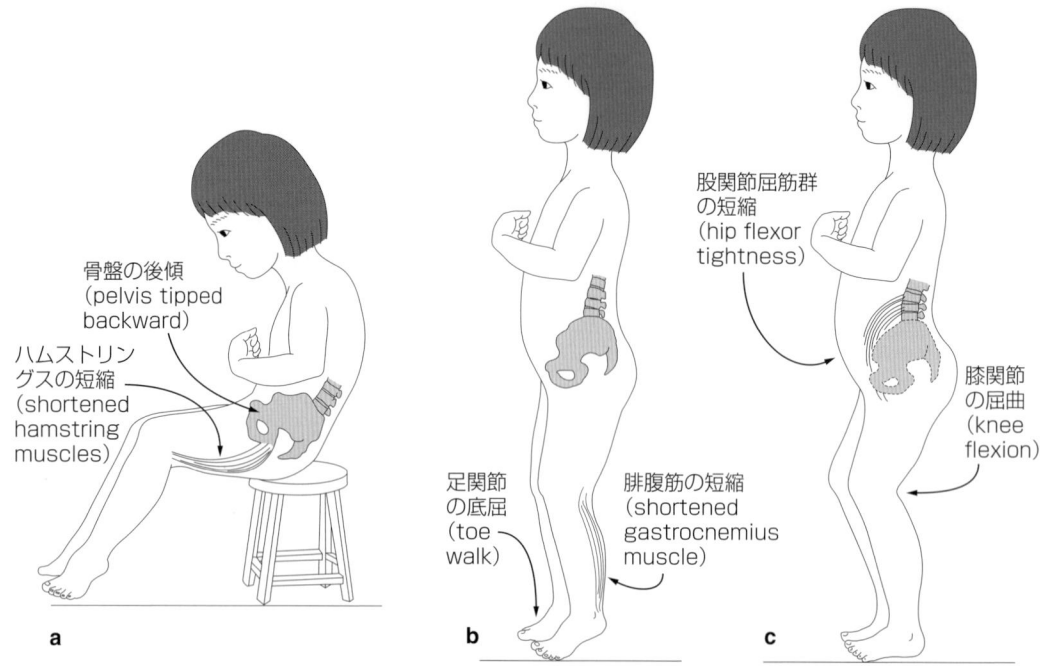

図1 痙直型両麻痺児における筋骨格系の問題（文献7）より改変引用）

a：骨盤の後傾（pelvis tipped backward）／ハムストリングスの短縮（shortened hamstring muscles）
b：足関節の底屈（toe walk）／腓腹筋の短縮（shortened gastrocnemius muscle）
c：股関節屈筋群の短縮（hip flexor tightness）／膝関節の屈曲（knee flexion）

て両下肢の抗重力屈曲活動に困難性があり，目と手と足の協応動作が経験できないため下肢の身体図式が育たない．

③①と②により，上半身主体の運動形式を学習していく可能性が高い．

つまり，評価としては，中枢部深層筋群の同時活動性，下肢の各関節の可動性，四肢の選択的運動，下肢への着目度などを確認する必要がある．同時に治療手技への反応時間やタイミングも重要な要素であることを忘れてはならない．

図2に痙直型両麻痺を呈する児の寝返り場面を示す．右向きの非対称性緊張性頸反射（ATNR：asymmetric tonic neck reflex）肢位をとり，手指も握りしめていることから，一見四肢麻痺とも見受けられる．まず，理学療法士はていねいに児の左肩に体重を移し，肩回旋腱板を構成する筋群による肩甲骨と上腕骨の連結，前頸筋群の収縮を確認する．その後，下側肩甲帯の同時活動性の高まりを腹横筋，腹斜筋群の収縮へとつなげ，次いで四肢の運動開始に関与する大関節の筋群，すなわち大胸筋や三角筋前部線維，腸腰筋，中殿筋の働きを待つ．運動の順序性やタイミングは補足運動野が司る機能で，大脳基底核や小脳での運動学習にも影響を与えると考えられ，筆者はこの最初の段階に時間をかけるよう心がけている．ひといきに腹臥位に移行せず，途中側臥位で手と口の協応動作をはさみ，下側上下肢への持続的な体重負荷を続けることは支持基底面を明確化し，上側上下肢の運動を意識化することにも役立つ．側臥位から腹臥位への移行の際は，頸椎から胸椎部の伸展と両側肩甲骨の内転を誘導しつつ肩関節の可動性を確認するとよい．ここでは頭部の挙上に伴い，握りしめていた手指の自発的伸展も得ることができた．

次に座位への起き上がりについて述べる（**図3**）．寝返りは下肢の随意運動の向上を目的とし，誘導は頭頸部や上肢から行うことが多いのに対し，座位への起き上がりは殿部での体重支

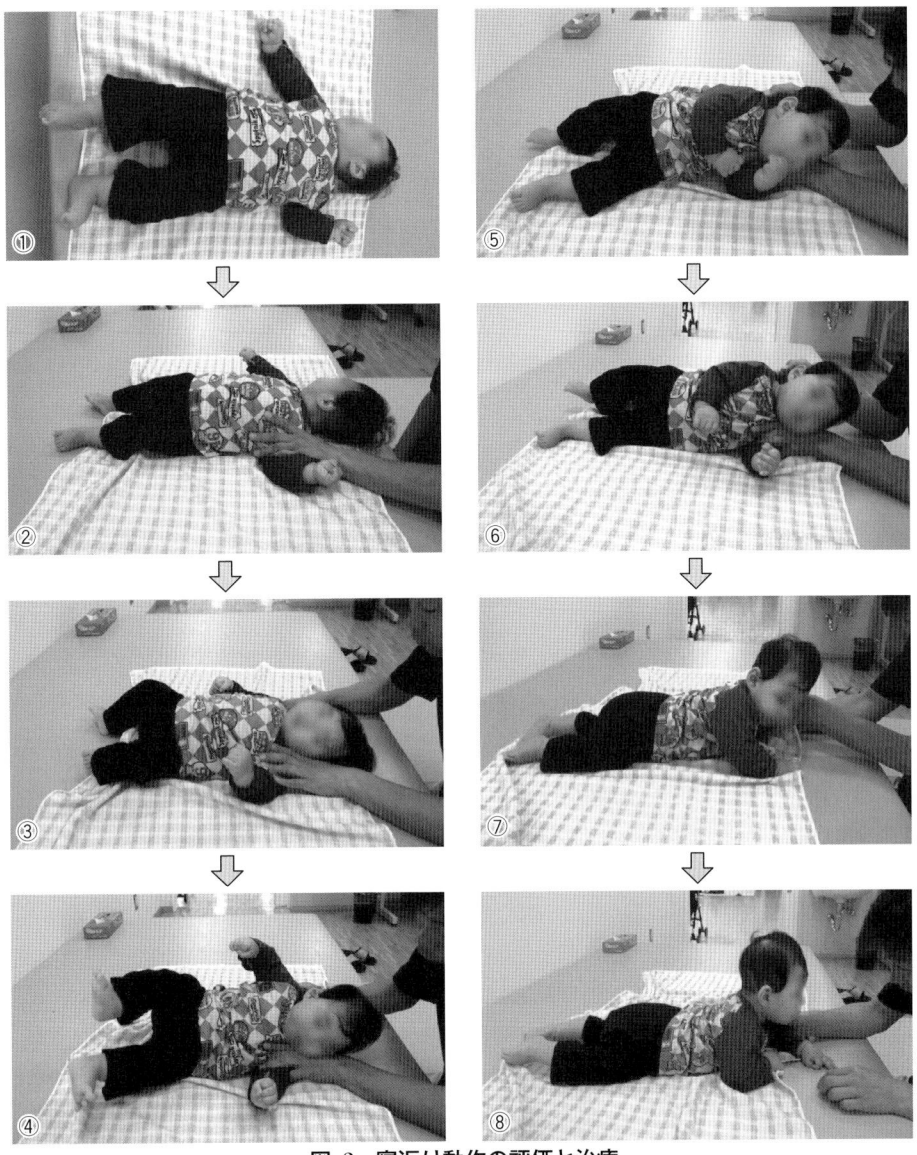

図 2 寝返り動作の評価と治療

持をはっきりさせ，下肢の異常性に影響されない上半身の安定性を得ることを目的とする．骨盤から誘導し，背部の棘間筋，回旋筋群および肋間筋が緩やかに椎間関節を連結させるのを待つ．続いて起こる体幹の回旋運動には腹斜筋群や多裂筋群が，前屈・側屈運動には腹直筋や腰方形筋が関与する．最終姿勢である座位においては，体幹の伸展と股関節の屈曲位を保持できるかどうかが評価のポイントとなる．

20世紀は神経学の時代といわれ，生体に対する感覚入力と運動出力についての関係は，原始反射や異常姿勢反射，正常姿勢反応などにより説明がなされていった．運動を反射・反応ではなく，行動や前頭葉の活動と関連づけて研究されるようになったのは21世紀に入ってからである[8]．一連の姿勢反射は，「生体がある特異な環境下におかれた時に身体の一部もしくは全体に出現する特定の運動」として捉えられるよう

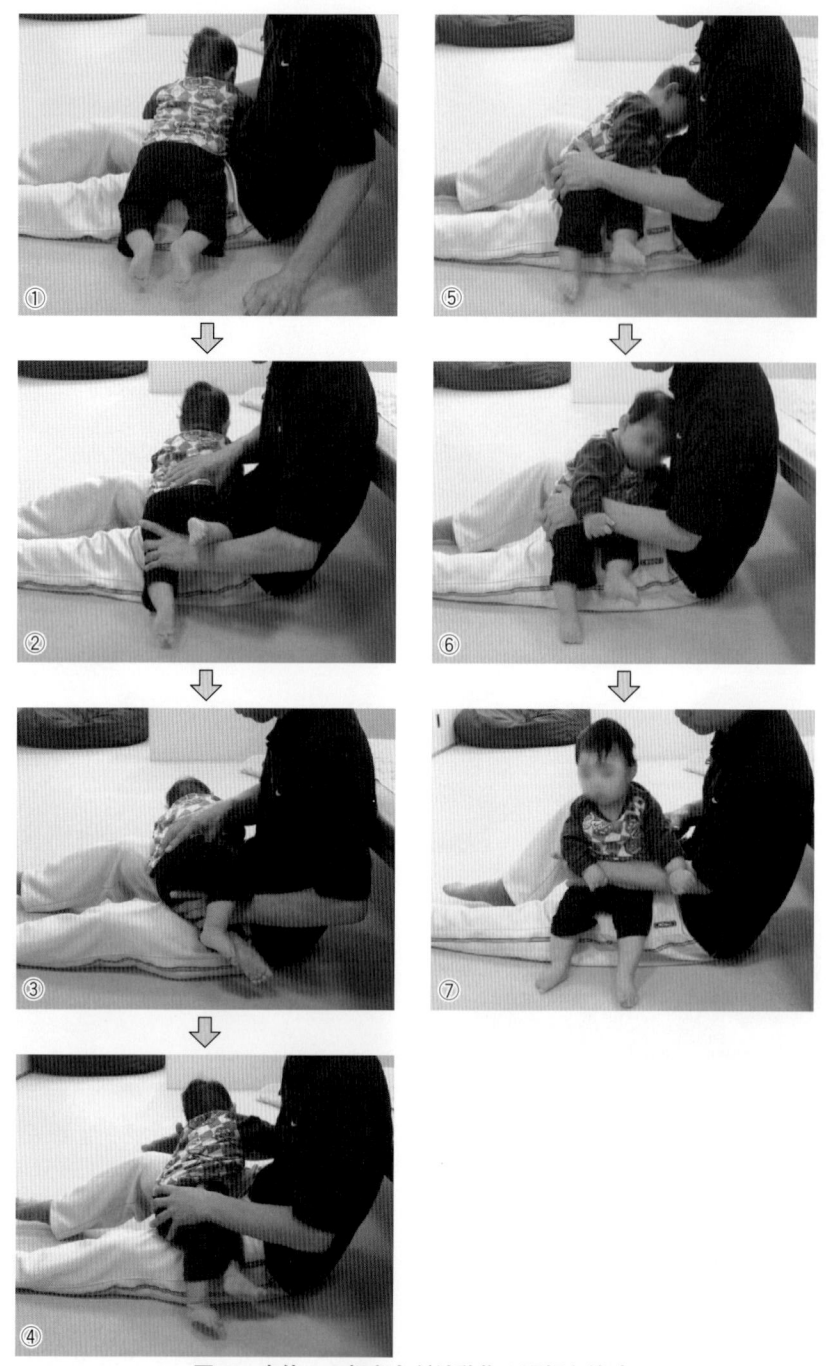

図 3 座位への起き上がり動作の評価と治療

になった．古典的階層モデルで中脳レベルとされた立ち直り反応も同様で，体性感覚，平衡感覚，視覚，聴覚から集められた情報により，頭部の位置を重力線（垂直軸）および身体各部に対して整えるための筋活動と考えられ，重力線に対して頭部を調整する能力は主に抗重力伸展活動として，体幹と頭部のアライメントの調整は主に体軸内回旋として評価することができ

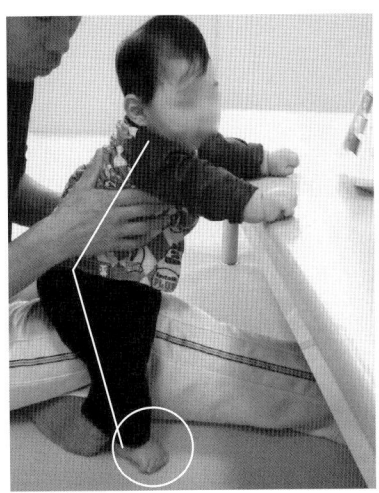

a. 足部への感覚導入前の立位姿勢
b. 足部への触圧覚刺激と視覚の関与
c. 足部への感覚導入後の立位姿勢

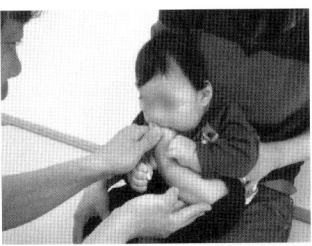

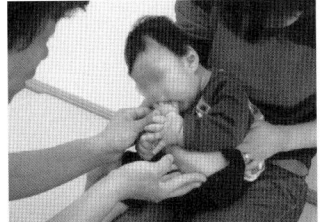

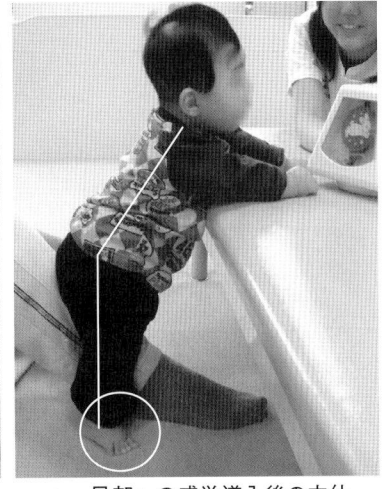

図4 感覚入力による姿勢の変化

る.

次に体性感覚入力と姿勢について述べる. **図4a**のつかまり立ち姿勢は，股関節屈曲，膝関節反張膝，足関節底屈，足指屈曲位が解消されず，後方に重心が位置するため，児はテーブルに寄りかかることができない．そこで立位の練習を中断し，介助座位で足への着目を図った．最初は他動的に行い，表在感覚を中心に入力を行ったところ，数分後には視覚の参入が得られ，その後手掌でのアクティブタッチに至ることができた（**図4b**）．**図4c**は足部への感覚刺激を5分ほど行った後のつかまり立ち姿勢である．足指は伸展し，足底の上に骨盤が位置しているのがわかる．その結果，股関節の屈曲角度に大きな変化はないものの，胸部がテーブルにつき，前方のおもちゃをみつめる姿が確認できる．頭部や上肢のコントロールが比較的良好な両麻痺児において，その機能を発揮するためには下肢からの体性感覚情報を的確に与え，姿勢の変化がすぐさま遊びなどに結びつく場面を設定することが肝心である．

V. 股関節の可動性と運動機能

両麻痺から波及する筋骨格系障害による典型的な不良姿勢はすでに示した．幼少期には神経学的所見としての筋緊張異常が目立った症例も，いずれ筋骨格系の問題がその機能的な運動遂行の阻害因子の中心をなす．痙性による股関節周囲筋群の一様な短縮が進むと，股関節は内転，内旋を伴った屈曲30〜45°に固定されていく．弛緩性麻痺が顕著な例では，抗重力姿勢が獲得できず，股関節外転，外旋位で固定され，内転方向への可動性が低下する．いずれの場合も適正な筋出力が得られない点では同じであり，筋の粘弾性や長さ・出力調整などに必要な情報を収集するための筋紡錘や腱器官は減少し，筋線維は自己収縮機能をもたない腱や靱帯に似た組織へと変性する．この変化を院内での理学療法のみで阻止することは困難であり，日ごろからの運動やストレッチの習慣化を勧めたい．

ここで，股関節の可動性や骨盤周囲の安定性が機能的な運動の改善に寄与する可能性について述べる．**図5**に普通中学に通う15歳の男児

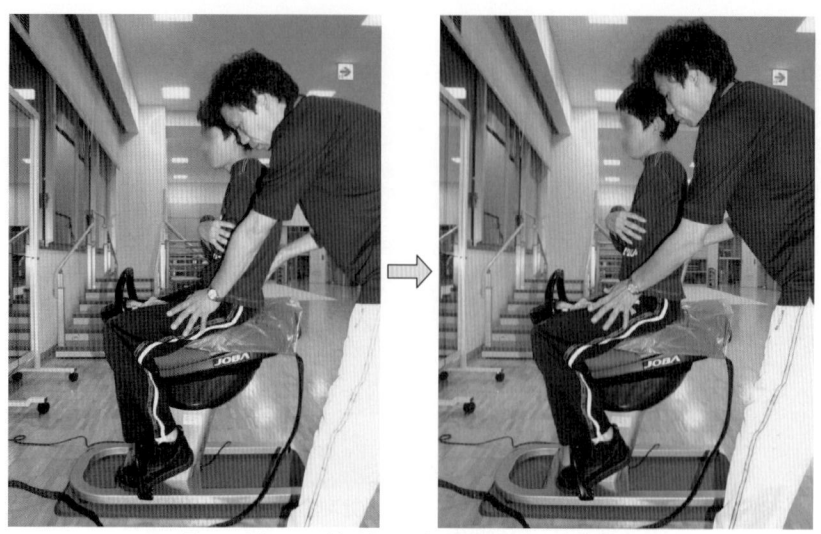

図 5 ジョーバを利用した運動療法とその効果

に対するナショナル製ジョーバ（EU6442）を利用した運動療法を示す．症例は，左右差が著明で，左片麻痺＋両麻痺の三肢麻痺を呈し，特に左股関節内転筋群と左下腿三頭筋に重度の過緊張を有している．理学療法士はジョーバの揺れに合わせ，股関節外転を確保しながら骨盤の前後傾を誘導し，体幹の同時活動性の高まりとともに腰椎部の生理的前弯を得ていった．図6は治療前後の姿勢と体圧分布の変化である．開始前は座面に対して殿部が右に寄り，体幹は左に傾斜している．体圧分布測定装置（VERG社製FSA）にも右坐骨部の圧が最も高いものの，両側殿部と仙骨部および右大腿部で支えていることが示されている．ジョーバ終了時（騎乗10分後）には骨盤が垂直位をとり，両坐骨から大腿背面にかけてほぼ左右均一に支え，騎乗姿勢も対称的になっていることがわかる．股関節周囲組織の粘弾性の改善と骨盤周囲筋群の同時活動性の高まりが支持基底面を明確化させた結果と考える．

ジョーバ騎乗前後の10m歩行の比較でも，$11.0±0.7$（秒），$22.4±0.6$（歩）から$8.3±0.4$（秒），$18.0±0.7$（歩）と改善，同じく走行でも$4.2±0.1$（秒），$15.4±0.6$（歩）から$3.6±0.2$（秒），$13.6±0.6$（歩）と改善している．治療後の本人の「歩きやすい」というコメントが象徴しているように，可動性と安定性の改善は動きやすさの改善につながることが示唆される．

VI. 下肢の選択的運動の促通と歩容の改善

図7に下肢の選択的運動の評価場面を示す．ポイントとしては，①上部体幹と骨盤帯間のアライメント調整機能（体に働く体の立ち直り反応），②立脚時と遊脚時の筋収縮の切り替え機能（主動作筋と拮抗筋の出力配分），③一側下肢の他側に対する独自性，④股関節の伸展，外転方向への随意性，⑤股関節に対する膝関節運動の独自性（股関節屈曲と膝関節伸展，股関節伸展と膝関節屈曲の組み合わせ），があげられる．できるだけ児の自発運動を引き出しながらも，理学療法士は体軸内回旋や股関節伸展，および下肢の開放系運動と閉鎖系運動の切り替えなどを他動的に誘導し，その反応を評価する必要がある．吊り遊具には，支持基底面の座標を変えられる利点があり，適度な丸みは座位バランスの向上や遊脚期での足部の背屈（下肢の台乗せ

	時間 [秒]	歩数 [歩]
10 m 歩行	11.0±0.7	22.4±0.6
10 m 走行	4.2±0.1	15.4±0.6

a．運動療法施行前

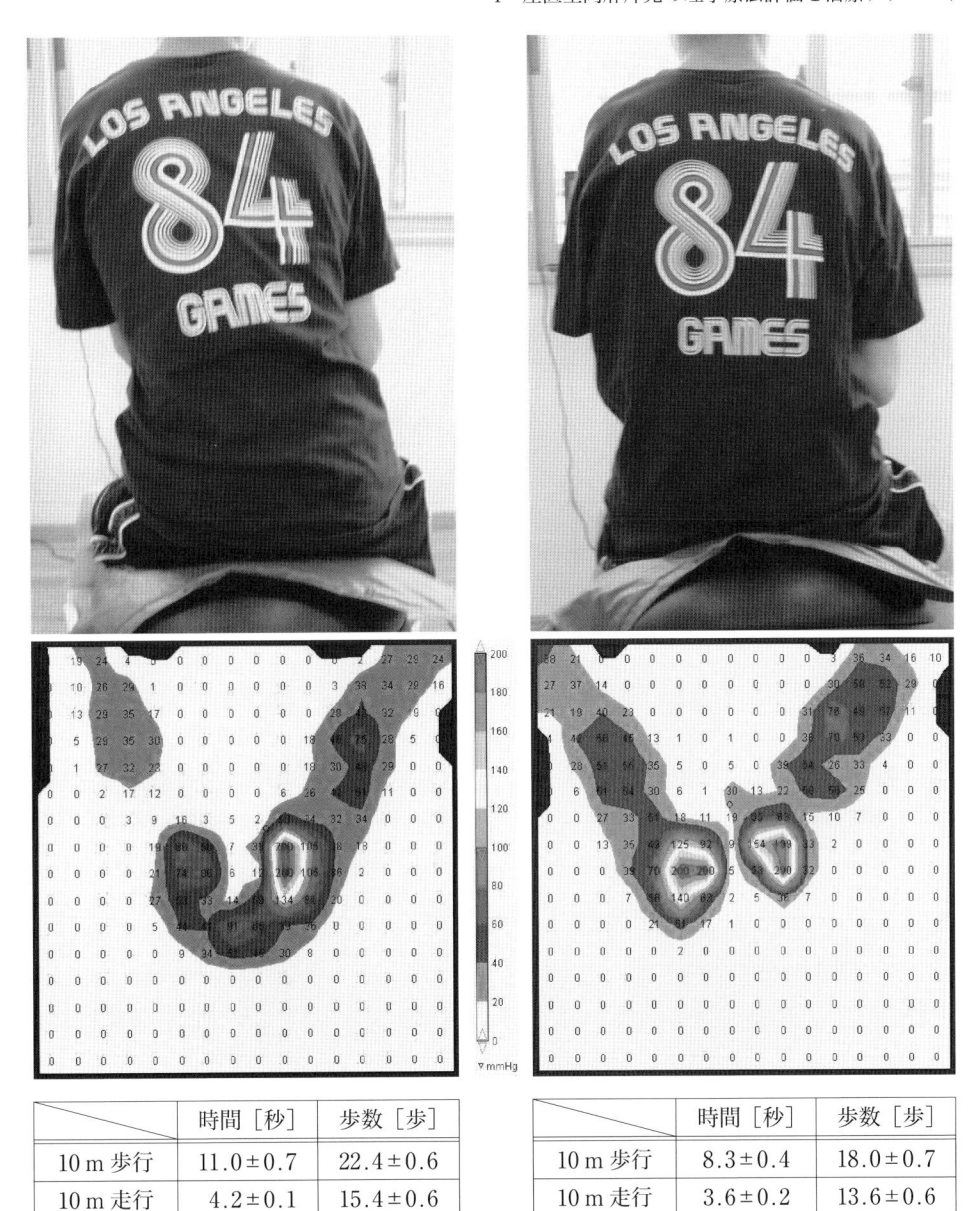

	時間 [秒]	歩数 [歩]
10 m 歩行	8.3±0.4	18.0±0.7
10 m 走行	3.6±0.2	13.6±0.6

b．運動療法施行後

図 6　ジョーバを利用した運動療法前後の変化

反応）の促通にも利用できる．よって，評価と治療は一体であることを強調したい．

　図8は運動療法前後の立位姿勢の変化である．施術前は頭や肩のラインの左傾斜，左股関節の内旋，左足部の内転が目立つが，施術後には改善し，対称的姿勢での立位が可能となっている．図9には三次元動作分析装置（アニマ製ローカス MA2000）での歩行時の下肢の軌跡（スティックピクチャー）と数値データを示す．前額面の変化では，施術後に遊脚時の股関節内旋と膝関節屈曲が減少していることがわかる．また矢状面でも，骨盤の上下動が滑らかになり，歩幅が広がったことが確認できる．三次元動作分析装置や床反力計が身近にない場合でも，10

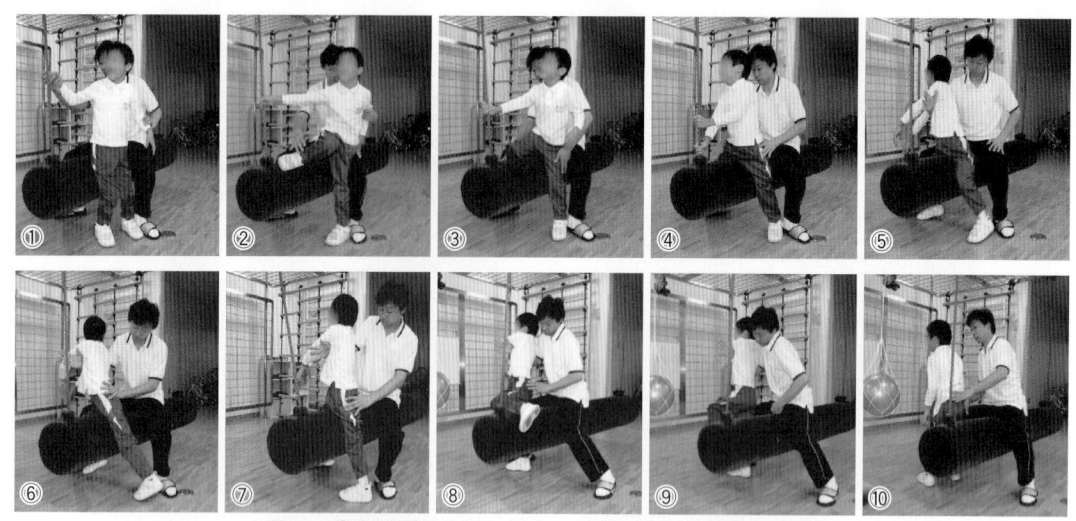

図7 痙直型両麻痺児に対する下肢の選択的運動の促通

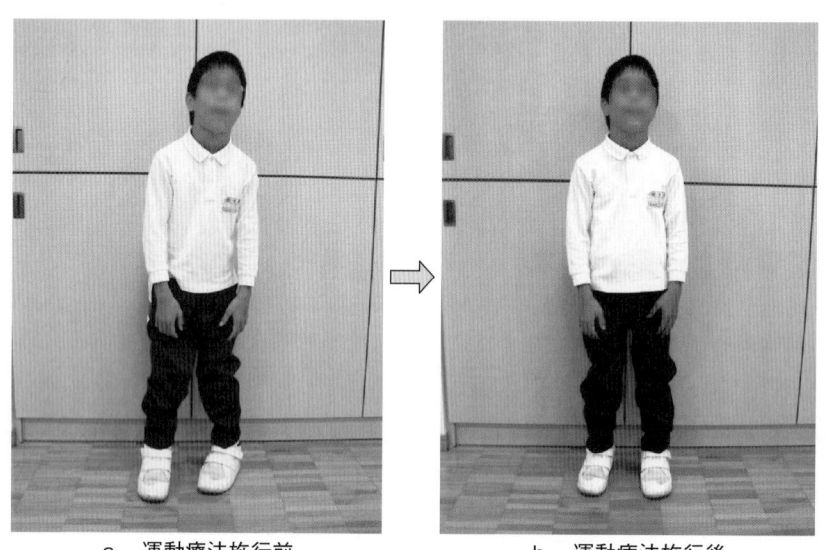

a．運動療法施行前　　　b．運動療法施行後
図8 痙直型両麻痺児の運動療法前後の立位姿勢

m歩行時間，歩数，歩行率は簡単に測定でき，治療効果を示すことができる．一般に歩行率の変化は運動効率や協調性の指標となり，歩幅や両膝間距離は筋骨格系の改善の指標となるので，定期的な採取に努めたい．

Ⅶ．上下肢の交互運動の重要性

近年の研究から縫線核セロトニン神経系が，胎生期の辺縁前脳部のシナプス形成と，生後4カ月までの概日性睡眠覚醒リズム，母子関係，環境順応能，抗重力筋活動に深く関与し，上下肢交互運動（locomotion）の発達に影響を与えることがわかってきた．また，この上下肢交互

10 m 歩行	歩　数［歩］	28.3±1.6
	時　間［秒］	13.4±0.3
	歩行率［歩/秒］	2.1±0.04
歩　幅	右踵接地時［cm］	34.6±2.4
	左踵接地時［cm］	32.7±1.1
一歩行周期内での両膝外側間距離［cm］		17.8±1.6

a．運動療法施行前

10 m 歩行	歩　数［歩］	22.7±0.6
	時　間［秒］	11.2±0.2
	歩行率［歩/秒］	2.0±0.03
歩　幅	右踵接地時［cm］	37.9±3.4
	左踵接地時［cm］	35.6±3.1
一歩行周期内での両膝外側間距離［cm］		18.5±1.3

b．運動療法施行後

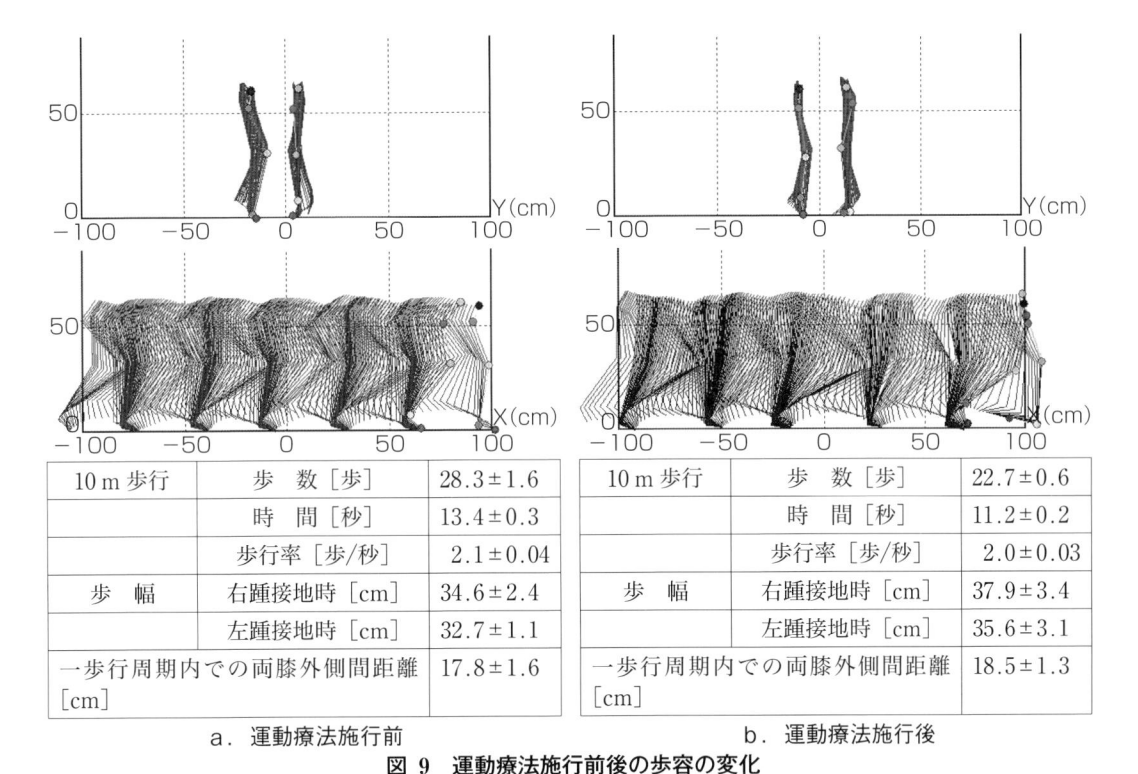

図 9　運動療法施行前後の歩容の変化

運動療法前後とも，スティックピクチャーは典型例の抜粋．数値データに関しては，10 m 歩行はそれぞれ3回施行の平均，歩幅と両膝外側間距離はMA2000測定環境下で3回歩行したデータの平均

　運動発現後，脳幹アミン系神経系（セロトニンおよびノルアドレナリン神経系）は脚橋被蓋核を介し，ドパミン神経系と大脳基底核および小脳深部核を活性化させ，動機づけや手続き学習，感覚入力からの情報選択といった高次脳機能の発現につながることも明らかになっている[9]．両麻痺児において，しばしば問題となる覚醒や注目の持続障害，動機づけの乏しさといった症状が，上下肢の交互運動獲得により改善されるか否かは推測の域を出ないが，正常発達において這い這いの出現が前運動野の活性化に関わり，合目的運動の遂行を可能にすることは確かである．

　図 10 に上下肢連動式三輪車（AMBUCS 社製 Amtryke AM-12）を用いたペダリングの際の筋放電の比較を示す．なお，筋放電計測には日本光電製 MEB-5504 を用いた．Amtryke AM-12は，足部ペダルと上肢で操作する回転式のハンドルとの間をチェーンで結び，上下肢が連動して前輪を動かす構造になった三輪車である（**図 11**）．症例は3例とも痙直型両麻痺を有した走行可能な小学生男児である．

　症例Ⅰは，下肢のみのペダリングでは右膝伸展が優位で，左大腿直筋の収縮時間は極端に短く，両大腿二頭筋の収縮はほとんど確認できない．それに対して上肢とともに操作した場合は，左大腿直筋の活動が活発となり，左右差が減少している．わずかながら大腿二頭筋の収縮も出現している．

　症例Ⅱでは，下肢のみの操作で左大腿直筋の収縮が目立っているが，上肢の関与により右大腿直筋の収縮が増している．また，左大腿二頭筋の収縮が右大腿直筋の収縮に先立って確認できる．

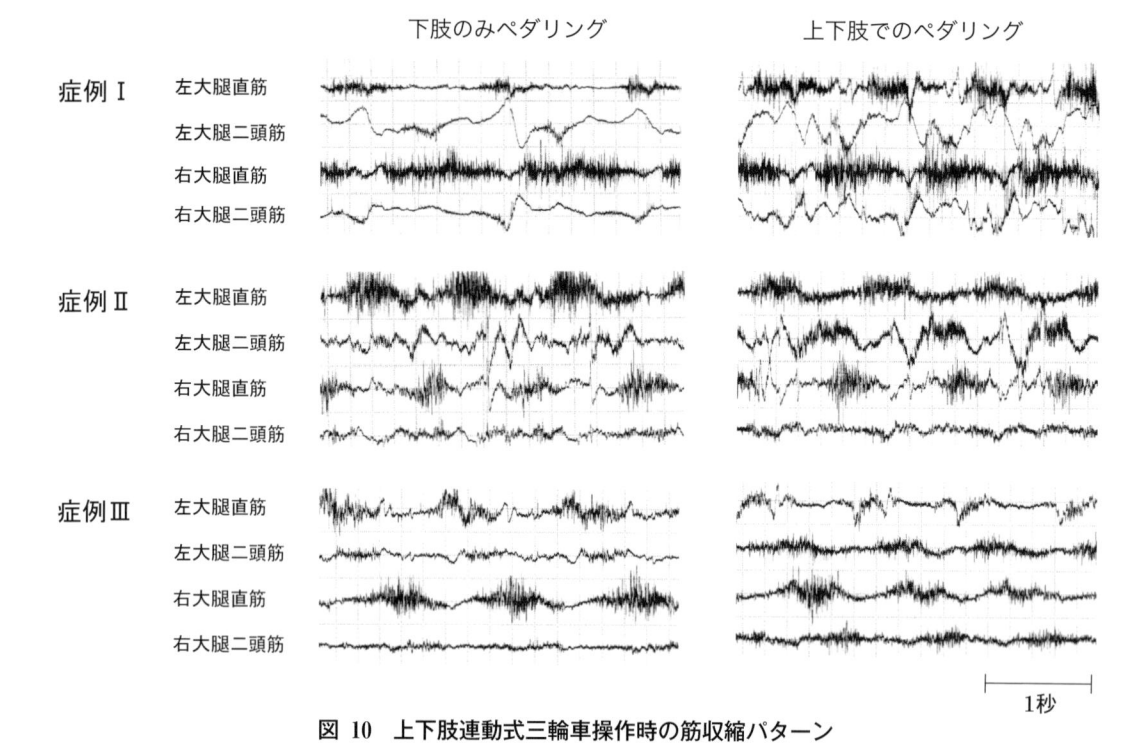

下肢のみペダリング　　　　　上下肢でのペダリング

症例Ⅰ
左大腿直筋
左大腿二頭筋
右大腿直筋
右大腿二頭筋

症例Ⅱ
左大腿直筋
左大腿二頭筋
右大腿直筋
右大腿二頭筋

症例Ⅲ
左大腿直筋
左大腿二頭筋
右大腿直筋
右大腿二頭筋

1秒

図 10　上下肢連動式三輪車操作時の筋収縮パターン

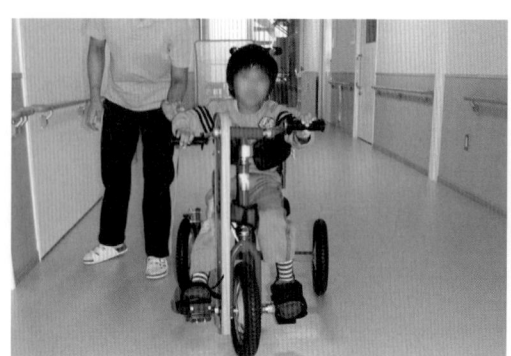

ハンドサイクル（上下肢連動式三輪車）　　バイスキー（体重移動連動式チェアスキー）

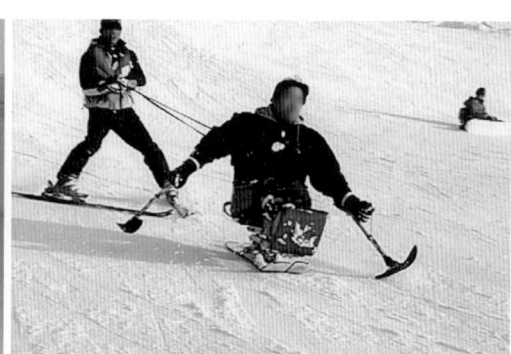

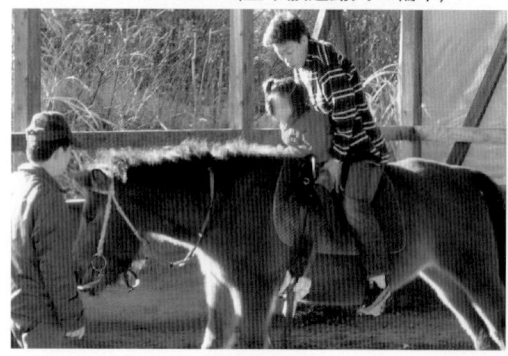

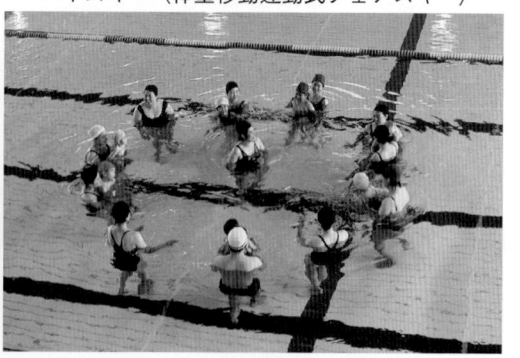

治療的乗馬　　　　　　　　　水泳療育

図 11　スポーツ支援と自己実現

症例Ⅲの変化は，最もわかりやすい．ペダリングの際，両膝関節伸筋の過剰収縮（いわゆる下肢の突っ張り）を利用しているが，上肢も一緒にペダルを回すことで過剰な努力が消失し，同側膝関節伸展—同側膝関節屈曲—他側膝関節伸展—他側膝関節屈曲のリズミカルな筋収縮がはっきり現れている．

上肢の運動に依存するならば，下肢の筋収縮は減少するか，逆に伸張反射の影響を受け過剰収縮を強めることが予想されるが，3症例とも大腿直筋の左右差の減少と大腿二頭筋の収縮が出現した．特に，症例Ⅲでは，上肢の関与によって，課題に対する筋収縮の正常な順序性とタイミングが得られた．

歩行には，リズミカルな肢運動とともに頭頸部・体幹・上下肢のアライメントや筋緊張の制御が必要である．これは脳幹と脊髄に存在する「歩行リズム生成系」と「筋緊張制御系」の協調的作用によって実現される[10]．また，成人型歩行への移行には末梢および視覚からの感覚情報が不可欠[11]である．下肢の運動障害のみに捉われず，上下肢の律動性や感覚によるフィードバック効果の評価を忘れてはならない．

Ⅷ．おわりに―何のための評価か

本稿では，痙直型両麻痺における評価と治療のポイントをいくつかの観点から整理した．はじめにも述べたとおり，痙直型両麻痺を呈する児は運動機能障害だけでなく，視覚や学習能力にも問題があり，社会適応において困難性を示すことが少なくない．粗大運動能力尺度（GMFM：gross motor function measure）や機能的自立度評価（FIM：functional independence measure）などを用い，その変化を客観的に分析することも必要であろう．その一方，個々の症例について家庭状況も含めて真摯に向かい合い，本人と家族のneedsやwantsを一緒に実現していこうとする熱意も大切にしたい．

図11にいくつかのスポーツ場面を示した．筆者は，日ごろから障害がある子どもたちのスポーツ・余暇支援を通じて，そのときどきに必要な運動機能の獲得こそが重要なのだと実感している．本人の「やりたい」気持ちを尊重し，その課題達成に必要な運動機能を獲得できた時，おのずとHRQOLは広がる．子どもたちの日々の生活と自己実現のためにこそ理学療法は存在することを再認識し，その達成のために今何をすべきかを明らかにするための評価を心がけたい．

文　献

1) 佐藤　潔，高嶋幸男，中野仁雄：胎児・新生児の神経学．メディカ出版，1993，pp426-431
2) 後藤文男，天野隆弘：臨床のための神経機能解剖学．中外医学社，1992，pp2-3
3) 原　一之：脳の地図帳．講談社，2005，pp72-73
4) Hamrick SE, Miller SP, Leonard C, et al：Trends in severe brain injury and neurodevelopmental outcome in premature newborn infants：the role of cystic periventricular leukomalacia. J Pediatr 145：593-599, 2004
5) Okumura A, Hayakawa F, Kato T, et al：Epilepsy in patients with spastic cerebral palsy：correlation with MRI findings at 5 years of age. Brain Dev 21：540-543, 1999
6) 早川昌弘：超低出生体重児の頭蓋内病変と予後．周産期医学 37：511-514, 2007
7) Shumway-Cook A, Woollacott MH：Motor Control—Translating Research into Clinical Practice 3rd eds. Lippincott Williams & Wilkins, Philadelphia, 2006, pp233-256
8) 西平賀昭，大築立志（編）：運動と高次神経機能―運動の脳内機能を探検する．杏林書院，2005，pp1-7
9) 瀬川昌也：高次脳機能の発達メカニズムとその障害．BRAIN MEDICAL 16：9-15, 2004
10) 高草木薫：歩行の神経機構Review．BRAIN MEDICAL 19：7-15, 2007
11) 松村道一，小田伸午，石原昭彦（編著）：脳百話．市村出版，2003，pp120-121
12) 有田秀穂：セロトニン欠乏脳．NHK出版，2003，pp40-64
13) 河村光俊：小児の理学療法．医歯薬出版，2002，pp10-13

14) Lundy-Ekman L：Neuroscience 2nd eds. WB Saunders, Philadelphia, 2002, pp169-250
15) 松波謙一，内藤栄一：運動と脳．サイエンス社，2000，pp159-168
16) 中村隆一，斉藤 宏，長崎 浩：基礎運動学 第6版．医歯薬出版，2003，pp361-382
17) 日本リハビリテーション工学協会 SIG 姿勢保持（編）：小児から高齢者までの姿勢保持．医学書院，2007，pp182-191
18) 西野仁雄，柳原 大（編）：運動の神経科学．NAP，2000，pp177-187
19) 辻 清張：障碍のある人たちのスポーツと理学療法士の役割．理学療法福井 **9**：9-15，2005

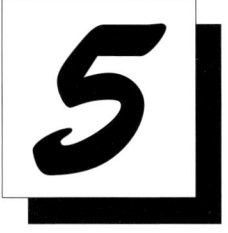

5 痙直型片麻痺児の理学療法評価と治療アプローチ

宮前信彦[*]

◆ Key Questions ◆
1. 理学療法評価のポイントとは
2. 理学療法評価から何を把握することが重要か
3. 理学療法評価と治療アプローチの接点をどのように捉えるか
4. 治療アプローチの基本手技と具体的なアプローチとは

I. 痙直型片麻痺に対する理学療法評価のポイントとは

　脳性麻痺児は出生時ないし乳児期早期より運動機能障害を呈するが，痙直型片麻痺児はほかのタイプに比べ姿勢運動能力としては高い機能を獲得する[1]．多くの児が歩行獲得に至るなど，粗大運動面ではある程度可能になるため，母親は運動に関して楽観的になりやすい．しかし，将来的には歩行より両手使用という課題が大きいことから，アプローチの重要性と必要性を早期から両親に理解してもらうことが大切である．乳幼児期においては，神経学的診断とともに，種々の自発運動パターンの観察によって正常発達の要素（例えば，正中位指向，対称性の発達，抗重力活動パターン，分離運動パターンなど）を注意深く観察することにより麻痺側と非麻痺側の差異が比較的容易に確認できる．よって，痙直型片麻痺児の全体像（臨床像）を的確に捉えることが重要である．以下，4つのポイントをあげる．

1．姿勢・運動発達

　顔面，頭・頸部，体幹も含めた身体の半身に筋緊張の亢進状態，すなわち異常筋緊張分布の左右差が早期からみられ，頸部や上・下肢の自発運動などに影響する．非麻痺側の肩甲帯の後退のため，上肢の正中位指向の困難により感覚-運動協調障害を起こしやすい．座位でのいざり移動（shuffling）や立位・歩行時の骨盤帯の後方回旋と股・膝関節の屈曲と尖足による歩行が特徴となる．また，ほとんどの児が歩行を獲得できる．多動傾向を示すこともある．座位が安定し，両手動作が可能な片麻痺児でも，手指の巧緻動作の場面では麻痺側上肢に連合反応が出現し，左右差が顕著となる[2]．

2．発達障害

　運動発達障害のほか，さまざまな発達障害をきたすが，成長過程での環境要因の影響も大きい．また，合併しやすい障害として，知的障害（心理面），言語障害，認知障害などがある．例えば，認知障害は，身体や環境との相対的な位置関係の認識が困難なため，衣服の着脱がうまくできなかったり，適応行動に関しては，迷子になりやすい，集団の中で適切な会話や行動がとりにくいなどの諸問題として現れることがあ

---

[*] Nobuhiko MIYAMAE/千葉県千葉リハビリテーションセンター リハビリテーション療法部

る．言語障害は，頭部・肩甲帯周辺の異常筋緊張により哺乳（吸啜，吸引），摂食（咀嚼，嚥下）が困難であることから，口腔周辺のコントロールがしにくく，知的発達と相関しながら，発語，構音などの言語機能はゆっくり発達する．片麻痺児の場合は，いずれも軽度であることが多いが，特に運動と感覚の左右差の問題は大きい．

3．親子関係（母子関係）

さまざまな障害をもちながら発達する脳性麻痺児の療育環境にとって最も重要なことは，両親（主に母親）が児の障害を受容し，機能障害を正しく理解して養育にあたることである[3]．片麻痺児をもつ親にとっての正しい障害理解を促すため，どのような支援が必要であるかがたいへん重要であり，また親にとっては困難な課題とも思われる．親子（母子）関係の確立が基盤となって，児は自立心を養い，日常生活活動（ADL：activity of daily living）の自立や他人との交流が促進され，学校生活や社会生活が可能になる．この点，常に母親がそばについている乳幼児期には，母親の手助けを受けながら依存した生活パターンになっているため，児自身は問題性を自覚することは難しい．学校など，社会に自立することが求められる環境にあって，はじめて日常生活の中で困難さや自らの障害を実感することになる．

4．遊びと運動発達

児の運動や知的活動の大部分は遊びを通して学習される．遊びは模倣や試行錯誤による成功や失敗の体験を積み重ね，さらに創造性や探究心を高めていく．同時に，姿勢保持や四肢の協応動作が絶えず求められる．意識下で運動コントロール能力が統合される絶好の機会でもある．片麻痺児の遊びの特徴は，麻痺側上・下肢の運動制限やバランス能力の不十分さなどに加えて，非麻痺側を過度に努力して使うという非対称的な感覚-運動経験を繰り返すことである．

片麻痺児は，このように非麻痺側を主体にした片手での遊びを展開していくので，運動面においては麻痺側の筋緊張を増強させてしまうばかりか，両手動作を経験しないために非麻痺側手指の巧緻性の発達も遅れてしまう．さらに，一側からの運動や感覚情報が優位となることで，不十分なバランス能力により周りからの感覚情報が一定せず，継時的・組織的に感覚情報を処理する経験が乏しくなる．そのため，遊びを通して必要とされる知的能力・情緒・社会性などの発達がうまくいかず，身体図式やイメージ化が歪んだり，遅れたり，あるいは多動傾向が長期化するなどの問題が生じる．

II．痙直型片麻痺児の理学療法評価から何を把握することが重要か

正常発達過程の児と対比することは，痙直型片麻痺児の発達過程における欠落，未経験，経験不足などによる二次的発達障害を把握し対処することができ，いわゆる異常発達を阻止することが可能となる．これらを踏まえ評価を行うことが重要である．

1．姿勢・動作についての詳細な観察・分析をすることが重要

全体像の観察を通して特徴的な姿勢・動作を把握するため，できるだけ母子間の自然なやりとりの場面を観察し，またおもちゃなどを利用してできるだけ児のもっている高い発達レベルの動作を誘導し観察するように努める．

1）療法室への入室場面

観察は療法室へ入ってくるところから始め，母親がどのようにセラピストの前に連れてくるかによって，児の運動機能を推測することができる．一般的に乳児であれば，母親が抱いて支えている部位の機能は完成していないことが多いと考えられる．つまり，首を支えているなら，頭のコントロールを獲得していない児と考えら

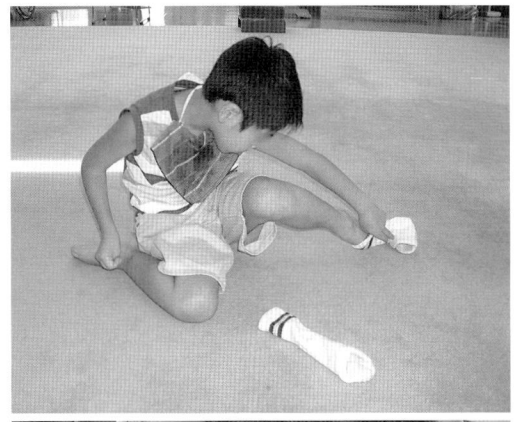

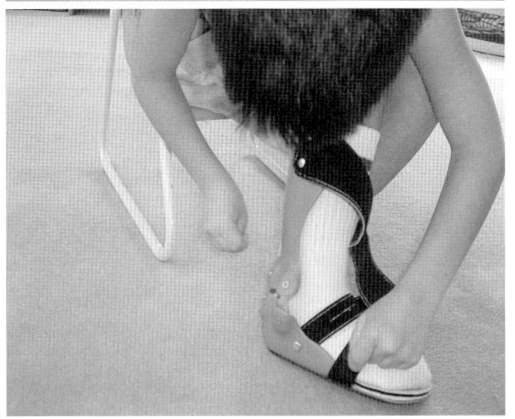

図 1 連合反応
非麻痺側（左側）を使用している時の，麻痺側（右側）に連合反応を認める

3）床上での遊び場面

児の自発的にとる自由な姿勢や動作について，正常な姿勢運動発達の流れと比較して観察する．例えば，おもちゃなどを用いて児の興味を誘い，寝返り，起き上がり，立ち上がり歩行などの順で，重力に対する高位（抗重力位）の姿勢動作について，提示したおもちゃへの操作性，口頭指示などの働きかけに対する反応を観察する．

Ⅲ．痙直型片麻痺児の理学療法評価と治療アプローチの接点をどのように捉えるか

正常な発達過程を経験できなかったことや，過度な努力をして機能を獲得することが，結果として代償動作や連合反応の出現による筋緊張の亢進を引き出し，異常発達の結果として，より不都合な姿勢運動に結びついてしまう．理学療法士は正確な観察眼をもつことで，姿勢・運動の異常や機能的活動ができない原因を探り，行為動作が可能となるために必要な条件要素を分析しなければならない．この段階ではおおまかな治療の方針を立てるが，臨床像を把握すること，すなわち実際の理学療法の場面では，得た情報を分析・評価し，仮説として検証作業を行いながら，さらに治療と密接な再評価を進めていく．具体的には，①正常な運動発達の指標に基づき，その発達レベル，つまりどこまで到達できているかを把握する，②できないこと，困難な課題は何かを確認する，③筋緊張の状況（緊張が高いのか，低いのか，動揺しているのか），筋緊張の分布状況（全身，体幹と四肢，左右差，近位か遠位か）を確認する，④その他の領域の発達についておおまかに整理する，⑤遊びからおもちゃの操作性，手指の機能，物に対する自発性，知的活動など，口頭指示に対する反応および，母親や理学療法士とのやりとりの様子から，発語や言語理解の状態などをより深

れる．児のどの部分を支えているかを観察する．母親が児の手を引いて歩かせてくる場合には，どちらの手を引いているかを観察する．また，抱っこ，おんぶ，最近ではスリング，ベビーカー，介助歩行，独歩など，移動手段は何であるか，その状態での介助の状態や程度，補装具の使用，独歩であれば，歩容，歩行能力，実用性なども観察する．

2）衣服の着脱場面

次に，靴や補装具，靴下を脱ぎ，できるだけ薄着になるよう指示し，衣服の着脱の様子（介助の量や仕方について）を観察する．この際，母親の児との関わりと反応（母子相互作用）に対して，不慣れで不安か，過保護か，指示的か，放任か，安定しているかを確認する（図1）．

Ⅳ．痙直型片麻痺児に対する治療アプローチの基本手技と具体的なアプローチとは

1．治療アプローチの基本

1）両手動作の獲得と協調性の改善

片麻痺児の多くが歩行を獲得していく．そのため，粗大な運動面では一応のことができるようになり，母親は運動面に関しては楽観的になりやすい傾向をもっている．しかし，将来的に両手を使用することの重要性や，職業に結びつく動作は両手動作が基本であり，片手では困難なことが多いことを，早くから児と両親には理解してもらう必要がある．ただし，過剰に麻痺側を使用させようとする必要はなく，特に早期の段階では両側活動を中心に治療を進めていく．四つ這い位のように腹臥位の発達課題である上肢の体重支持を経験することが少ない．そのため，児自ら座位まで起き上がることができない段階では，不用意に座位・立位をとらせることはできるだけ避けたい．この点，特に日常的な座位・立位の観察評価は慎重であるべきである．また，立位歩行においては踵接地が難しく，常に踵を上げて歩くことが気になってくる．

2）麻痺側の知覚改善

麻痺側の手を使用できるようにするためには，多くの感覚刺激が麻痺側に加わらなければならない．そのため，多くの固有感覚刺激や表在感覚刺激を入れていく．特に，片麻痺児は麻痺側を触れられることが嫌がる傾向があり，これは非麻痺側での代償の結果，麻痺側に入る感覚刺激が減少してしまうためであり，早期から多様な感覚刺激を入れていく．

3）麻痺側の異常発達の阻止

非麻痺側での代償運動を学習する以前に治療を開始することが大切である．特に上肢の自発運動を引き出し，多様な粗大運動が可能となる

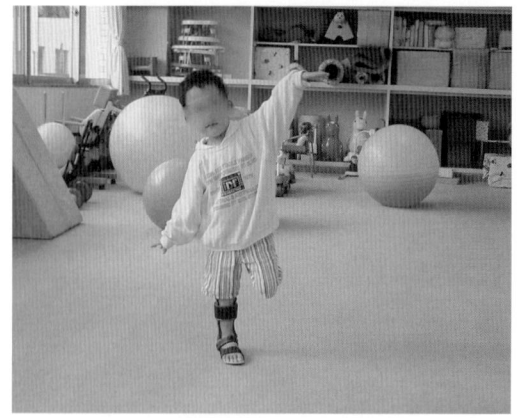

図 2　短下肢装具（AFO）の効用
日常的にプラスチック短下肢装具を用いることにより麻痺側下肢に体重負荷が可能となり立位も安定する．麻痺側下肢での片足立ちバランス

よう治療していく．非麻痺側と麻痺側はそれぞれ別々に発達していく傾向が強い（左右差の問題）．

4）連合反応の抑制

麻痺側上・下肢の自律的・随意的運動性を引き出すことが，結果的に連合反応を減弱していくことにつながる．そのため，他動的な操作による痙性の減弱に固執することなく，自発性に主眼をおき，自律的なバランス反応としての立ち直り反応，平衡反応を促通することに努める（図2）．

5）てんかん

痙攣発作が頻回に起こると，獲得していたことができなくなることがある．また，予防的な服薬を受けている場合が多い．そのため過度の疲労を避ける必要がある．また，規則正しい生活が行われているか注意を払う必要がある．治療にはクールダウン（cooling down period）を準備しておく．

6）年齢特性を考慮したアプローチの工夫[4]

①乳児期は異常発達が進行していないため，比較的治療がしやすい時期である．この時期に両側の相互活動を多く学習できる可能性がある（図3）．

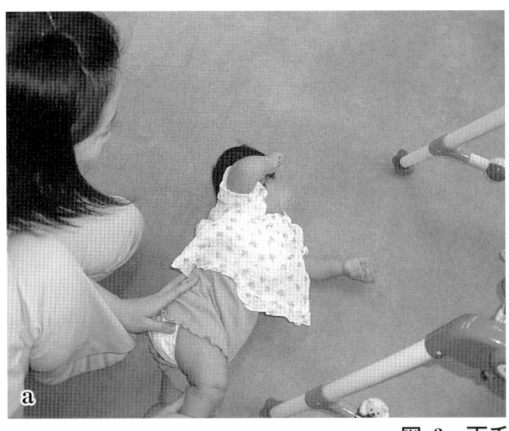

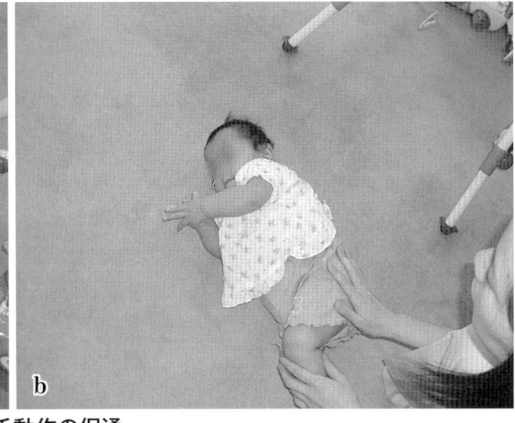

図3 両手動作の促通
a. 側臥位で右麻痺側の筋緊張亢進のため，肩甲帯の後退を示し，前方へのリーチが阻害されている
b. 麻痺側を下にすることで肩甲帯の前方突出を促し，両手接触動作を可能にする（左右上肢の統合）

②その後，4歳ごろまではなかなか治療に応じてくれない．そのため，たくさんの遊びと探索活動，成功できる課題を多く治療に導入し，達成感や褒められることでの満足感などを多く経験する必要がある．この点，活発な動きを示す片麻痺児は脳性麻痺児のアプローチにおいて，どのタイプよりも難しい対象ではないだろうか．なぜなら，非麻痺側により比較的容易に機能獲得できるが，一方で活発に動けるということから自らの欲求についてすぐに行動に移すため，決してじっとしていることはなく，常に刺激に対して反応し，印象としては活動的でむしろ落ち着かない様子としてみられる．この点からアプローチの課題を導き出すことは意外に容易であるが，どのようにその課題に注意を向け取り組ませることができるかということについては，かなり難しい．何の目的のために，何をしなければならないかがはっきりしているだけに，児自身の協力を得なければならないが，同時に理学療法士はそのような情動的問題をもつ児に対して，どのように取り組んだらよいかを絶えず考えることが大切である．

よって，理学療法士は発達を見守りながら，誠実に児との信頼関係を築こうとする熱意と根気が資質として求められているといえる．

③幼児期から学童期前半までは，集団の中での生活場面が多くなり，拒否する態度が減少してくるため，治療において協力が得られやすくなってくる（図4）．

④学童期後半では自分の障害を認めるようになり，治療の必要性を理解しようとする傾向がみられる．

⑤思春期では仲間との意味のある関係を形成することに関心が強くなり，治療にも関心をもつようになる．この時期では自己抑制を学習することや，現実的な状況で治療を進めることが大切である．

⑥乳幼児期に両親が日常的に行うハンドリング（ホームハンドリング）は，理学療法士が行うハンドリングと同様に重要である．適切な両親指導により日常的な姿勢管理を行うことで変形や拘縮を予防し，また児の活動時にどのように支援する（援助・介助の仕方，遊びの工夫，玩具や器具の用い方）ことが必要であるか，具体的に指導するこ

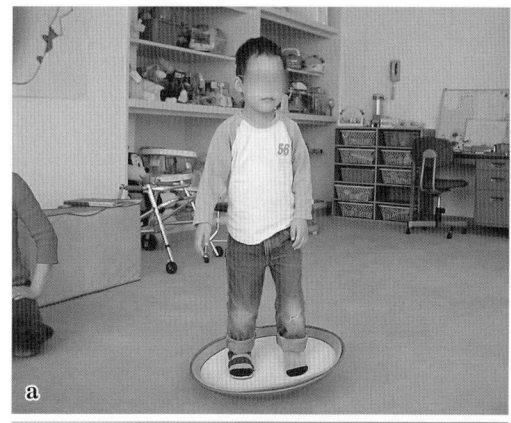

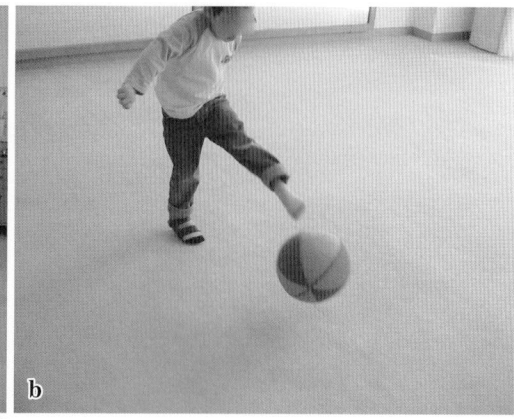

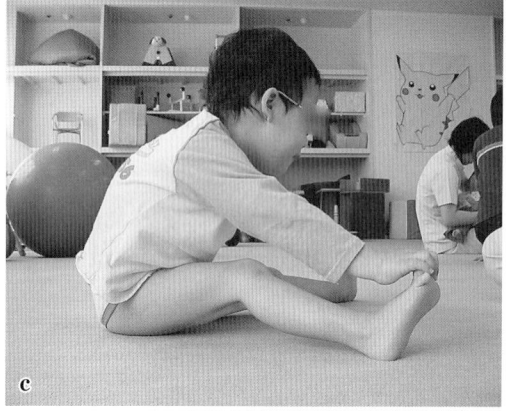

図4 バランス遊びの工夫
a．バランス遊具を使っての立位バランス遊び
b．麻痺側立脚での非麻痺側でのボール蹴り
c．ホームエクササイズ指導（自主トレ体操）への取り組み

とで児の活動の困難さ（障害）について理解を深め，さらに両親の育児について自信の獲得を促すことになる．

母親の児に接する態度や症状に対する理解度から，理学療法士が児の障害受容の理解に重きをおくか，運動障害の治療に専念するかを考慮し，母親に対する接し方や伝えるべき内容を整理し指導方針を立てる必要がある．

「脳性麻痺児の家庭療育（原著第3版）」の初版[5]が1970年に出版され，1999年に現在の第3版へと大幅に加筆・訂正されている．30年以上も前から紹介されている本だが，基本的なハンドリングについて書かれており，たいへん有益な知識が得られる一冊であるといえる．特に，生活場面でのホームハンドリングの活用について参考

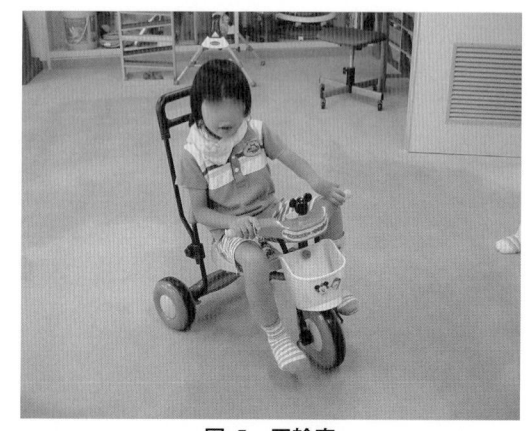

図5 三輪車
両側の手でハンドルを握り両側活動を促す

になるであろう．

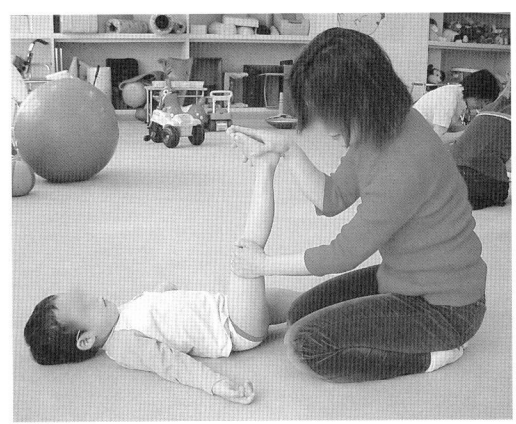

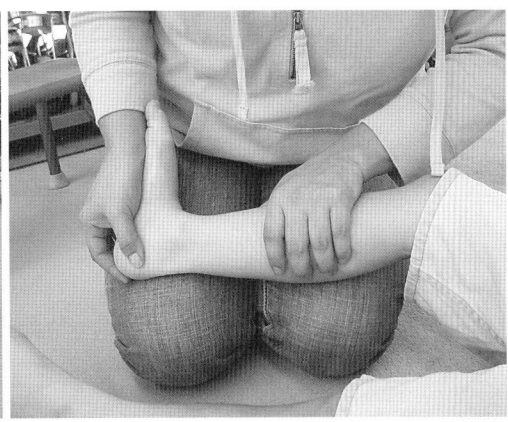

図6 母親によるホームエクササイズ(ストレッチ)指導

2．具体的な治療アプローチの一例として

1）三輪車を用いた両側活動

麻痺側の先行した活動や手足の筋緊張を抑制することを前提とし，感覚面も踏まえた両側活動を経験させながら，麻痺側への体重移動や麻痺側使用に対する不快感および恐怖心を軽減していき，麻痺側と非麻痺側を同時に用いた両側活動に対し成功感や満足感を与えていく（上肢を前方へ出した対称的な姿勢を三輪車を用いた遊びの中で学習させる：図5）．

2）母親の協力の下で遠隔操作

麻痺側を使用することを強要するあまり，逆に拒否傾向を強める可能性があるため，基本的に片麻痺児には強制や圧迫感を与える治療は適切とはいえない．このような時期には，母親の協力を得て遠隔操作を用いる．すなわち，見知らぬ人への警戒のため母子分離不安が強い時期や，いわゆる人見知りや情緒的に不安定な状態がみられる時期に，外来の限定された時間や場面において，母親・児・理学療法士との協力関係が成立しない場合は，児が泣いてしまってうまく指導ができない時期がある．このような場合は，決して無理をせず，状況を冷静に観察し，母親から無理に児を離そうとせず，母親と一緒に遊ぶ中で，母親の協力の下に治療を進めていく．

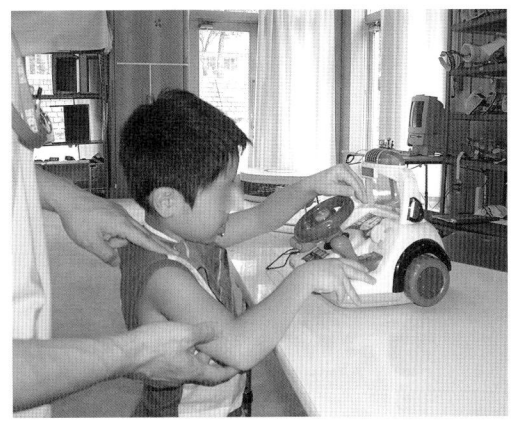

図7 活動時の支援1
肩甲帯後退を抑制しながら，麻痺側上肢のリーチを促す

3）麻痺側に興味をもたせる

麻痺側の身体や空間を認知させながら，対称的な姿勢を経験させていくことが課題となる．そのため，より麻痺側へ興味をもたせる意味で，おもちゃの位置や介助や声がけする位置を意識的に麻痺側から行う[6]．

4）家庭での関節可動域の維持を指導

肩，肘，手首，手指，足部に出現する筋緊張は関節拘縮や変形を生み出しやすいため，絶えず理学療法士が家庭でのチェック方法を指導し関節可動域を維持しておく（図6）．

5）日常生活での麻痺側の使用

日常生活の中に麻痺側を使用する機会を増やしていくことは，将来，起こりうる異常発達を

防ぐために最も必要な課題となる．特に更衣動作時や起居動作時，移動（歩行）動作時に起こる異常パターンはなるべく早期に対処していかなければならない（図7）．

6）麻痺側を使用するチャンスづくり

母親指導や学童児ならば学校教育の関係者に対し，麻痺側の使用や注意を向けさせるチャンスを多くつくるための環境設定を提示していく．ほとんどの場合，片麻痺児は麻痺側を後方に残し，非麻痺側を先行させながらの歩行となる．特に，目につくのは上肢を挙上したような肢位でこわばらせての歩行である．この肢位の異常なパターンは活動性が高まれば高まるほど顕著に出現し，歩行パターンでは麻痺側下肢の立脚相は短く，長い間体重を支えておくことが困難となる．また体重支持をした時，踵が床に接地せず尖足位になる．これらの問題の対処方法は次のとおりである[7]．

①後方に取り残された上肢を前方に保持させるきっかけをつくり，ねじれた状態のアライメントを修正して対称的な姿勢に導く．

②上肢の引き込みによって短縮した麻痺側体幹を引き伸ばし，アライメントを整え，抗重力伸展を促通する．同時に，足部が自由な座位において坐骨へ左右対称に体重を負荷し，左右への体重移動を経験させる（図8）．

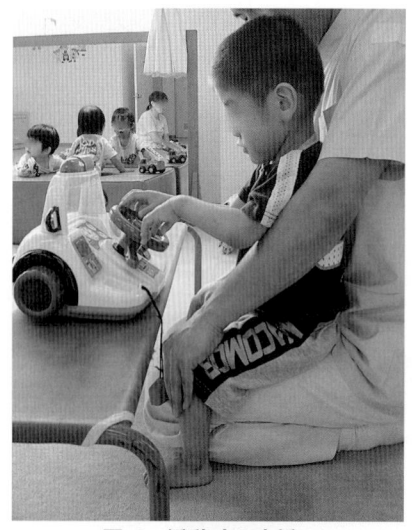

図 8 活動時の支援 2
理学療法士の膝に座って両側上肢で遊びながら，足部，坐骨への体重支持を修正する

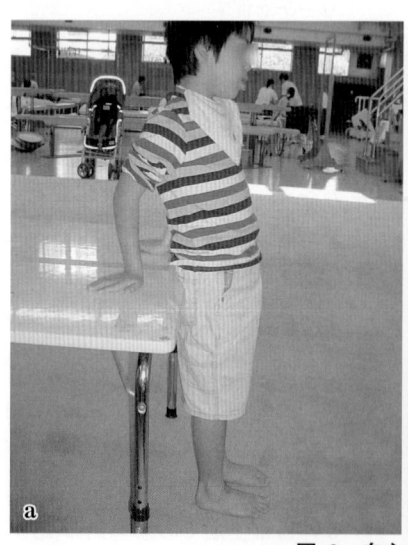

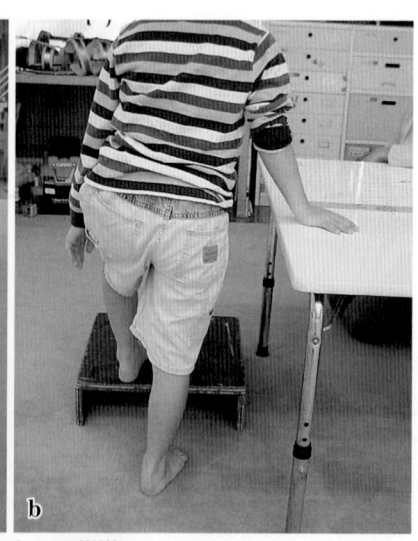

図 9 自主トレの指導
a．立位で両側への均等な体重支持を促す
b．麻痺側の体重支持を通し自己抑制パターンを促す

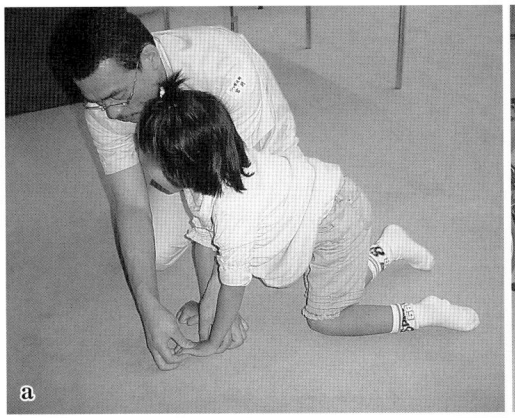

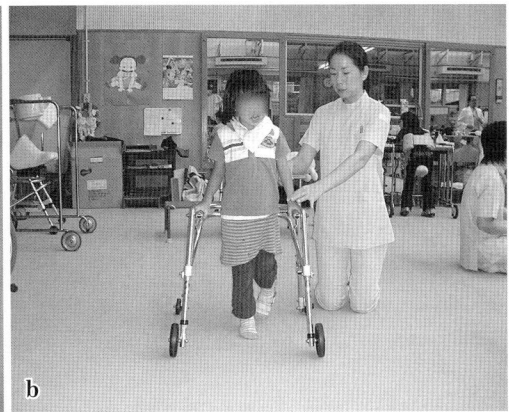

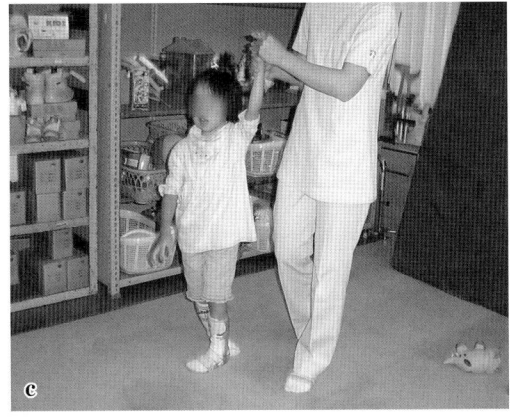

図10 活動時の支援3
a．四つ這い位での上肢体重負荷を促す
b．PCWを用い，両上肢使用を促しながらの歩行
c．麻痺側連合反応を抑制しながらの歩行介助

③立位において両側の下肢へ同じぐらい体重を負荷し，対称的な姿勢から左右への重心移動を経験させていく．さらに麻痺側体幹の伸展と踵の接地を援助し，麻痺側の股関節や膝関節の運動性を兼ね備えた体重負荷および体重移動を経験させていく（**図9**）．

④上肢に体重を負荷し，麻痺側への重心移動を経験させる．その中で前に押し出す上肢の動きに加え，随意的な上肢のコントロールを学習させる〔四つ這いにおける麻痺側上肢への体重負荷を経験させたり，姿勢制御歩行器（PCW：posture control walker）を両上肢で使用し麻痺上肢の使用を日常化させていく：**図10**〕．

V．おわりに

脳性麻痺治療の領域において一般的理学療法や神経発達学的治療に加えて，多様な治療法が導入されている[8]．それらの一つである「片麻痺に対するCI（constrained induced）療法」の可能性について紹介する．一側に運動麻痺があり，他側の機能がよい片麻痺の場合，どうしても非麻痺側の使用頻度が多くなるのに伴って麻痺側の使用が減り，それに伴った機能低下が起こる．特に発達しつつある児の場合は，麻痺側を使うことの経験がないことから，その程度が強くなる[9]．2002年のWillisら[10]の報告以降，非麻痺側の上肢を拘束し，麻痺がある側の上肢の使用を強制する治療法のRCT（ランダム化比較試験）報告がみられるようになっている．非麻痺側の拘束が大きなストレスを生じさせる

こと，および転倒した時の危険性を指摘する意見もあるが，拘束時間を制限する受け入れやすいやり方でも効果があることが示された．また，学童期の後半でも幼児と同じ程度の効果があることなどから，今後，片麻痺上肢に対しては，適切な症例を選んで導入を図っていくべき治療法として試みられる可能性が高いと考えられる．

文献

1) 紀伊克昌：痙直型片麻痺児の歩容改善をめざして．パシフィックニュース **61**：10-11
2) ベルタ・ボバース，カレル・ボバース（著），梶浦一郎（監訳）：脳性麻痺の類型別運動発達．医歯薬出版，1994，pp53-68
3) 黒川幸雄，佐藤成登志，大西秀明：臨床動作分析マニュアル．文光堂，2005，pp236-259
4) 河村光俊：小児の理学療法．医歯薬出版，2002，pp107-115
5) Nancie RF（編著），梶浦一郎，鈴木恒彦（訳）：脳性まひ児の家庭療育 原著第3版．医歯薬出版，1999
6) 紀伊克昌：豊かな遊びをめざして．パシフィックニュース **65**：6-7，1991
7) 紀伊克昌：ボバース概念治療．細田多穂，柳沢　健（編）：理学療法ハンドブック 第2巻．協同医書出版社，pp372-374
8) 堺　　裕，田原弘幸：脳性麻痺理学療法の現状と課題．理学療法 **24**：421-426，2007
9) 近藤和泉，加藤譲司，才藤栄一：脳性麻痺—小児から成人まで．総合リハ **35**：1085-1092，2007
10) Willis JK, Morello A, Davie A, et al：Forced use treatment of childhood hemiparesis. *Pediatrics* **110**：94-96，2002

6 アテトーゼ型麻痺児の理学療法評価と治療アプローチ

相良 研*

◆ Key Questions ◆
1. 理学療法評価のポイントとは
2. 理学療法評価から何を把握することが重要か
3. 理学療法評価と治療アプローチの接点をどのように捉えるか
4. 治療アプローチの基本手技と具体的なアプローチとは

I. 理学療法評価のポイントとは

　脳性麻痺（CP：cerebral palsy）のアテトーゼ型麻痺児の評価のポイントを考える前提として，近年の臨床でわれわれの対象となるアテトーゼ型のCPを有する児の状況を再確認したい．
　周産期・新生児医療の進歩により，アテトーゼ型CPの主な原因となっていた核黄疸はなくなったとされている．近年の原因は，重症新生児仮死による基底核障害が多いといわれている．このような背景から，基底核障害に起因するアテトーゼ型CPは，運動障害が重篤でも，知的能力は比較的温存されているという状況だけでなく，広範な脳障害のために運動障害，知的障害ともに重篤な，いわゆる重症心身障害児という状況の児が増加している傾向にある．また，広範な脳障害は不随意運動と痙性の混在をもたらすことが多い．
　次に，CPに関わるものがアテトーゼ型をどう捉えているかについて再確認したい．
　北原[1]は，アテトーゼ型の特徴は意図的な動きを制御できない，随意運動を支える背景の無意識の姿勢制御機構が調整されていないという不随意運動の特徴をもち，その中でこのタイプの不随意運動として最も特徴的な点は，①身体の動きが多く姿勢を一定に保てない，②筋緊張の動揺が起こりやすい，③意図した範囲以上の働筋，拮抗筋に活動が拡散しやすい，④腱反射の亢進はみられても著しくない，⑤非対称性緊張性頸反射（ATNR：asymmetircal tonic neck reflex），ギャラン反射（Galant reflex），足底把握反射（plantar grasp reflex）などの原始反射が残存しやすい，といっている．
　SCPE（Surveillance of Cerebral Palsy in Europe）のCPのサブタイプの分類では，わが国でいわれるアテトーゼ型CPに対応する部分として，dyskinetic CPとしている．それをさらにdystonic CPとchoreo-athtotic CPに分類している．
　このSCPEのサブタイプの分類では，筋緊張の変動性があることがdyskinetic CPの前提条件になっている[2]．
　dystonic CPは，米国脳性麻痺学会（AACP：American Academy for Cerebral Plasy）の分類にあるアテトーゼ型の緊張性（tension）にあたるものと考えられ，筋緊張が高く，活動性が阻害された状態をいう．
　choreo-athtotic CPはAACPの分類にある

---

* Ken SAGARA／北九州市立総合療育センター

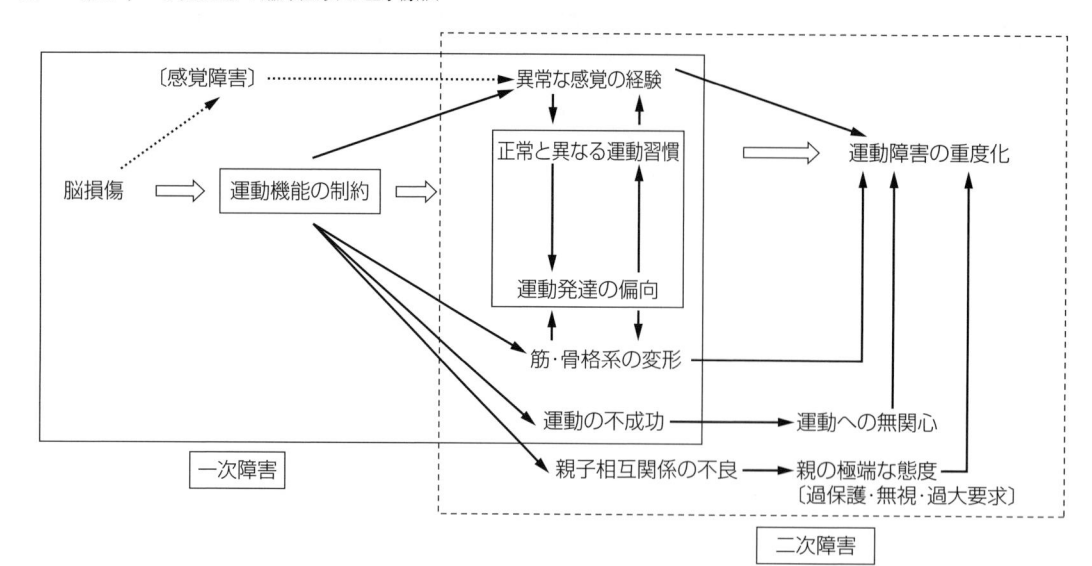

図 1 脳性麻痺の運動障害重度化への過程（文献4）より引用改変）

非緊張性（non-tension）にあたるものと考えられ，筋緊張が低く，活動性が増大した状態をいうものである．

ここにあげた例にとどまらず，多くの研究者，臨床家がさまざまな分類，アテトーゼ型に対する捉え方を発表している[1,3]．

【まとめ】
① アテトーゼ型CPは発生年代，つまり対象者の年齢によってその原因が異なる．
② 不随意運動のタイプ，筋緊張に多くのバリエーションがある．
③ 運動障害，知的障害の重症度の幅が広い．

これを前提に以下の項がアテトーゼ型CPの理学療法評価，治療のヒントになればと思い項を進める．

II．理学療法評価から何を把握することが重要か

1．運動障害重度化への過程

把握すべきことを知るためには，アテトーゼ型CPを有する人々が出生後どのような経過をたどるかを確認する必要がある．Scrutton[4]は，CPの運動障害重度化への過程を示した．これは，アテトーゼ型に限られた過程ではないが，アテトーゼ型では，筋緊張の変動に伴う不随意運動のため多くの運動の不成功を体験する．また，筋緊張亢進のため不機嫌になることが多く，親子相互関係が不良になるなど，この重度化の過程をたどることになる（図1）．

理学療法の目的の一つは，運動の成功体験を多くさせることである．子どもの発達特性を理解し，親に対し子育て支援を行い，よりよい親子相互関係の構築に寄与し，この重度化の過程を断ち切ることである[1]．

各年代の特徴を簡単にまとめる．

1）乳児期

乳児期には筋緊張が高く，後弓反張がみられるタイプと，筋緊張が低く活動性が少ないタイプがある．

前者は体幹のジストニアがある緊張性のアテトーゼ型になる．このタイプは覚醒時緊張のため不機嫌になることが多く，睡眠障害を伴う．哺乳時の誤嚥もある．また，筋緊張の亢進から発汗が多いため，健康維持のために頻繁な着替えを必要とする．これらは育児上での大きな問題となる．

後者は顔面筋，舌，四肢にヒョレアアテトー

シス的な動きを示すようになる．このタイプは哺乳力の低下や喘鳴が認められる．また，反応性も低下した状況にある．

2）幼児期・学童期

生活場面が家庭から幼稚園，保育所，学校と集団の場面へと広がっていくにつれ，多くの課題に直面することになる．精神的な緊張を強いられ，アテトーシスなどの不随意運動が顕著になっていく．一般に，アテトーゼ型は四肢体幹の変形は少ないとされているが，筋緊張の高いタイプと痙性が混在するタイプには変形が出現してくる．

3）思春期・成人期

思春期においては，精神的不安定さから筋緊張の亢進，不随意運動の増大が認められることがある．過去に極度の精神的なストレスをきっかけに，室内歩行が可能だった思春期のアテトーゼ型の女性が歩行不能になり，臥位レベルまで機能低下した例を経験した．

このほかに，変形の進展，不随意運動による関節の過可動性による関節動揺などが原因の疼痛の問題も出現する．また重症例では，頸部体幹の変形，筋緊張の亢進・低下による呼吸・嚥下の問題も深刻化してくる．

成人期以降のこのタイプに特有の問題として頸椎症性脊髄症がある．一般の頸椎症の責任部位はC5/6での発症が多いとされているが，アテトーゼ型ではC3/4，C4/5での発症が多いとされている．これはこの型特有の頸部の側屈に伴う回旋運動により，環軸椎を除けば側屈・回旋の可動範囲が最も大きいC3/4，C4/5部位に過大なストレスが及び，この部位での発症を引き起こすとされている[5]．

以上より，早期にはサブタイプの診断と不随意運動の変容の評価，育児上の問題点の把握という観点からの評価が必要になる．

幼児期，学童期には集団参加への支援，適切な課題設定による過剰なストレスの予防，四肢・体幹の変形の把握という観点からの評価が必要である．

思春期・成人期においては，二次障害に対する注意が必要になる．

2．具体的な評価内容

1）診断的評価

新生児期，乳児期には重症例を除きアテトーシスの存在を確定することが困難な場合が多い．胎生期，周産期のリスクがあり，CTなど画像所見上異常がある場合でも脳性の運動障害があるのか？ あったとすればサブタイプはどうか？ という診断には理学所見が必要である．

a．反射検査

ATNRの陽性徴候，ギャラン反射の陽性徴候，足底把握反射の陽性徴候はアテトーゼ型を疑わせる査証になる．

b．筋の性状

筋緊張の亢進か低下かではなく，変動性に着目して観察を行う．引き起こし反応をみる中で確認すると，変動性が明らかになることが多い．

c．姿勢・動作の分析

診断的評価の中での姿勢・動作分析の要件は不随意運動の確認である．新生児期の運動は，不随意運動との識別が困難な場合がある．物に手を伸ばす動作など，目的的動作が出現してきた時期に遊びの中で確認を行う．不随意運動は，物に手を伸ばす際の中枢部の固定性の欠如，ヒヨレア的運動，手指の過度な開排などで観察される．表情筋，特に口角周辺，舌の運動に注目すると容易に判断できる場合がある．

2）予後予測のための評価

多くの臨床家がCPの歩行予後について発表している．予測の尺度としては粗大運動発達項目の獲得月齢によるものが大多数である．Bleck[6]は，原始反射の残存と平衡反応の出現での予後判定を発表している．現在は粗大運動機能分類システム（GMFCS：gross motor function classification system）を利用することが多

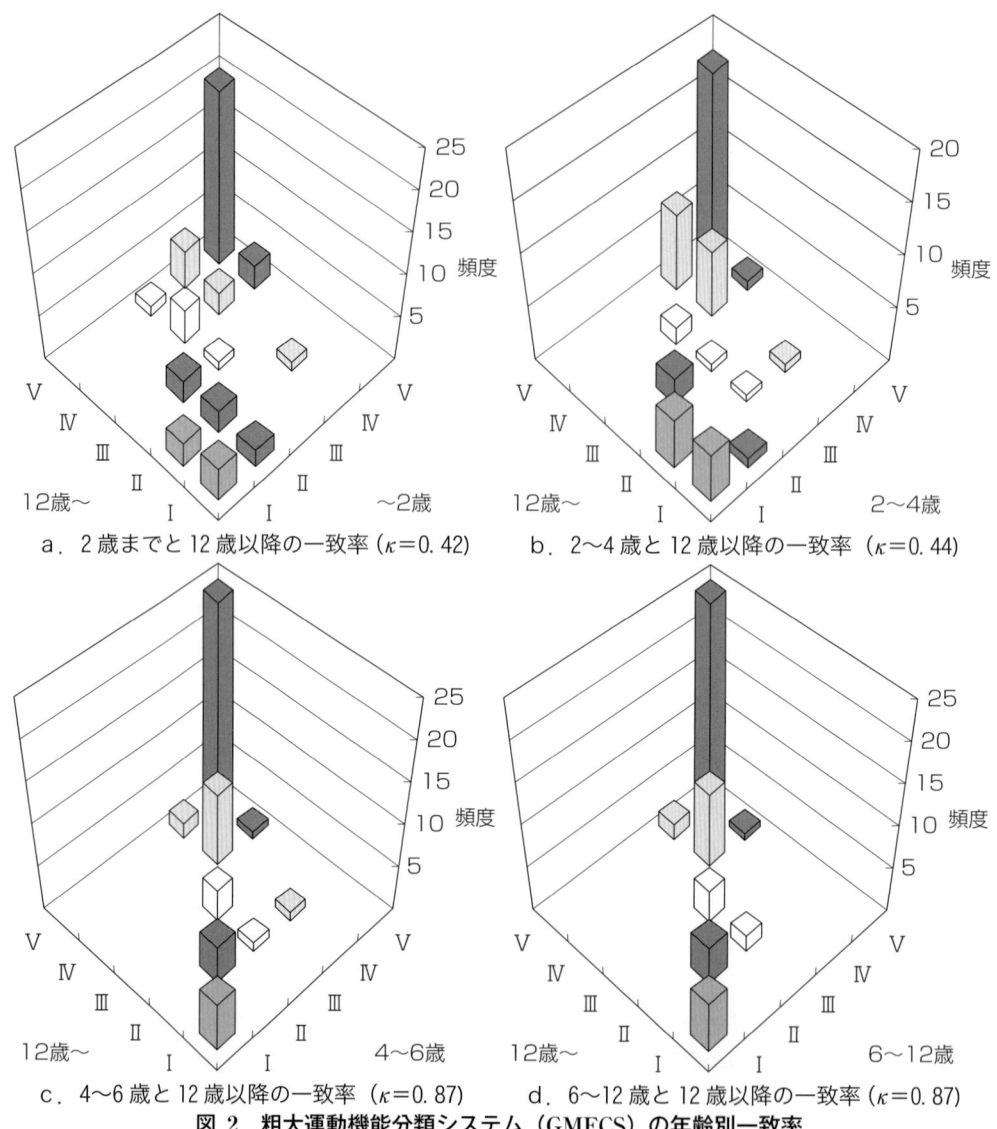

a. 2歳までと12歳以降の一致率（κ＝0.42）
b. 2〜4歳と12歳以降の一致率（κ＝0.44）
c. 4〜6歳と12歳以降の一致率（κ＝0.87）
d. 6〜12歳と12歳以降の一致率（κ＝0.87）

図2　粗大運動機能分類システム（GMFCS）の年齢別一致率

くなっている[7]．GMFCSの予後予測の精度については**図2**のような結果が得られた．当然のことではあるが，低年齢の一致率が低い傾向にある．ほかの要素も勘案し，冷静な判断が必要である[8]．

理学療法士が留意すべき点として変形の増悪，二次障害の出現など，状態の悪化についての将来像がある．頸椎症性脊髄症については，多和田ら[9]の調査によれば，日常生活活動（ADL：activity of daily living）の自立度が比較的高く，一般就労など健常者に近い生活を送っている人ほど発症しやすいとしている．股関節の脱臼，側弯症については粗大運動機能が重度な例ほど発症しやすいという報告はあるが，成因については明らかにされていない[10]．

理学療法士としてこれらの予測をしていくために重要なことは，対象者が日常的に行っている運動・姿勢の分析である．特に姿勢に注目す

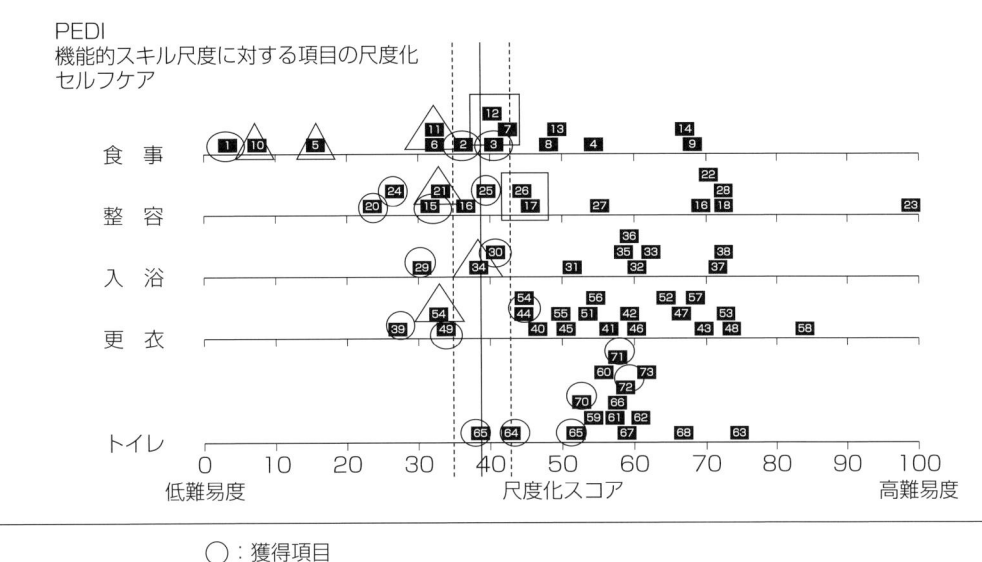

図 3 難易度マップ（セルフケア）

る必要がある．臥位，座位，立位の各姿勢での非対称性，各姿勢で共通してとられる構え，姿勢の変換によって起こる構え，肢位の変化を詳細に記録する．これを経時的に記録することにより，変形がどう進んでいるかの把握が可能になる．姿勢の評価は，Chailey の姿勢能力発達レベル評価を使用すると客観的なデータが得られる[11]．

頸椎症性脊髄症については，発症の早期に徴候をつかむために理学療法士は，感覚異常，母指球などの筋の萎縮，筋トーヌスの変化を確認する必要がある．これと同時に，リスクのあるアテトーゼ型を有する本人・家族に頸椎症性脊髄症の確認ポイントを説明し，日常の確認を行うように指導することも重要である．なんらかの徴候を把握したら早期に整形外科の受診を勧め，詳細な検査，治療を開始することである．

3）生活面の評価

ADL を評価する評価尺度は多くあるが，対象者の変化を捉えるためには標準化された評価尺度を使用することが重要である．その中でリハビリテーションのための子どもの能力低下評価法（PEDI：pediatric evaluation of disability inventory）を使用することにより ADL の達成度，介助者の援助の状況，使用補装具を把握することができる[12]．PEDI で定期的な評価を行うことにより ADL 能力の改善を客観的に把握できる．また，難易度マップを使用することにより ADL 上の目標設定を行うことができる．

図3にアテトーゼ型麻痺児のセルフケアの難易度マップの一例をあげる．現状可能な項目は○印の「食事」の口腔機能に関するもの（1，2，3），「整容」の鼻をかむなどの顔面運動に関するもの（24，25），「更衣」の最低限の協力に関するもの（39），尿意，便意を知らせるなど排泄に関するもの（70，71，72）である．知的能力が高いため，尿意を知らせることができ，排泄に関する項目が高く評価されている．このためセルフケア領域の尺度化スコア（平均的スコア：実線）が高くなる．しかし，上肢機能の障害が重度なため 10 の「ビン，コップを把持する」は不可能であり，今後も獲得することは困難と予

測される.

　PEDI は正常児で標準化されている.したがって,アテトーゼ型麻痺児では図3のようにADL動作の獲得順位が逆転する.より下位の項目が獲得できない,ということが多々みられる.目標設定においては対象児の知的発達レベル,運動機能の特性も加味して判断する必要がある.この評価は7.5歳までのADL能力の把握は可能であるが,それ以降の学校生活の状況,社会参加の状況については他の評価が必要になる.

【まとめ】
①年齢による評価ポイントの変化:身体機能,生活障害いずれも年齢によって評価のポイントは変化していく.
②予後予測の重要性:機能の改善,増悪ともに将来像を予測し対処することが必要である.

III. 理学療法評価と治療アプローチの接点をどのように捉えるか

　評価と治療アプローチを考えていくうえで理学療法治療の方向性を明確にする必要がある.一つにはアテトーゼ型麻痺児は各年代,場面で生活上の困難さ,言い換えれば生活障害をもつという点である.この生活障害の改善が理学療法の目的であると考えている.彼らは姿勢制御,運動パターンの異常性をもつ.歴史的に理学療法はこの運動の異常性に着目し,これを理学療法室で改善することに主眼をおいてきた経緯がある.さまざまな方法論で運動の正常化,運動障害の軽減が試みられてきた.効果が得られたとの報告もあるが,批判も多いのは事実である.われわれは,アテトーゼ型麻痺児とその周辺の人々の生活障害の改善という観点で理学療法を進めている.アテトーゼ型麻痺児の家庭,学校,社会の中での困難性を評価し,それを改善するための理学療法治療アプローチの模索が重要であると考えている.

　生活障害を知ることにより具体的な目標設定は容易になる.理学療法は具体的な目標に向かい目的指向的に行われるべきである.つまり,リハビリテーションゴールの設定が第一の要件になる.ゴール設定は,本人・家族のニードを基本とする.最近の動向として家族中心のアプローチ(family-centered approach)の効果が広くいわれている[13].この意味においても本人・家族が治療方針に同意し,治療過程,仮説的結果を理解してもらう必要がある.このうえで理学療法士と協働し治療アプローチを行う.

　ゴール設定においては,予後の予測が重要になる.臨床の中でしばしば両親が障害を受け入れることが困難な場面に直面する.特に歩行予後については両親の大きな関心事である.CPの歩行予後については,先に述べたGMFCS,Bleck[6]の研究成果を参考にし,これらのデータを基に本人・家族とゴールの設定について真摯に話し合う必要がある.過大な目標は失敗体験の原因になり,筋緊張の亢進,アテトーゼ運動の困難化をまねく.過小な目標はチャレンジの機会を奪うことになる.適切なゴール設定,短期ゴールの積み重ねこそ,成功を経験し重度化の連鎖を断ち切る方策である.

　歩行予後とともに二次障害の予測,変形の進展の予測もまた重要である.アテトーゼ型麻痺児で,生下時より変形を有するものは皆無といってよい.筋緊張の亢進,努力性の動作による非対称姿勢と関節へのストレス,活動性の低下による一定の姿勢の継続などにより四肢・体幹の変形が進展していく.松尾ら[14]は,側弯変形の増悪因子についての論文の中で,変形が進行する群は7～8歳で急激に進行し,9～12歳で60°以上のカーブを形成し,骨成熟後は緩やかな進行を示したとしている.これからも早期からの介入の必要性が認められる.

　変形の進展,二次障害は疼痛の発生,呼吸・嚥下の問題に発展し,アテトーゼ型麻痺児の生

活を著しく制限する要素となる．早期からアテトーゼ型麻痺児の姿勢パターン，筋緊張を亢進させる外的・内的刺激の把握を行うこと，日常的に可能なリラックスできる姿勢を見つけ出すことが大切になってくる．

【まとめ】
①生活障害に視点をおいた目標設定．
②科学的根拠に基づく目標設定．
③本人・家族を中心としたアプローチ．

Ⅳ．治療アプローチの基本手技と具体的アプローチとは

不随意運動を直接的に消去・軽減する運動療法はない[1]．Scrutton[2]は不随意運動に対する運動療法を実施するうえでの注意点の中で，随意運動を行う時に，不随意運動が四肢近位部の固定を妨げていることがあると述べている．これは，姿勢が固定されていないと随意運動が正確に行われないという点で重要であると述べている．また，臨床の中でよく経験することに，アテトーゼ型麻痺児は不随意運動による姿勢の固定性の欠如を補うため，体幹の側屈・ひねりなどの異常な状況で姿勢の固定を行うことを自らで学習する．この異常な姿勢の固定は将来の変形の進展へとつながる．しかし，この異常な姿勢固定を全面的に抑制することは，アテトーゼ型麻痺児の活動性を著しく阻害することになる．CPの療育に携わる人々の中でよく行われる「割り座は是か非か？」の議論に通じるものである．アテトーゼ型麻痺児の運動パターンは，アテトーゼ型麻痺児が課題遂行のために適応する過程で形成されたものである．それが課題遂行のために必要であれば許容すべきであると考える．その姿勢パターンによる弊害については課題遂行を行わないほかの時間で姿勢調整などを行うことによりマネジメントを行う．その上で，補装具などを使用し，より適切で，より効果的な姿勢の模索を行うべきである．

また，不随意運動，筋緊張の変動は情動の不安定と強く結びついており，情動が動揺することにより不随意運動が強く出現し，随意運動を阻害し，課題遂行が困難になる．人が人らしく生きていくうえで，喜び，悲しみといった情動の変動はあって然るべきことである．これも許容するとともに課題遂行や姿勢調整を行う際には緩やかな刺激調整を行うようにする．理学療法は，不随意運動を直接的に消去・軽減することはできなくとも，姿勢調整，四肢の一部を装具などで固定することで動作の安定性を改善することは可能であると認識している[15]．

1．具体的な理学療法アプローチ

運動コントロールを学習する過程において，実際の目的動作を繰り返し行うことにより代償戦略が効率的に働き，自己の中で運動の企画がなされていくといわれている[15]．

臨床経験上，アテトーゼ型麻痺児は課題遂行の際，最も不随意運動が少なくなる姿勢の構えを覚え，最も効率的な四肢の運動を行う．しかし，その姿勢が変形など二次障害を引き起こす原因ともなる．また，運動学習過程において，アテトーゼ型麻痺児が自然に獲得する代償運動が最も効率的な方法ではない場合もある．これらをよい方向に導く方法論として，ハンドリングは効果的な方法と考える．理学療法士の徒手により中枢部の固定を行い，目と手を使用し目的を達成する経験を積むことは有効なことであると考える．しかし，運動学習は能動的な目的動作の中でなされるものであるので，運動学習の過程で早期にハンドリングによるコントロールを減らしていき，自己のコントロールまたはそれができない場合，補装具などのほかの手段による援助に切り替え，能動的な学習へと導く必要がある．

図4は，理学療法士により対称的姿勢を保持し，追視を練習している様子である．

図5は，ハンドリングの次の段階として側臥

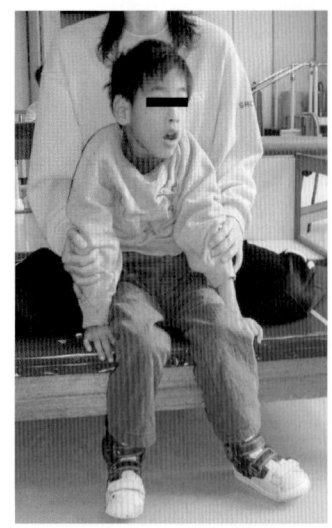

図 4 座位での対称的姿勢保持

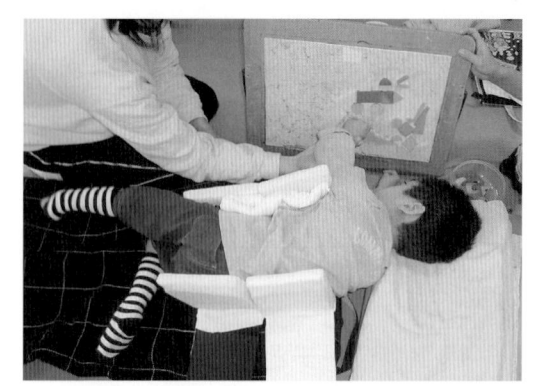

図 5 中枢部の固定性補助しての遊び

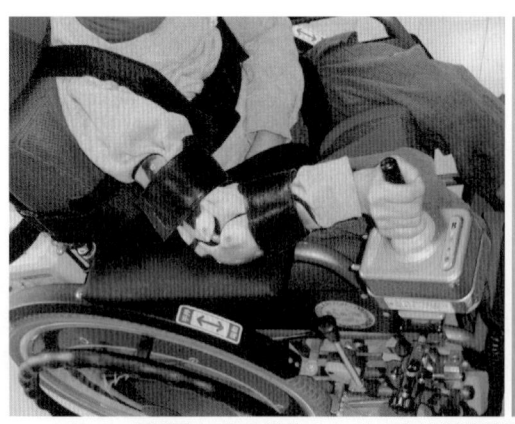

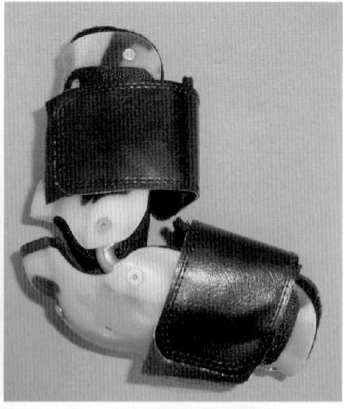

図 6 電動車いすの操作のための座位保持装置付き車いすと肘固定用装具

位で姿勢保持具により体幹の固定を補助し，上肢による課題を行っている様子である．課題は本人が意欲をもって取り組め，少しの努力で達成可能なものが望ましい．

図6は，座位保持装置により体幹を安定させ，なおかつ肘装具により上肢中枢部を固定し，不随意運動をコントロールした状態で日常的に電動車いすによる移動を行っている様子である．本児はこの電動車いすで学校生活の一部を有意義に過ごしている．

図7は，SRC歩行器による移動場面である．

SRC歩行器は当初，アテトーゼ型麻痺児のために開発された経緯がある．アテトーゼ型麻痺児は下肢の運動性はあるが，コントロールができず，持続した支持性が不足していることが多い．サドルで支持性を補助し，体幹保持具，サドルを前傾することで下肢の不随意な運動が推進力に変換される．筆者はこの歩行器で，これまで目的的な移動手段をもちえなかったアテトーゼ型麻痺児が，日常生活の中で移動手段をもち，達成感とともに能動的な生活を送れるようになった例を数多く経験した．

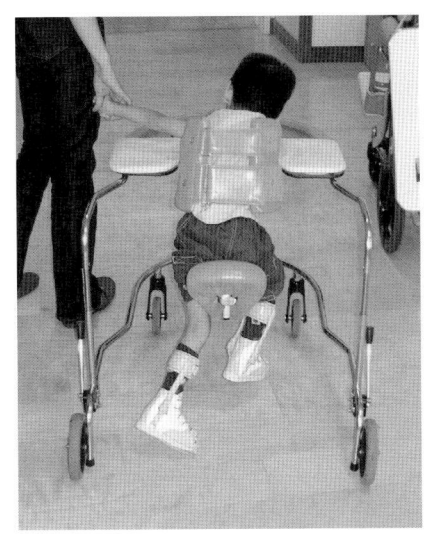

図7 SRC 歩行器

　理学療法室の中だけでできることは本人の能力として定着しない．生活の中でできることは生活の中でさらなる広がりを生み出す．家庭，学校現場に理学療法士が出かけ，その場で課題遂行時の姿勢の調整，歩行介助，移乗介助を行い，これを日常化することが重要であると考える．現場をみることで本人の能力を改善するだけでなく，環境調整の必要性，課題を変更することで対処できることもみえてくる．

　本人に対するアプローチだけでなく，家族と周辺の人々，彼らを取り巻く環境へのアプローチが重要である．

文　献

1) 北原　佶：脳性麻痺の不随意運動．総合リハ　**25**：221-228，1997
2) Surveillance of Cerebral Palsy in Europe：a collaboration of cerebral palsy surveys and registers. *Dev Med Child Neurol* **42**：816-824, 2000
3) 森田　洋：不随意運動．総合リハ　**8**：535-540, 2000
4) Scrutton D：Physiotherapy in Paediatric Practice. Butterworths, London, 1975
5) 小川鉄男，河合憲一，万歳登茂子：アテトーゼ型脳性麻痺に伴う頸椎症性脊髄症．総合リハ　**26**：321-325, 1998
6) Bleck EE：Locomotor prognosis in cerebral palsy. *Dev Med Child Neurol* **17**：18-25, 1975
7) Rosenbaum PL, Walter SD, Hanna SE, et al：Prognosis for Gross Motor Function in Cerebral Palsy. *JAMA* **18**：1399-1400, 2002
8) 阿部光司，佐伯　満，相良　研，他：脳性麻痺の医療的リハビリテーションにおける治療効果．厚生労働省障害保険福祉総合研究事業「発達障害児のリハビリテーション（医療・療育）の標準化と地域における肢体不自由児施設の機能に関する研究」平成14年度研究報告書，2002
9) 多和田忍，万歳登茂子，小川鉄男，他：成人アテトーゼ型脳性麻痺の頸椎MRI所見と生活環境との検討．総合リハ　**23**：31-35, 1995
10) 梶浦一郎：総論—脳性麻痺の二次障害．総合リハ　**26**：309-313, 1998
11) Teresa EP, Catharine M, et al (著)，今川忠男 (監訳)：脳性まひ児の24時間姿勢ケア．三輪書店，2006
12) 里宇明元 (監訳)：PEDIリハビリテーションのための子どもの能力低下評価法．医歯薬出版，2003
13) Law M, Darrah, J, et al：Family-Centred Functional Therapy for Children with Cerebral Palsy：An Emerging Practice Model. *Phys Occup Ther Pediatr* **18**：83-102, 1998
14) 松尾圭介，佐伯　満，河野洋一，他：脳性麻痺に伴う側弯変形の増悪因子の検討．リハ医学　**30**：804, 1993
15) 田中　繁，高橋　明 (監訳)：モーターコントロール—運動制御の理論と臨床応用．医歯薬出版，2004
16) Ahl LE, Johansson, E, Granat T, et al：Functional Therapy for Children with Cerebral Palsy：an Ecological Approach. *Dev Med Child Neurol* **47**：613-619, 2005

7 低筋緊張児，精神発達遅滞児の理学療法評価と治療アプローチ

木原秀樹*

◆ Key Questions ◆
1. 低筋緊張児，精神発達遅滞児の臨床像，原因とは
2. 低筋緊張児，精神発達遅滞児の評価のポイントとは
3. 低筋緊張児，精神発達遅滞児の基本的な治療アプローチとは

I．低筋緊張児，精神発達遅滞児の臨床像，原因とは

1．低筋緊張児の臨床像，原因

人の筋緊張は，中枢神経系では脳幹の背側に散在する網様体に発する脊髄路により制御されている．網様体脊髄路の制御は主に興奮性であり，通常は基底核や大脳皮質から抑制性の制御を受けている．また，末梢神経系では筋紡錘からの求心性線維や遠心性繊維（筋繊維を支配するα運動ニューロンや筋紡錘を支配するγ運動ニューロン）の制御を受けている．それら中枢神経系と末梢神経系の制御によって筋は適切な筋緊張を保っている．低筋緊張は，中枢・末梢神経系の制御異常によって起こるが，小脳障害でも同様の所見を認めることが多い．低筋緊張の所見を認める代表的な小児疾患を**表1**に示す．

低筋緊張を認める小児疾患のうち，中枢神経系の制御異常である脳性麻痺，ダウン症候群，精神発達遅滞などは理学療法の臨床場面で関わることが多い疾患である．近年，小児リハビリテーションの早期評価・介入により，新しいタ

表1 筋緊張低下を認める代表的な小児疾患
末梢神経系疾患
・先天性ミオパチー
・筋ジストロフィー
・脊髄筋萎縮症
・重症筋無力症
中枢神経系疾患
・脳性麻痺
・ダウン症候群
・精神発達遅滞
・小脳障害（外傷・腫瘍など）

イプの低筋緊張児として，理学療法士が重度な感覚調整障害（覚醒，前庭覚，触覚，固有受容覚など）をもつ広汎性発達障害児の乳児期，また早産児（在胎37週未満出生）の新生児・乳児期に関わることも多くなってきている．特に早産児は出生由来の低筋緊張を有し，中枢神経系疾患がない場合も，持続した低筋緊張が一因と考えられる発達遅滞（歩行開始時期の遅れ）[1]や運動機能低下[2,3]を認めやすい．

2．精神発達遅滞児の臨床像，原因

精神発達遅滞の正式な診断名は，精神遅滞である．精神遅滞の診断基準[4]を**表2**，知的機能障害の水準[5]を**表3**に示す．精神遅滞は知的機能障害を指し，通常乳幼児期では診断が確定で

*Hideki KIHARA／地方独立行政法人長野県立病院機構 長野県立こども病院リハビリテーション科

表2 精神遅滞の診断基準（DSM-Ⅳ-TR）（文献4)より引用）

a）明らかに平均以下の知的機能：個別施行による知能検査で，およそ70またはそれ以下のIQ
b）同時に，現在の適応機能の欠陥または不全が，以下のうち2つ以上の領域で存在：コミュニケーション，自己管理，家庭生活，社会的・対人的技能，地域社会資源の利用，自律性，発揮される学習能力，仕事，余暇，健康，安全
c）発症は18歳以前である

表3 知的機能障害の水準（文献5)より改変引用）

	IQ	最終発達年齢	養育方針
軽度	50〜70	7〜12歳	教育可能
中等度	35〜49	4〜7歳	練習可能
重度	20〜34	2〜4歳	要保護
最重度	〜19	0〜2歳	生命維持

表4 精神遅滞の代表的な原因疾患や病態

染色体異常
・ダウン症候群，プラダーウィリー症候群など
代謝性および内分泌性疾患
・ムコ多糖症，低血糖，甲状腺機能低下など
中枢神経系
・低酸素性虚血性脳症，頭蓋内出血，水頭症など
脳内・頭蓋骨の奇形
・脳梁欠損症，小頭症，狭頭症など
神経筋疾患
・Duchenne型・福山型筋ジストロフィー症など
てんかん
・点頭てんかん，Lennox症候群など
中枢神経系感染
・脳炎，髄膜炎など
早産児・低出生体重児
・超・極低出生体重児，IUGR（子宮内発育不全）など

きず，精神運動発達遅滞や精神発達遅滞の診断名がつく．将来の精神遅滞が疑われる児は，乳児期の早期には運動発達（頸定など）の遅れや低筋緊張，後期には歩行開始の遅れなどで理学療法を受診することが多い．そのような児は，微笑・注追視・呼名反応の不良，哺乳不良など，生活上で気づかれる発達の心配点も多い．また，詳細な発達検査を行うと遊びの発達の遅れ，認知や対人関係の遅れなど，運動以外の発達の遅れが多いことに気づく．将来的な精神遅滞が重度であれば，乳児期の精神・運動発達の遅れはさらに目立ってくる．近年では，それらの乳児期の発達特徴に加え，感覚過敏を認めた児が，広汎性発達障害となる場合もまれではないため，評価・治療経過を医師や他職種と共有し，早期から適切な対応をとることも必要となる．

精神遅滞発症の原因には，胎生期の母体出血や妊娠中毒症，周産期の仮死や頭蓋内出血などがあげられるが，原因は多様であり，時期の特定も含め，必ずしも原因疾患が確定できるとは限らない．また，MRIやCT検査の画像所見や血液検査などで異常所見が認められない場合も多い．精神遅滞の代表的な原因疾患や病態を**表4**に示す．

染色体異常や中枢神経系の疾患などには，精神遅滞を合併する場合が多く，予後予測も含め

て乳児期から適切な治療対応をとりやすい．しかし，低筋緊張な所見をもつ乳児が理学療法を受診した場合，必ずしもその児が将来的に精神遅滞を合併するとは限らない．乳児期の低筋緊張児と精神遅滞児の特徴の違いを**表5**に示す．低筋緊張児は，粗大運動発達遅滞傾向となるが，精神遅滞児と比較し微細運動は正常な経過を示すことが多い．また，重度な低緊張児は部分的な四肢などの拘縮を認めることがある．

Ⅱ．低筋緊張児，精神発達遅滞児の評価のポイントとは

1．低筋緊張児の評価

低筋緊張児の立位姿勢は，過度な腰椎前弯，膝関節の反張膝，扁平足（外反足）などを特徴

表 5 乳児期の低筋緊張児，精神発達遅滞児の特徴の違い

	筋緊張	粗大運動	微細運動	多様な運動*	その他
低筋緊張児	低下	遅滞傾向	正常	正常	低筋緊張児…腱反射低下～消失あり，関節部分拘縮がある場合も
精神発達遅滞児	正常～低下	遅滞	遅滞	正常	

＊四肢間または上・下肢内での分離運動，上肢の正中位方向への運動，下肢の挙上保持など

とする．また，そのような特徴をもつ児は，関節の他動的な過屈曲・伸展も認め，それらが児の発達へ影響を及ぼす．低筋緊張による発達への影響として，①姿勢保持の困難（頸定，腹臥位，四つ這い，座位，立位など），②立ち直り・平衡反応の困難，③協応動作の困難（姿勢変換，歩行，走行など）を認める．姿勢保持や協応動作が年齢相応でない場合，低筋緊張が影響を及ぼしているのか，筋緊張の評価を行う必要がある．筋緊張評価では，前述したような姿勢特徴を新生児・乳幼児期ごとに把握することが大切である．

新生児期の場合，新生児神経学的評価（Dubowitz 評価）[6]の Tone（筋緊張）の項目が利用しやすい（第3章第1節新生児期における理学療法アプローチ参照）．姿勢，上肢，下肢，頭部コントロール，腹臥位で構成され，10 評価項目がある．頭部コントロール（屈筋）と腹臥位での懸垂評価における，新生児期の正常筋緊張児と低筋緊張児の比較例を図1に示す．乳児期の低筋緊張児の姿勢の特徴を表6に示す．乳児期の早期では，低筋緊張による背臥位での四肢の伸展外転位傾向や腹臥位での頭部直立保持時間の短さなどが認められ，特に介助者の抱っこのしにくさ，児の抱っこ姿勢の崩れやすさは特徴的な所見である（図2）．乳児期の後期では，体幹や股関節の支持性が乏しく四つ這い保持の困難さが認められ，特に座位での下肢の伸展・外転位傾向と過度な脊柱後弯または前弯（骨盤後傾または前傾）は特徴的な所見である（図3）．幼児期以降，低筋緊張児の姿勢の特徴として，座位や立位ですぐに上肢支持をしたがる，そわそわしやすい，すぐに横になりたがるなどの傾向がある．この時期は姿勢の特徴を把握するほかに，筋の触診や他動的な関節可動域が指標として用いやすい．触診では，低筋緊張児の筋は弛緩して柔らかく，筋特有の弾力性や抵抗が減弱している．他動的な関節可動域の評価は，André-Thomas の筋の伸度検査[7]（図4）が有名であり，定期的に各項目の角度を評価する．また，新生児期から幼児期まで関節可動域を計測しても低筋緊張の状態変化を把握しやすい．

低筋緊張児は，適切な筋緊張の調整が困難なため，立ち直り・平衡反応の不良が姿勢保持や協応動作に影響する．それにより乳児期の運動発達は遅れる傾向を認めやすい．幼児期では，他児に比較し粗大運動発達の遅れは目立たなくなる．しかし立ち直り・平衡反応の不良や下肢を中心とした低筋緊張（反張膝また扁平外反足など）が影響し，学童期以降も歩行，走行，階段昇降，ジャンプなどの協応動作がぎこちなく，十分に能力が発揮できない傾向を示す児が多い．運動発達評価には Milani-Comparetti の検査法[8,9]が有名であるが，幼児・学童期の評価に対応していない．乳幼児期以降の運動発達を評価する代表的な検査法として，Alberta Infant Motor Scale（AIMS）[10,11]があるが，わが国では標準化されていない．わが国での簡便な検査法としては，運動年齢テスト（MAT：motor age test）[12]があり，下肢（LMAT）・上肢（UMAT）ごとに検査表が分かれている．下肢運動年齢検査表を表7に示す．

2．精神発達遅滞児の評価

精神発達遅滞児の評価は，運動発達のみならず，遊びの発達や対人関係などの精神発達の把

頭部コントロール（屈筋）

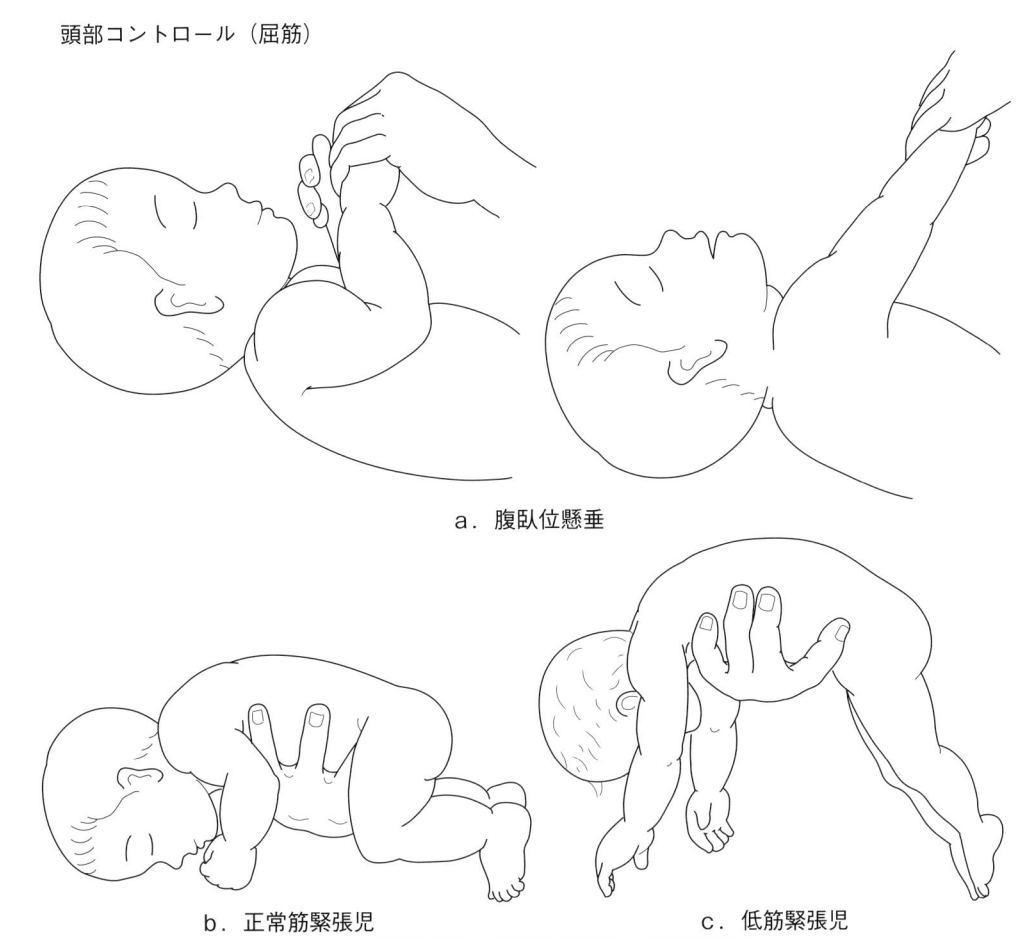

a．腹臥位懸垂

b．正常筋緊張児　　　　　　　　　c．低筋緊張児

図 1　新生児期の正常筋緊張児と低筋緊張児

表 6　低筋緊張児の姿勢の特徴（乳児期）

背臥位
- 四肢の伸展外転位傾向
- 上肢の正中位方向への運動が乏しい
- 下肢の挙上保持時間が短い

腹臥位
- 頭部の直立保持が困難
- 頭部保持時間が短い

座位
- 下肢の伸展外転位傾向
- 過度な脊柱の後弯または前弯（骨盤後傾または前傾）

四つ這い
- 四つ這い保持が困難
- ずり這い期間が長い

立位
- 過度な腰椎前弯
- 膝関節の反張膝
- 扁平足（外反足）

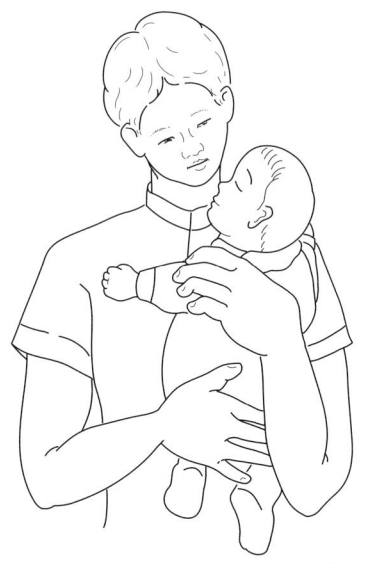

図 2　低筋緊張児の抱っこ姿勢の崩れ

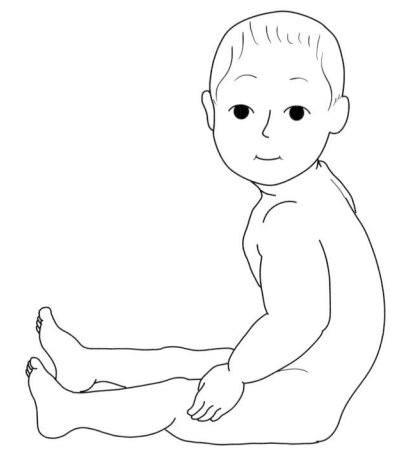

図 3　低筋緊張児の座位の特徴
下肢の伸展・外転位傾向と過度な脊柱後弯
（骨盤後傾）

握も必要である．児の精神・運動発達の把握には発達検査を用いる．発達検査は児の全体像や遅れている分野を把握しやすく，なかでも発達指数（DQ：developmental quotient）や標準値が算出できるものは，客観的に発達の経過を追うことができる．発達検査には，児の保護者などからの聞き取り方式と，用具を使用して児に直接検査を施行する方式がある．聞き取り方式では，遠城寺式乳幼児発達検査[13]，津守・稲毛式乳幼児精神発達検査[14,15]が，用具使用方式では新版 K 式発達検査[16]，デンバー発達判定法[17,18]，Bayley 乳幼児発達検査[19]などが代表的な検査である．これらの検査の中でも，聞き取り方式は簡便であり，遠城寺式乳幼児発達検査は臨床で多く活用されているが，保護者の行動観察に頼るため信頼性に欠ける場合もある．用具使用方式は検査時間の確保が必要だが，聞き取り方式より信頼性は高く，検査時の児の反応や行動も観察できるため，児の全体像や発達の特徴が把握しやすい．用具使用方式の検査を行う際は，規定の検査用具・教示により行い，適度な広さと十分な明るさがあり，児の気が散らない独立した部屋が必要である．

わが国における代表的な乳幼児発達検査の詳細を表 8 に示す．用具使用方式の中でも，Bayley 乳幼児発達検査は，世界的に汎用されている検査法であるが，わが国においては標準化がされていない．わが国において標準化されている代表的な検査法は，新版 K 式発達検査である．新版 K 式発達検査の様子と用具例を図 5 に示す．理学療法士が発達検査を行うことは，治療の場面で児の関わり方を決めるためにも大切なことである．

学童期以降，精神遅滞児の評価は知能検査が行われることが多い．知能検査には，WISC-Ⅲ，田中ビネー，K-ABCなどがある．知能検査では，知能指数（IQ：intelligence quotient）が算出される．これらの検査の中には下位項目として，目と手の協応に代表されるような運動発達を評価する項目がある．WISC-Ⅲ[20]は，動作性 IQ が算出されるため，学童期の運動機能を把握するための一助となる．WISC-Ⅲの詳細を表 9 に示す．

Ⅲ．低筋緊張児，精神発達遅滞児の基本的な治療アプローチとは

1．低筋緊張児の治療アプローチ

低筋緊張児の治療アプローチとして，基本的には前述した①姿勢保持，②立ち直り・平衡反応，③協応動作の促進を行っていく．姿勢保持には筋緊張を高める効果がある．しかし，姿勢によっては関節をロックするように四肢や体幹を過剰に伸展または屈曲し保持しようとする場合があり，注意する．

姿勢は他動的より自発的な保持を促す．児の支持面の設定を変更することで，姿勢の状態や保持時間を変えることができる．座位での例を図 6 に示す．下肢や殿部のみの支持面の場合，低筋緊張児はより大きな支持性を得るために，下肢を伸展・外転させ支持面を広げて安定しようとする．下肢が伸展・外転するために骨盤は後傾しやすく，体幹も後弯してくる．椅子の活

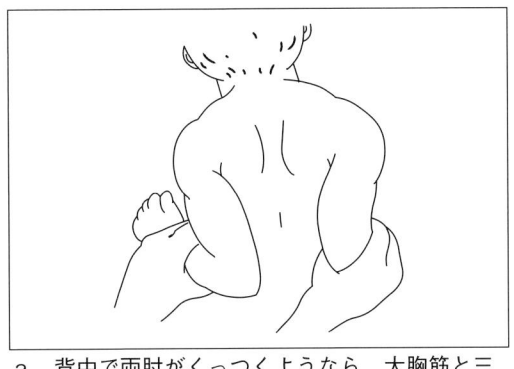

a．背中で両肘がくっつくようなら，大胸筋と三角筋の前部に伸度亢進がある

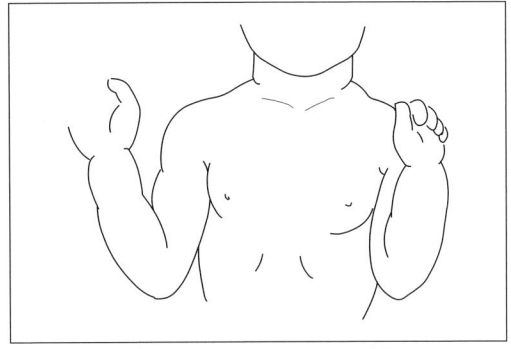

b．肘を曲げて，手に肩を近づけ，手背が肩につくようなら，上腕三頭筋の伸度亢進がある

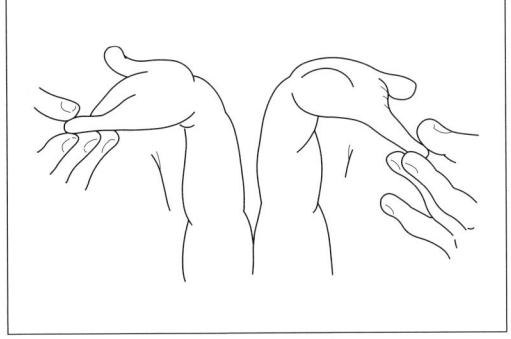

c．手と指の屈筋の伸度をみる

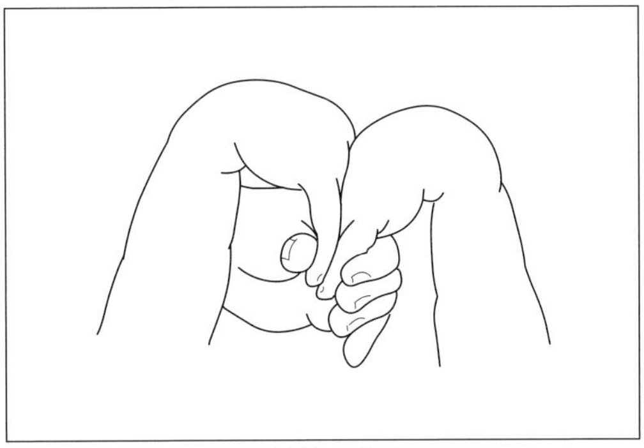

d．手の伸筋の伸度をみる

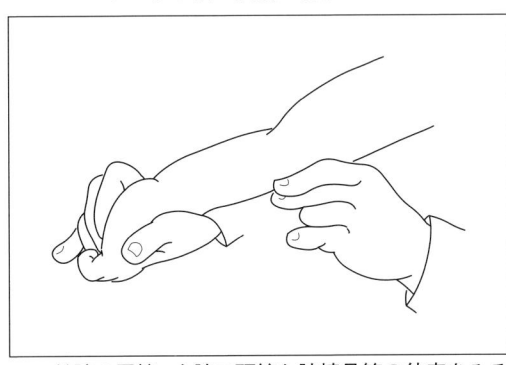

e．前腕の屈筋，上腕二頭筋と腕橈骨筋の伸度をみる

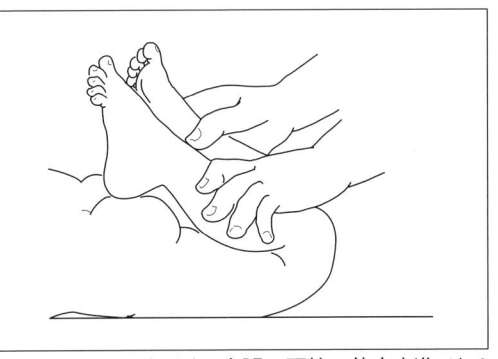

f．踵が尻につくようなら大腿四頭筋の伸度亢進である

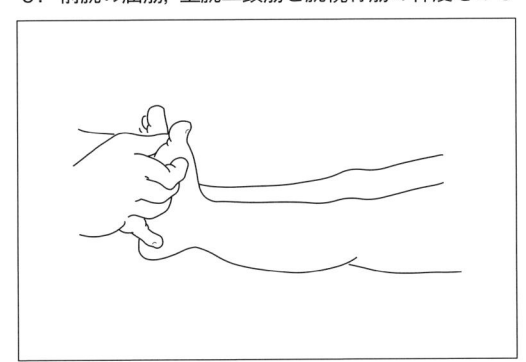

g．足の伸筋の伸度をみる

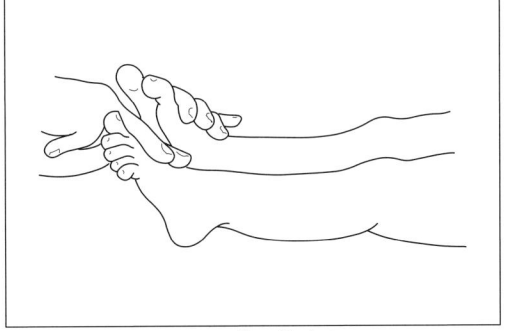

h．足の屈筋の伸度をみる

図 4 筋の伸度検査（低筋緊張のみかた）（文献 7）より改変引用）

表 7 下肢運動年齢検査表 (文献12)より引用)

(装具(＋)種類)									
発達年齢	検査月日　年	月 日		月 日		月 日		月 日	
	装具　＋　－	－	＋	－	＋	－	＋	－	＋
4月	①よりかかっておすわり 　両下肢の位置はどうでもよいが，検者が認められる程度壁などによりかかって座っている	2	2	2	2	2	2	2	2
	②首のすわり 　身体をまっすぐにして頭を上げて保つ．頭が前後に傾くようなことがあってもすぐに上げられる	2	2	2	2	2	2	2	2
7月	①おすわり (1分以上) 　全然介助なしで座る．床に手をついてもよいが，体幹は45°以上傾いてはいけない．頭および脚の位置はどうでもよい	3	3	3	3	3	3	3	3
10月	①寝返り（両側へ1回転以上）	1	1	1	1	1	1	1	1
	②つかまり立ち (30秒) 　片手または両手で物につかまり立っている．もたれてはいけない	1	1	1	1	1	1	1	1
	③はいはい（1分間に1.8m以上） 　いざり這いでもなんでも，とにかく自分で移動すればよい	1	1	1	1	1	1	1	1
12月	①四つ這い (15秒間に1.8m以上) 　手膝4つを交互に動かして移動，かえる跳びは不可	1	1	1	1	1	1	1	1
	②つかまって立ち上がり 　自分で物につかまって立ち上がり，そのまま立位を保つ．つかまる物にもたれてはならない	1	1	1	1	1	1	1	1
15月	①歩行と立ち止まり 　5, 6歩歩いて立ち止まり，また歩き出すことができる	3	3	3	3	3	3	3	3
18月	①かけあし（15m転ばないで）	1	1	1	1	1	1	1	1
	②階段を昇る 　標準階段 (15cm 6段) を這う，立つ，手すりにつかまるなどどんな方法でもよいから一人で昇る	1	1	1	1	1	1	1	1
	③肘かけ椅子に腰かける 　介助なしで歩いて行って，かけることができる	1	1	1	1	1	1	1	1
21月	①階段を降りる 　検者が患者の片手をもちバランスのみを支えてやる	1.5	1.5	1.5	1.5	1.5	1.5	1.5	1.5
	②階段を昇る 　両手または片手で手すりにつかまって可（肘や胸を手すりにかけてはならない）	1.5	1.5	1.5	1.5	1.5	1.5	1.5	1.5
24月	①走る（15mを転ばないで：普通のランニング）	1.5	1.5	1.5	1.5	1.5	1.5	1.5	1.5
	②階段を降りる 　両手または片手で手すりにつかまって可（肘や胸をもたせかけてはならない）	1.5	1.5	1.5	1.5	1.5	1.5	1.5	1.5
30月	①両脚同時にその場でジャンプ	6	6	6	6	6	6	6	6
36月	①両脚交互に階段昇降（介助なしで5段）	3	3	3	3	3	3	3	3
	②台より跳び降り（15cm台から両脚揃えバランスを保つ）	3	3	3	3	3	3	3	3
42月	①片脚立ち (2秒間)．片方できればよい	6	6	6	6	6	6	6	6
48月	①走り幅跳び．助走1.8mで30cm以上跳び，両脚同時に地につけてバランスを保つ	3	3	3	3	3	3	3	3
	②その場跳び．15cm以上跳びバランスを保つ	3	3	3	3	3	3	3	3
54月	①片脚跳び（前方へ4回）片方できればよい	6	6	6	6	6	6	6	6
60月	①交互に片脚跳び（スキップ）3m以上	2	2	2	2	2	2	2	2
	②片脚立ち (8秒間) 片方できればよい	2	2	2	2	2	2	2	2
	③線上歩行2.5cm幅の線上に足底の一部がかかっていればよい	2	2	2	2	2	2	2	2
72月	①30cm台から跳び降り接地の際，爪先からつき，バランスを保ちながら踵を降ろす	6	6	6	6	6	6	6	6
	②目を閉じて片脚立ち 　最初一側で立ち，他側に変える時も閉じたまま行わねばならない	6	6	6	6	6	6	6	6
	（下肢運動年齢）								
	（暦年齢）								
	（下肢運動指数）(L. M. Q.)								

表 8 代表的な乳幼児発達検査の詳細 (文献 13)〜19) より引用)

聞き取り方式

遠城寺式乳幼児発達検査

対 象	0〜4 歳 7 カ月
内 容	運動 (移動運動, 手の運動), 社会性 (基本的習慣, 対人関係), 言語 (発語, 言語理解) の分野ごとに評価する. 間接的に保護者などに質問する. 発達年齢相応から開始し, 不可能な項目が 3 回続いたら, その項目の検査を中止. 特別な検査器具や時間も要さず検査できる. 発達指数 (DQ) を出せない

津守・稲毛式乳幼児精神発達検査

対 象	0〜7 歳
内 容	児の日常生活の行動を運動, 探索・操作, 社会, 食事, 理解・言語の各領域から評価する. 間接的に養育者などに質問する. 可能な項目に○, 不可能な項目に×, ここ数日内に可能となったあるいはときどき可能な項目は△にて判定する. ○は 1 点, △は 0.5 点, ×は 0 点で計算し, 発達の輪郭線を描き, 発達指数 (DQ) を出すことができる

用具使用方式

新版 K 式発達検査

対 象	0〜14 歳
内 容	姿勢運動 (P-M), 認知適応 (C-A), 言語社会 (L-S) の 3 領域と全領域の得点から発達年齢を導き, 歴年齢から発達指数 (DQ) を算定する. 規定の検査用具・教示により行う. 発達指数 (DQ) による判定は, 正常 85 以上, 境界 70 以上 85 未満, 遅滞 70 未満である

デンバー発達判定法

対 象	0〜6 歳
内 容	粗大運動, 言語, 微細運動・適応, 個人・社会の 4 つの領域からなり, 領域ごとの各項目を「進んでいる」「正常」「要注意」「遅れ」と判定する. 各項目の判定を総合判断し,「正常」「疑い」「判定不能」と解釈する. 質問様式としてデンバー II 予備判定票がある

Bayley 乳幼児発達検査

対 象	0〜3 歳 6 カ月
内 容	児に直接施行する認知, 言語 (受容・表出コミュニケーション), 運動 (微細・粗大運動) の 3 尺度と, 質問用紙を使用し保護者に施行する社会情動, 適応行動 (コミュニケーション, 地域社会の利用, 学業の準備機能, 家庭生活など) の 2 つの尺度から素点を計算する. 素点から尺度得点, 合成得点, パーセンタイル順位と信頼性 (%) を算出する. 尺度ごとに総素点から成長得点, 発達年齢を算出できる

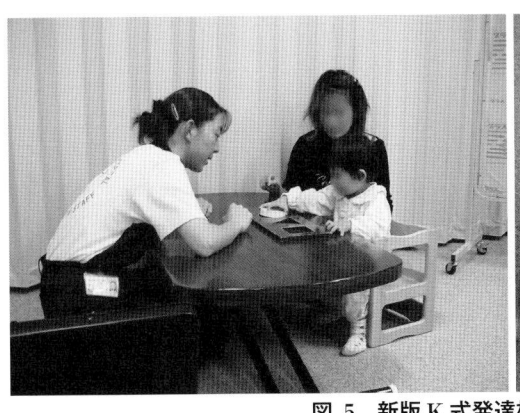

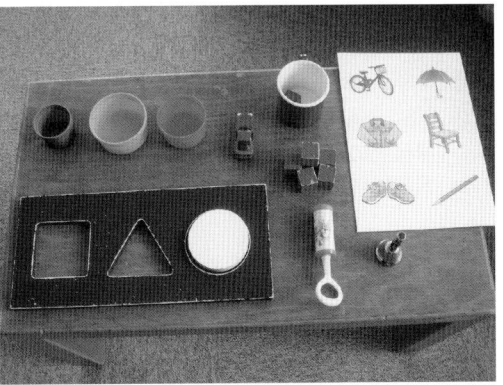

図 5 新版 K 式発達検査の様子と用具例

表 9　WISC-Ⅲ（知能検査）の詳細（文献 20）より引用）

対　象	5〜16 歳 11 カ月
内　容	言語性知能指数（IQ），動作性 IQ，全検査 IQ が算定される．規定の検査用具・教示により行う．IQ による判定は，正常 80 以上，境界 70 以上 80 未満，遅滞 70 未満．言語性 IQ と動作性 IQ との差が 15 以上認められる場合は，学習障害や注意欠陥多動性障害のハイリスク児として要注意である

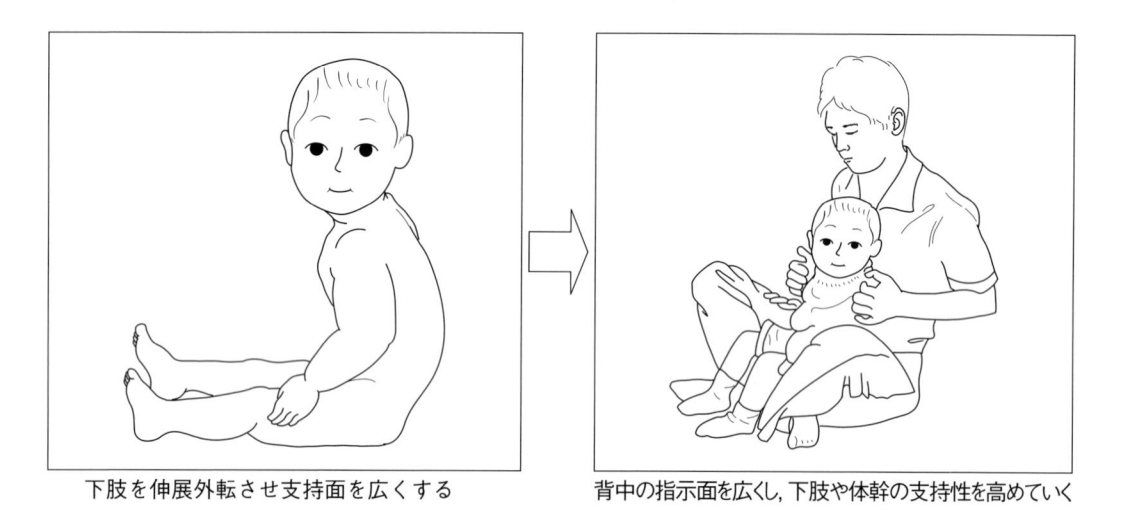

下肢を伸展外転させ支持面を広くする　　背中の指示面を広くし，下肢や体幹の支持性を高めていく

図 6　児の姿勢保持の促進（座位：支持面の設定の変更）

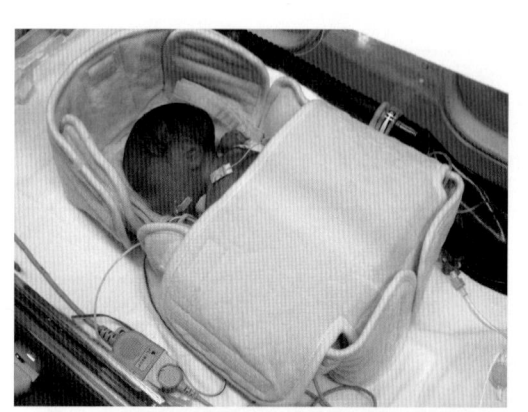

図 7　早産児のポジショニング（体位変換と良肢位保持）

用または介助者（理学療法士や保護者）の介入により下肢の支持面を小さくし，骨盤を安定させ，背中に支持面を設定することで，抗重力方向へ下肢や体幹の支持性を高めることができる．最初は足底の接地や体幹の伸展を促すため

に，座面の高さや背座角の調整も必要だが，極力介助せずに自発的な姿勢保持を引き出すための設定調整を行っていく．

　新生児期は臥位かつ他動的な条件設定でも筋緊張を高めることができる．特に早産児は出生由来の低筋緊張を改善するために，生後早期からのポジショニング（体位変換と良肢位保持：図 7）が有効である．早産児が生後早期からポジショニングを行うと，修正 40 週（出生予定日）前後の屈筋緊張や姿勢（屈曲正中位姿勢の保持）が改善する[21〜23]．早産児の低筋緊張が早期に改善しない場合，中枢神経系疾患がない児でも，乳児期の肩甲骨の後退，それによる座位や手の操作への影響がある[24〜26]と報告されている．当院の研究から，新生児期のポジショニングが長期的に下肢の理学的発達によい影響を及ぼすこともわかっている．低筋緊張児の新生児期は，

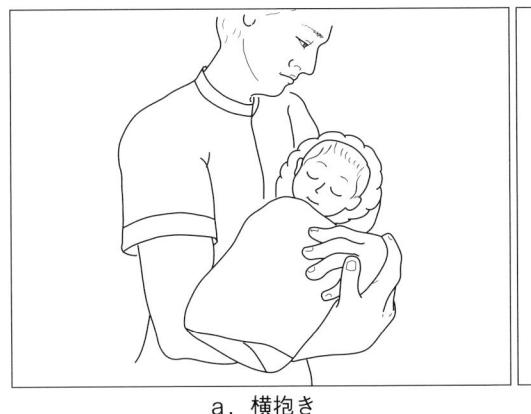

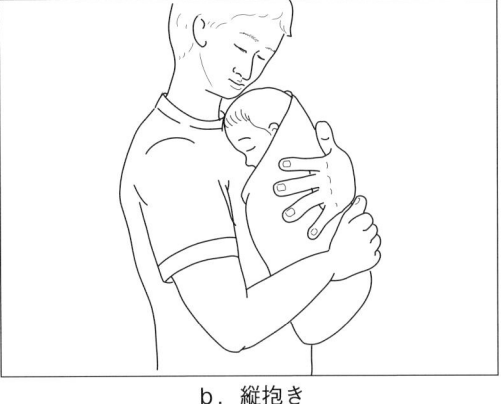

a．横抱き　　　　　　　　　　　　　　　　b．縦抱き
図8　低筋緊張児の新生児期に有用な抱っこ

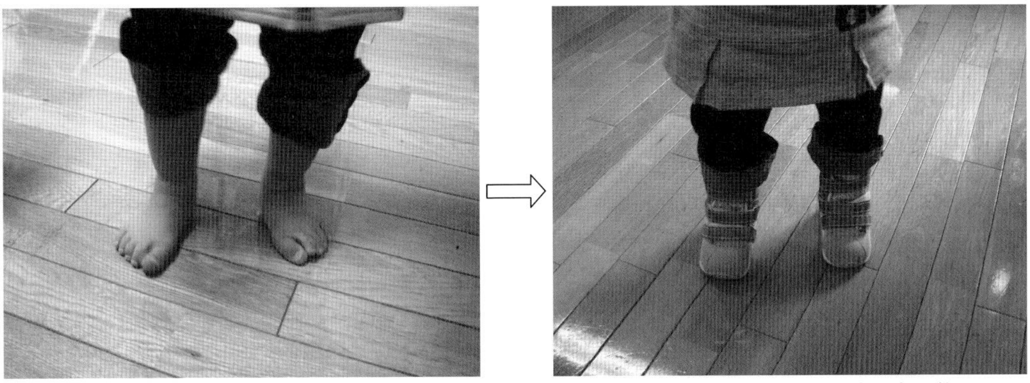

a．外反扁平足による下肢の外転外旋傾向　　　b．補装具(靴)により下肢を中間位に
図9　補装具（ハイカット靴，足底板付）による下肢のアライメントの修正

図8のように児をバスタオルで包み抱っこすることもポジショニングの一つとして有用である．

適切な筋緊張の変化を促していくためにも，乳児期以降は，アプローチの中に座位や立位での立ち直り・平衡反応，また座位から腹臥位，四つ這い，立位から歩行などの協応動作を行う場面が必要である．治療アプローチは精神発達遅滞児と同様となるが，精神発達遅滞児と比較し，最初は介助量が多くなるかもしれない．また，将来的な運動発達の遅れが明確でない低筋緊張児に対しては，立位や歩行への発達段階への促しを急がないために筋緊張を高めるとともに，協応運動も促すために四つ這いを積極的に行うことがよいと考えられる．協応動作の中でも，歩行以降の運動発達は下肢の筋緊張に影響を受けやすい．外反扁平足により外転外旋している股・膝関節は，スムーズな下肢の振り出しの妨げとなり，下肢の外転傾向は片脚の支持性を乏しくする．補装具（ハイカット靴，足底板付き）などで，足部から下肢や体幹のアライメントを修正することで，それらの改善を図ることも有用である（図9）．

2．精神発達遅滞児の治療アプローチ

精神発達遅滞児への治療アプローチとして，基本的には段階に沿って発達を促進していく．精神発達遅滞児は運動発達のみならず，精神発達にも遅れが認められるため，精神的な活動も交えた「行動」という観点で児の動きを捉える

表 10　発達段階のスモールステップ（例）

腹臥位から四つ這い	支持立位から歩行
腹臥位	支持立位
↓	↓
片手支持・片手挙上	つたい歩き
↓	↓
側面へのリーチ（体幹の回旋）	90°角つたい歩き
↓	↓
ピボットターン	壁つたい歩き
↓	↓
左右360°回転	壁つたい立ち上がり
↓	↓
（ずり這い）	（押し車歩き）
↓	↓
後ずさり	（押し車方向転換）
↓	↓
膝支持による殿部の挙上	片手支持歩行
↓	↓
四つ這い位	一人立ち上がり
↓	↓
前後左右へ体重移動（体揺らす）	一人立位保持
↓	↓
四つ這い（移動）	歩行（独歩）

とアプローチがしやすくなる．

　精神発達遅滞児も低筋緊張児と同様に，行動の促進には介助者（理学療法士や保護者）の介助量は極力少なくする．介助する場合は，介助量を徐々に減らしながら自発的な行動を促していく．遊びや対人関係の面など精神面からの働きかけにより，自発的な行動を促すことを重視する．精神発達遅滞児は，精神面を伸ばすことで運動面も引っ張られやすい．また，その逆もある．そのためには，発達検査による児の発達状況の把握と目先の目標となる発達段階を知る必要がある（基本的には精神発達遅滞児の精神発達と運動発達は同程度の発達段階である場合が多い）．

　例えば最近，座位保持が可能となった児に対し，次の発達段階へ行動を促す場合，当面の発達段階は四つ這いだが，その間に多くの行動過程がある．四つ這いの獲得を目標に設定した場合，座位から移動を促すために，児が自ら動きたくなる遊具を提示する必要がある．児の発達段階に合った適切な遊具の提示は，遊びの集中による姿勢保持も促しやすい．遊具以外に対人関係も児の行動を促す要因の一つである．座位が可能となった直後の児は，遊具を両手でもち，振って遊んだり，もち替えたり，口へもっていくことを好む場合が多い．また，そのころの児は保護者と他人の区別がついており，早い児は人見知りが始まっている場合もある．そのような児に移動を促す場合，理学療法士が大きく目立つ遊具を児の目先または床上にもっていくのは好ましくない．児が片手でもつことができ，口の中に入れられる程度の大きさの遊具を，母親または父親が，音を鳴らしながら，児の手先へ近づけ誘導することが，児の遊ぶ意欲を高め移動へとつながっていく．

　精神発達遅滞児の発達を促す場合，精神面からの働きかけのほかに，発達検査の各項目の隙間を埋めるように，児の精神・運動発達の段階を細かく分け，スモールステップで行動を促す．腹臥位から四つ這い，支持立位から歩行の発達

過程にも多くの段階がある(**表10**).児の保護者には当面の目標と1〜2週間程度で獲得できる目先の目標を伝達し,ホームエクササイズを行ってもらう(1日1回5〜10分程度のもの).1回の時間が長く,週何回か行うエクササイズより,毎日遊びながら行えるエクササイズの提示が好ましい.軽度の障害程度の精神発達遅滞児の場合,エクササイズ形式でなく,児の発達段階を保護者に理解してもらい,児への関わり方や遊具の選択の仕方を保護者に伝え,発達段階に合った遊びを児と行ってもらうだけでも運動発達が伸びていくことがある.

理学療法士は発達検査を行い,児の客観的な精神・運動発達の段階を知る.そして,発達の連続性を踏まえ検査項目よりさらに詳細な発達段階を考え,精神面で行動を導きながら精神遅滞児の治療アプローチを行っていく.歩行以降の発達を促す場合も同様である.

文献

1) 河野由美,三科 潤,渡辺とよ子,他:極低出生体重児の歩行開始時期の検討.日本未熟児新生児学会雑誌 **16**:208-214,2004
2) Ornstein M, Ohlsson A, Edmonds J, et al:Neonatal follow-up of very low birthweight/extremely low birthweight infants to school age:a critical overview. *Acta Paediatr Scand* **80**:741-748,1991
3) Goyen TA, Lui K, Woods R:Visual-motor, visual-perceptual, and fine motor outcomes in very-low-birthweight children at 5 years. *Dev Med Child Neurol* **40**:76-81,1998
4) 高橋三郎,大野 裕,染矢俊幸(編):DSM-Ⅳ-TR 精神疾患の分類と診断の手引 新訂版.医学書院,2003
5) 宮本信也:精神発達と機能の診かた.鴨下重彦(編):ベッドサイドの小児神経の診かた.南山堂,1993,pp69-96
6) Dubowitz LMS, Dubowitz V, Mercuri E:The neurological assessment. Dubowitz LMS, et al(eds):The neurological assessment of the preterm & full-term newborn infant. Cambridge University Press, London, 2005, pp20-67
7) 田崎義昭,斉藤佳雄:運動機能の診かた.田崎義昭,斉藤佳雄(編):ベッドサイドの神経の診かた.南山堂,1994,pp31-62
8) Milani-Comparetti A, Gidoni EA:Pattern analysis of motor development and its disorders. *Dev Med Child Neurol* **9**:625-630,1967
9) Milani-Comparetti A, Gidoni EA:Routine developmental examination in normal and retarded children. *Dev Med Child Neurol* **9**:631-638,1967
10) Piper MC, Pinnell LE, Darrah J, et al:Construction and validation of Alberta Infant Motor Scale(AIMS). *Can J Public Health* **83**:46-50,1992
11) Piper MC, Darrah J(eds):Motor Assessment of the Developing Infant. Saunders, London, 1994
12) 岩倉博光,松澤 正:運動発達検査.松澤 正(編):理学療法評価法.金原出版,1995,pp110-141
13) 遠城寺宗徳,合屋長英:遠城寺式・乳幼児分析的発達検査法.慶應通信,1992
14) 津守 真,稲毛教子:乳幼児精神発達診断法(0歳-3歳).大日本図書,1961
15) 津守 真,磯部景子:乳幼児精神発達診断法(3歳-7歳).大日本図書,1965
16) 生澤雅夫,他(編):新版K式発達検査2001実施手引書.京都国際社会福祉センター,2002
17) Frankenburg WK, Dodds J, Archer P, et al:The Denver Ⅱ:A major revision and re-standardization of Denver developmental screening test. *Pediatrics* **89**:91-97,1992
18) 社団法人日本小児保健協会(編):DENVER Ⅱ―デンバー発達判定法.日本小児医事出版社,2005
19) Bayley N:Bayley scales of infant development 3rd eds. The Psychological Corporation, USA, 2006
20) 日本版WISC-Ⅲ刊行委員会(編):日本版WISC-Ⅲ知能検査法.日本文化科学社,1998
21) Downs JA, Edwards AD, McCormick DC, et al:Effect of intervention on developmental of hip posture in very preterm babies. *Arch Dis Child* **66**:797-801,1991
22) Monterosso L, Coenen A, Percival P, et al:Effect of postural support nappy on flattened posture of the lower extremeties in very preterm infants. *J Paediatr Child Health* **31**:350-354,1995
23) Updike C, Schmidt RE, Macke C, et al:Positional support for premature infants. *Am J Occup Ther* **40**:712-715,1986
24) Georgieff MK, Bernbaum JC, Hoffman-Williamson M, et al:Abnormal truncal muscle tone as a useful early marker for developmental delay in low birth weight infants. *Pediatrics* **77**:659-663,1986

25) Georgieff MK, Bernbaum JC : Abnormal shoulder girdle muscle tone in premature infants during their first 18 months of life. *Pediatrics* **77** : 664-669, 1986

26) Monfort K, Case-Smith J : The effects of a neonatal positioner on scapular rotation. *Am J Occup Ther* **51** : 378-384, 1997

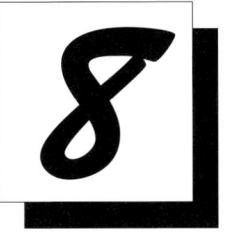

8 二分脊椎症児の理学療法評価と治療アプローチ

廣田とも子*

◆ Key Questions ◆
1. 二分脊椎症児の臨床像とは
2. 二分脊椎症児の評価のポイントとは
3. 二分脊椎症児の基本的な治療アプローチとは

I. はじめに

二分脊椎症児の成長と発達の中で，理学療法士が留意すべき臨床像と評価のポイントについてまとめ，基本的治療アプローチを乳児期，幼児期，学童期，青年期以降に分けて紹介する．

II. 二分脊椎症児の臨床像とは

二分脊椎症は，先天性の脊椎と脊髄の形成不全の総称である．最も多くみられる開放性脊髄髄膜瘤では，体幹と下肢の運動・感覚麻痺と膀胱直腸機能障害を呈し，水頭症やキアリ奇形など多様な合併症を有する．座位保持困難な例から排尿障害のみの例まで，麻痺レベルや合併症によって障害像はさまざまであり，障害および年齢に応じた多面的なアプローチが必要である[1]．

皮膚欠損を伴う開放性脊髄髄膜瘤は，神経系の感染を防ぐために，出生後できるだけ早期に脳神経外科や形成外科により緊急に障害部位の皮膚を閉じる修復術が行われる．修復術後に水頭症が進行するため，通常，脳室-腹腔シャント術にて処置される．

脊髄髄膜瘤ではキアリ奇形を伴うことがある．これは延髄や小脳の一部が頭蓋骨内に納まらず，下垂して大孔より脊柱管内に落ち込んでいる状態である．喘鳴や無呼吸発作，嚥下の不良，上肢の麻痺などの症状がみられることがある[2]．シャントに閉塞などの問題が生じた場合は，キアリ奇形の症状が顕在化し，無呼吸発作，脳圧亢進症状などを呈す．シャント感染を合併すると重篤な状態になり，運動発達や知能発達の遅延，てんかんなどの問題が生じるため，抗生物質の投与や早急な脳神経外科での対応が必要である[3]．脊髄髄膜瘤は脊髄空洞症や脊髄係留症候群が合併することもある．症状は上肢・体幹の筋力低下や，学童期以降に下肢の麻痺の進行による筋力低下，痙性の増悪，痛みや感覚障害の増悪，膀胱直腸機能障害の悪化などである．いずれも脳神経外科による適切な治療が必要である[4]．

泌尿器科，外科では膀胱直腸機能障害の評価が行われ，早期から尿路感染症予防のための尿路管理および排便管理がなされる．

整形外科では神経麻痺および全身の形態の評価が行われる．脊柱側弯や股関節脱臼，下肢関

---

* Tomoko HIROTA/地方独立行政法人 神奈川県立病院機構 神奈川県立こども医療センター発達支援科理学療法室

節の変形・拘縮などに対して経過の中で保存的または観血的に矯正や進行防止，脱臼の整復などの治療が行われる．

III. 二分脊椎症児の評価のポイントとは

　評価は，治療アプローチすなわち理学療法施行上の方針決定，短期・長期目標設定，プログラム立案と具体的な方法を検討するために，長期的展望に立ったうえで現在の課題を明確にするために行うものと考える．

　多様性や個別性を理解し，将来を見通した対応をするためには，運動機能だけでなく合併症，生育状況，家族背景や社会的環境などを含む，全体像を把握する評価を行う必要がある．立位・歩行能力の向上という狭義の目標を前提とするのではなく，生活の質の向上のための治療アプローチを検討するために総合的な評価を行う．

1．全体像の評価—年齢からみた成熟度
1）合併症の情報収集
　水頭症，キアリ奇形などが合併していると嚥下が困難な場合や，無呼吸発作が起こることがある．栄養摂取，呼吸機能ほか基本的な生命維持能力の評価は重要である．
2）発育状況（体格，四肢の形態など）
　栄養状態を把握し，日常の運動量を予測する．
3）視覚，聴覚機能
　理学療法施行上，必要な情報である．
4）運動発達
　状況に適した年齢相応の動作を行えるか．自発的な活動の質（安定性や巧緻性など）と量（過剰ではないか，または乏しくないか），発達の遅延や正常からの逸脱を把握する．
5）知的発達
　状況理解力は年齢相応か．水頭症に多くみられる視知覚認知障害の有無と程度，ことばの発達，話すことは流暢でも言語理解はどうか，年長児の場合は自己の障害像を認識しているかなどを把握する．
6）社会性
　コミュニケーション能力，対人関係について場所や場面に応じて適切な行動が行えるか．幼稚園や学校など集団に所属している場合の集団生活への適応力を評価する．
7）家族背景
　家族の二分脊椎症の理解，児の障害像の把握と受容，育児の仕方や生活状況の把握は重要である．

2．運動機能の評価
1）関節可動域
　二分脊椎症児の関節可動域は，麻痺によって生じる筋力のアンバランスにより成長とともに不良な変化をする場合が多い[5]．関節可動域の変化を把握することによって変形や脱臼を予測でき，またそれに伴い設定した目標や治療アプローチの修正もしやすくなる．そのためには定期的な関節可動域の評価が不可欠である．キアリ奇形により上肢にも麻痺の症状が出ることがあるため，必要に応じて上肢の関節可動域も評価する．
2）筋　力
　全身の自然な肢位を観察し，自発運動と刺激に対する反応運動を評価する．体幹・下肢筋の神経支配に基づく特徴的肢位および運動と対比して考察し，個々の筋力を推測する．指示に対する理解が得られる年齢ならば筋力テストを行い評価する．関節可動域同様，必要に応じて上肢の筋力も評価する．
3）痙　性
　二分脊椎症児の多くは，体幹・下肢の弛緩性麻痺が問題となるが，一部の筋に痙性麻痺がみられる場合がある．キアリ奇形を合併した場合は，上肢にも弛緩性および痙性麻痺がみられる場合があるため，注意が必要である．

4）脊柱・体幹・下肢の変形や脱臼

現存する脊柱側弯・後弯，胸郭や骨盤の変形，下肢関節の変形や脱臼の有無を評価する．さらに，肢位や運動の特徴から将来の変形や脱臼の予測，骨折の危険性の評価を行う．

5）下肢長・周径

脚長差の有無や程度，筋活動の左右差や筋の萎縮などを把握するために，定期的に計測を行う必要がある．

6）感覚麻痺

幼少時はテストを正確に行うのは困難なため，刺激に対する反応から推測する．感覚麻痺により，骨折，褥瘡，火傷，炎症などを長時間発見できない危険性があるため，感覚麻痺の範囲や程度を評価することは重要である．傷や変色，腫脹などがないかを観察し，坐骨や脊髄髄膜瘤の膨隆部，足底や足趾の底側など，褥瘡の好発部位は特に注意する．

7）膀胱直腸機能障害

排尿のために手圧，腹圧を用いることのできる二分脊椎症児は限定されることに留意しなくてはならない[6]．高圧排尿を行うことで上部尿路障害を誘発する危険性が高いため，二分脊椎症児の排尿管理は個々に泌尿器科で推奨するものが施行される．現在は清潔間欠導尿，清潔間欠自己導尿が主流である．理学療法士は自己導尿の際の適切な姿勢保持と動作の安定のための工夫に関わる必要があり，排尿管理の方法について情報を得るべきである．

また，理学療法施行による腹圧上昇によって排便することがあるが，肛門括約筋の収縮障害による便失禁の可能性もある．排便状態についても知っておく必要がある[7,8,9]．

8）姿勢・起居移動動作・歩行

姿勢・起居移動動作の分析は，二分脊椎症児の生活上での困難性の原因を考察し，それを継続することで将来起こりうる問題を予測するために重要である．歩行できる場合は，歩容，安定性やスピード，移動距離などを評価し，将来的な変形や歩行能力を予測した上で，必要な装具を検討し目標を設定する．

9）日常生活動作（ADL：activity of daily living）

食事，更衣，入浴，排泄，移動などの自立度や介助量を評価する．理学療法は移動能力の目標達成を優先し，立位・歩行練習に終始してしまいやすいが，成長とともに生活の中で自立度を高めていくことが重要なため，生活状況を把握しておくことが不可欠である．麻痺レベルが高位なため，座位が不安定で困難な動作がある場合などは，座位の安定に必要な，骨盤を中心とした体幹のコントロールのための腹筋・背筋の強化や，体幹の伸展や回旋の練習を，必要な上肢の運動と協調させて行うなどのアプローチを行う．場面に応じた安定した座位設定の助言も行いたい．ADLの評価は，理学療法施行時の観察だけでなく，二分脊椎症児本人や家族，関係者からていねいに生活状況を聞きとり，ニードを把握することが重要と考える．ADLの評価および治療アプローチは作業療法士とも十分に連携したい．

これらの総合的な評価を踏まえて二分脊椎症児の機能の目標設定を行う際にはSharrardの分類[10]を参考にすることができる．そのためには麻痺レベルを推定することが必要である．

麻痺レベルの推定は一般にSharrardによる下肢筋の神経支配（図1）を参考に脊髄機能の残存部位の下限をもってなされる．残存部位の下限は評価から推測する．

麻痺レベル別の主要な筋力残存筋と予測される下肢の変形を示す（表1）．

歩行能力の評価は機能的に4段階に分けたHofferの分類[11]を用いることが多い（表2）．

麻痺レベル別到達可能な歩行能力と，必要と思われる下肢装具を示す．麻痺レベルに左右差がある場合は，低位側の分類の歩行能力を獲得することが多い（表3）．

表3の歩行能力は到達可能ではあるが，いつ

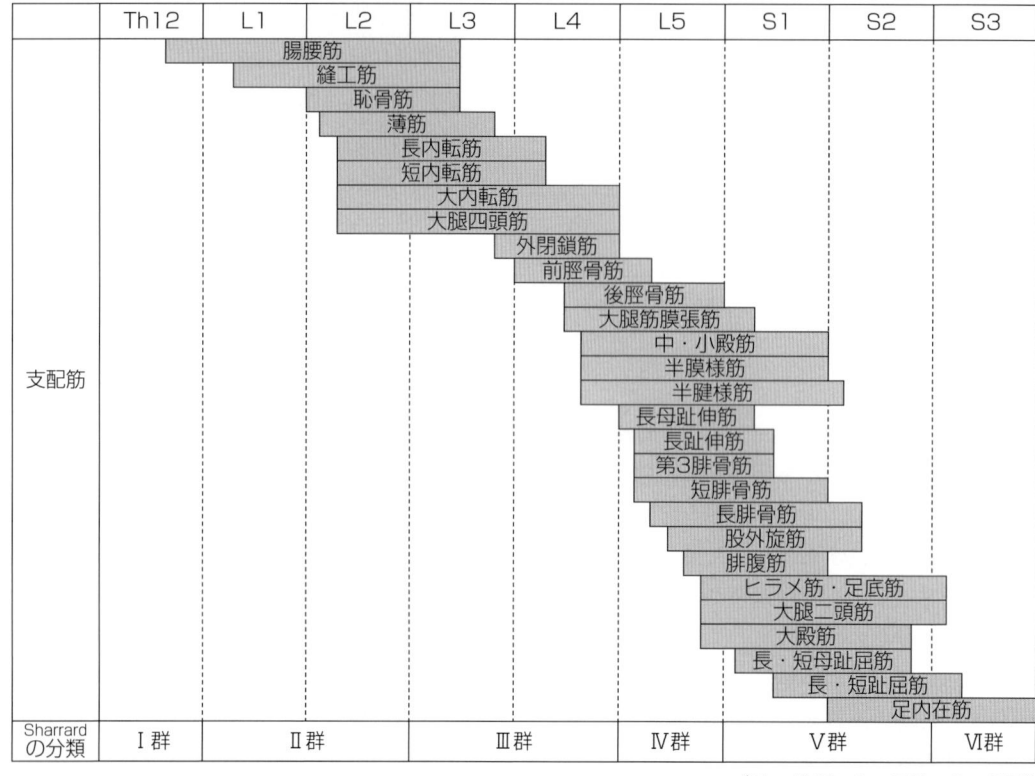

	Th12	L1	L2	L3	L4	L5	S1	S2	S3
支配筋		腸腰筋 縫工筋 恥骨筋 薄筋 長内転筋 短内転筋 大内転筋 大腿四頭筋 外閉鎖筋 前脛骨筋			後脛骨筋 大腿筋膜張筋 中・小殿筋 半膜様筋 半腱様筋 長母趾伸筋 長趾伸筋 第3腓骨筋 短腓骨筋 長腓骨筋 股外旋筋 腓腹筋		ヒラメ筋・足底筋 大腿二頭筋 大殿筋 長・短母趾屈筋 長・短趾屈筋 足内在筋		
Sharrard の分類	I群	II群		III群		IV群	V群		VI群

(Th：胸髄, L：腰髄, S：仙髄)

図 1　Sharrard による麻痺レベルの分類と下肢筋の神経支配

表 1　Sharrard の分類による主要な筋力残存筋と下肢変形

Sharrard の分類	主要な筋力残存筋	下肢変形		
		股関節	膝関節	足部
I群 (Th)	下肢筋なし	屈曲外転外旋	屈曲	内反尖足
II群 (L1, 2)	腸腰筋 縫工筋 股関節内転筋一部	屈曲外転外旋	屈曲	下垂足 内反尖足 足趾屈曲内転
III群 (L3, 4)	股関節内転筋 大腿四頭筋 前脛骨筋一部	屈曲内転 股関節脱臼しやすい	軽度屈曲 反張膝 下肢内捻	内反踵足 足趾屈曲内転
IV群 (L5)	内側ハムストリングス一部 前脛骨筋，腓骨筋 中・小殿筋一部	屈曲内転	屈曲 外反膝（X脚） 下肢内捻	外反・内反踵足・凹足 槌趾
V群 (S1, 2)	中・大殿筋 内・外側ハムストリングス 下腿三頭筋	軽度屈曲	軽度屈曲 下腿内捻	踵足・凹足 槌趾
VI群 (S3)	直腸膀胱障害のみ	変形はほとんどみられない	同左	同左

表2 Hofferによる歩行能力の分類

1) community ambulator：杖や装具を必要とするが，戸外，室内とも歩行可能なもの
2) household ambulator：室内のみ装具使用によって歩行可能であるが，社会的活動には車いすの使用を要するもの
3) non-functional ambulator：家，学校および病院における練習時のみ歩行可能で，そのほかは車いすの使用を要するもの
4) non ambulator：移動にはすべて車いすを要するもの

表3 麻痺レベル別歩行能力と必要下肢装具

Sharrardの分類	必要な下肢装具	Hofferの分類	歩行能力
I群（Th）	体幹装具または骨盤帯付長下肢装具	non ambulator	主に車いす移動 練習レベルで杖，歩行器歩行可
II群（L1，2）	骨盤帯付長下肢装具	non functional ambulator（一部 household ambulator）	主に車いす移動 練習レベルで杖，歩行器歩行可
III群（L3，4）	高位例は骨盤帯付長下肢装具 低位例は長下肢装具	community ambulator（杖歩行群）	高位例は車いす移動 杖，歩行器歩行可 独歩一部可
IV群（L5）	長下肢装具 姿勢良好なら短下肢装具	community ambulator（独歩群）	独歩 一部杖使用
V群（S1，2）	高位例は短下肢装具 低位例は靴型装具・足底板	community ambulator（独歩群）	独歩
VI群（S3）	無		独歩

たん獲得しても加齢とともに低下することが多い．装具や補助具は，良好なアライメントをできるだけ長期間保持するために，年齢や移動能力に応じて段階的に変化させていくことが重要と考える[12]．

また，水頭症合併例で多くみられる視知覚認知障害や，理解力の不十分さを有する二分脊椎症児では転倒などの危険性への注意が不足していたり，逆に身体が不安定な状況を過剰に怖がることがあるので，立位・歩行練習の際に考慮する必要がある．

III．二分脊椎症児の基本的な治療アプローチとは

二分脊椎症児の治療で基本となるのは，①脊柱・下肢関節の変形・拘縮の予防，②筋力維持・強化，③運動発達促進（立位・歩行練習），④ADL練習，⑤体重管理，である．

1．乳児期

脊髄髄膜瘤閉鎖術およびシャント術後，リハビリテーションが開始される．胎児診断されている二分脊椎症児が増えており，新生児期からの適切な関わりが大切である[13,14]．理学療法士は必要に応じて創部除圧のためのポジショニングに関わる．次に，脊柱・下肢を中心に変形や関節可動域の評価を行い，自発運動と刺激に対する反応から筋力や感覚麻痺を評価する．乳児期は変化に富む時期なので，麻痺レベルの推定は経過とともに修正しながら将来的な変形や歩行能力を予測する．変形が出生直後からみられる場合や，変形には至っていないが，常時一定の肢位をとりやすい場合は，変形予防のために

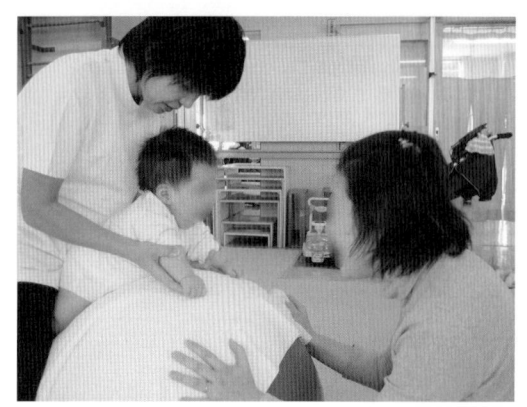

図2　バルーンを利用した抗重力活動促進

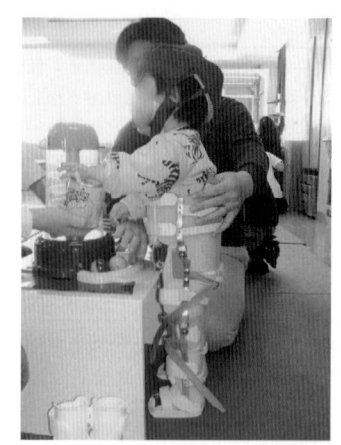

図3　装具を使用した立位練習

徒手による関節可動域維持・改善を行う．同時に感覚麻痺を考慮し，褥瘡を形成しないように注意しながら，包帯やソフトな素材を用いて良肢位保持を行う．

総合的な評価から短期・長期目標を設定し，姿勢や運動のコントロールの学習による発達を促していく[15]．キアリ奇形を伴っている場合は，無呼吸発作や誤嚥などの可能性があるため，常に全身状態を観察することが重要である．水頭症でシャント管理がされている場合は，脳神経外科に頭部挙上の範囲を確認し，全身状態の変化に留意しながら，背臥位では全身の屈曲活動，腹臥位では全身の伸展活動を促し，肩甲帯の安定性と上肢の支持性を高め定頸の獲得を目指す（図2）．

定頸が得られたら，より上・下肢の活動性を引き出しながら，寝返りや座位練習を開始する．臥位・座位での抗重力活動を促進する中で体幹の筋活動を向上させ，重心移動に対応できる骨盤コントロールを学習させる．

麻痺レベルに左右差がある場合は，非対称性の進行に注意する．脊柱側弯，股関節脱臼，下肢関節の変形・拘縮の進行に注意し，抱っこの仕方や関わり方を家族に指導する．

興味が拡大し移動の意欲が向上してきたら，臥位から座位への体幹の回旋を伴う姿勢変換やずり這い，四つ這い練習を行う．並行して椅座位や立位で足底での荷重経験を促し，合併症などの問題がなければ，1歳ごろには立位・歩行練習ができる状態を目指す．

2．幼児期

活発な運動がみられるようになり，より変形の予防と体幹・上・下肢の筋力強化が必要になる．麻痺レベルによる特徴的な肢位は，第2腰髄以上では重力による不良肢位により股関節屈曲・外転・外旋，膝関節屈曲，内反尖足を呈する．第3・4腰髄では股関節屈曲・内転，膝関節伸展または軽度屈曲，内反踵足，第5腰髄以下では足部の筋にさまざまな筋力不均衡が生じ，これに立位・歩行による荷重が加わることで，外反または内反凹足・踵足，槌趾変形など，多様な足部変形を生じやすい[16,17]．胸髄や高位腰髄レベルで実用的な立位保持が困難な場合でも，骨盤帯付き長下肢装具を使用して立位練習の機会をつくる．下肢への荷重によって骨萎縮を軽減し，骨折の危険性を低下させることや，臼蓋形成を促すことによる股関節脱臼予防，対称的に全身の抗重力伸展筋の活動を高めることで，脊柱側弯や後弯の予防，下肢関節の屈曲拘縮予防が期待できるからである（図3）．

体幹・股関節周囲筋群の筋力があり，骨盤コントロールを伴う安定した立位が可能な場合

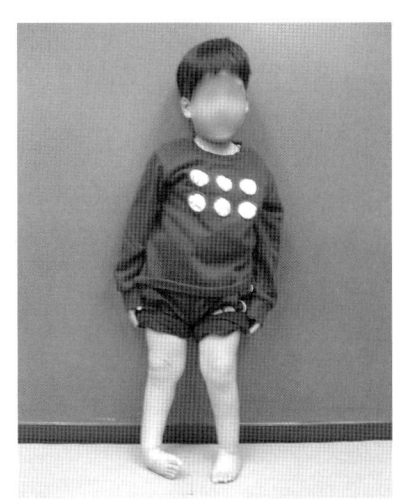

図4 変形のため裸足では歩行が困難な症例

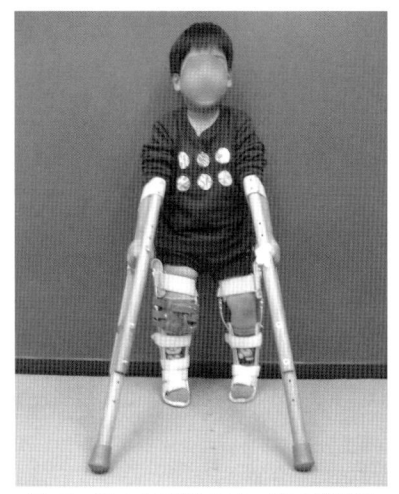

図5 図4の症例の杖・装具使用時
適切な杖と装具の選択により歩行可能になった

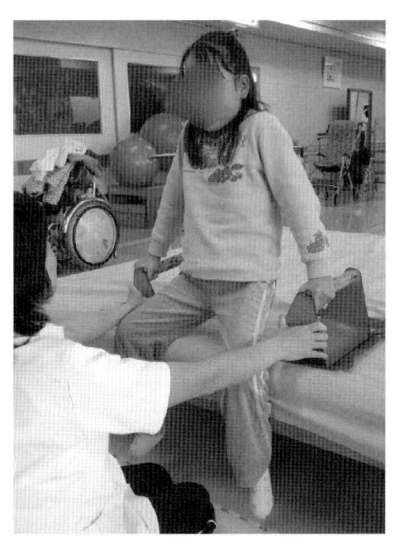

図6 プッシュアップ練習

は，長下肢装具を使用する．股・膝関節の抗重力伸展が得られる場合は短下肢装具を使用する．この場合，足関節底屈筋力が不十分だと股・膝関節は長期的経過の中で屈曲拘縮を起こしやすいことや，下腿に過負荷がかかり疲労骨折の危険性があることに留意する．

3，4歳ごろに知的発達に伴う理解力向上と上肢・体幹の筋力が十分得られている場合は，介助での立位・歩行練習から，歩行器や松葉杖，ロフストランドクラッチなどを使用して立位・歩行の自立を目指した練習に移行する（**図4, 5**）．装具・歩行器・杖などは，常に適合評価をし，破損やゆるみなどメンテナンスにも注意しないと重大な事故につながることがある．

関節可動域練習は骨折や関節保護に注意して行う．変形や脱臼が進行し，足底接地不良，褥瘡の形成，装具装着困難などが生じた場合は整形外科の手術適応となる．

就学に向けて，平地だけでなく段差，階段，不整地の歩行練習，装具の着脱および床からの起立などを練習し，より実用的な歩行の確立を目指す．

移動に車いすを使用する場合は，操作および乗り降りの練習を行う．段差を想定して車いすの前輪を上げる練習も必要に応じて行う．長時間の座位によって坐骨部に褥瘡を形成する危険性が高くなるため，積極的にプッシュアップなどを練習し，上肢と腹筋の筋力強化を図っておくことは重要である（**図6**）．

ADLの向上を目指すことも重要である．衣服・装具の着脱は集団生活に入る前に十分な練習によって獲得を目指す．また，清潔間欠自己導尿および排便処理の手技の確立に向けて，適

切な姿勢の保持や，動作を練習する際に理学療法士も必要に応じて関わる．高位レベルでは，座位を安定させるために座面の工夫など環境的配慮が必要な場合もある．

3．学童期

　学校で過ごす時間が生活の中心となり，活動性が高まる中で感覚麻痺による足部の外傷や装具による圧迫創をつくりやすい．したがって，予防と早期発見のため好発部位は特に注意して観察するように本人と家族に指導を行う．また，椅子に座っている時間が長くなり，脊柱側弯・後弯，下肢関節屈曲拘縮を生じやすくなるため，立位・歩行練習を継続し，全身の伸展活動の機会を維持して関節の変形・拘縮を予防するとともに，骨萎縮に伴う骨折を予防する．

　車いすを使用する二分脊椎症児は，特に坐骨部や脊髄髄膜瘤の膨隆部に褥瘡を形成する危険性が増加するので，一定時間ごとにプッシュアップによる除圧や姿勢変換を行うように指導する．車いすのシートの再評価も重要である．

　運動量減少により肥満傾向が増加するため，スポーツ活動への参加を勧めるほかに，関係者の介助の質と量を見直し，本人が動作をより積極的に行うことで一定の運動量を維持できるよう指導する．適切な食事指導の検討も必要である．

　長期臥床や安静により運動機能の減退をきたさないように尿路管理を中心とした健康管理も重要である．清潔間欠自己導尿を車いす上やベッド上などで行う場合は，安定した姿勢保持と動作，容易な移動が行えるように，車いすのシートやバックレスト，フットレストなどの工夫や調整を二分脊椎症児本人および家族や関係者とていねいに検討することが大切である．

　学童期の10歳前後で運動機能のピークを迎え，加齢に伴い運動機能が後退する例が多くみられるが，これは体重増加，体重に対する筋力停滞による下肢の支持性低下，変形・拘縮の進行，骨折，褥瘡などが生じた場合の治療に伴う長期臥床，手術後の安静による廃用性筋萎縮などの身体的要因が関与していると考えられる．また，所属集団の変化に伴い，移動のスピードや移動範囲の拡大が要求されるため，車いす移動が中心になっていくという社会的要因もある[18]．

4．青年期以降

　運動機能を維持するために変形・拘縮の進行を防止し，筋力をできるだけ維持することが長期にわたる目標となる．肥満防止のためにも身体を動かす機会を積極的にもつことが大切である．思春期以降は衣服の着脱や入浴動作を多くの二分脊椎症児は一人で行うようになり，そのため褥瘡や骨折の発見が遅れやすい．坐骨部や足底部は自分で観察しにくい部位だが，体重増加に加えて脊柱側弯や股関節脱臼を合併していると体重負荷が偏るため，より褥瘡形成の危険性が高まる．また足趾骨折や足趾底側の褥瘡も発見しにくい．鏡などを利用した毎日の観察による早期発見と，適切な褥瘡予防クッションなどの使用が重要である．知的障害のため本人に自覚を促すのが難しい場合は，家族や関係者が注意して観察する必要がある[19]．

　加齢に伴い腰痛や下肢関節痛などの痛みが生じてくることがある．脊髄係留症候群による場合は，脳神経外科の治療が必要だが，経年的な不良姿勢によるものであれば筋力強化によって姿勢を改善し，痛みの軽減を図るほか，装具や車いすの工夫を検討する必要がある[20]．

Ⅳ．おわりに

　二分脊椎症児は，多くが自立を目標にできる．移動を含め身辺のことが自分でできることも大切だが，自分の意志で選択，決定するという最も基本的なことができることや，自分一人ではできないことを周りの人に依頼できるよう

な社会性を，成長の中でさまざまな経験をとおして身につけてもらいたいと思う．そのためには周囲の理解と協力が不可欠と考える．

　二分脊椎症児のさまざまな問題に対しては関連各科の医療者，保育士，教師，家族や介助者で連携したチームアプローチの継続が必要である．二分脊椎症児が成長に応じて生活をより豊かに送るために，理学療法士は関係者と協力して長期的な視野で関わることが重要である．

文献

1) 君塚　葵：二分脊椎への多面的アプローチ―オーバービュー，今必要なトータルケア．臨床リハ　**16**：317-322, 2007
2) 松井　潔：幼児期における諸問題．こども医療センター医学誌　**33**：67-71, 2004
3) 全国二分脊椎症児者を守る会：SSK 二分脊椎（症）の手引き．身体障害者団体定期刊行物協会, 1996
4) 新井　一：ライフステージからみた治療・ケア (1) 脳神経外科．臨床リハ　**16**：323-328, 2007
5) 沖　高司：ライフステージからみた治療・ケア (4) リハビリテーション科．臨床リハ　**16**：344-349, 2007
6) 井川靖彦，西沢　理：ライフステージからみた治療・ケア (2) 尿路管理．臨床リハ　**16**：329-335, 2007
7) 武　浩志：二分脊椎患児の排泄障害の治療とケア．こども医療センター医学誌　**33**：83-85, 2004
8) 山崎雄一郎：排尿管理と最近の尿路再建．こども医療センター医学誌　**33**：85-88, 2004
9) 萩原綾子：外来における排泄管理への看護．こども医療センター医学誌　**33**：88-90, 2004
10) Sharrard WJW：Posterior iliopsoas transplantation in the treatment of paralytic dislocation of the hip. *J Bone Joint Surg* **46**：426-444, 1964
11) Hoffer MM, Feiwell E, Perry R, et al：Functional ambulation in patients with myelomeningocele. *J Bone Joint Surg* **55**：137-148, 1973
12) 小山一信：二分脊椎症の理学療法．PTジャーナル　**31**：420-425, 1997
13) 松井　潔：胎児期・新生児期・乳児期の障害への支援．脳と発達　**39**：111-115, 2007
14) 胎児期水頭症ガイドライン編集委員会：胎児期水頭症診断と治療ガイドライン．金芳堂, 2005
15) 平井孝明：移動をスムーズに行うための援助．こども医療センター医学誌　**33**：80-82, 2004
16) 町田治郎：二分脊椎による足の変形．こども医療センター医学誌　**33**：76-80, 2004
17) 町田治郎：二分脊椎による足部変形に対する治療．山本晴康（編）：足の外科の要点と盲点．文光堂, 2006, pp307-313
18) 大川嗣雄，陣内一保（編）：こどものリハビリテーション．医学書院, 1991
19) 藤井敏男：ライフステージからみた治療・ケア (3) 整形外科．臨床リハ　**16**：336-343, 2007
20) 沖　高司：二分脊椎．総合リハ　**27**：403-409, 1999

第3章

新生児期から学童期における理学療法アプローチ

児の発達,成育に沿った理学療法評価のポイントと実際について,さらに治療アプローチをどのように展開すべきかを具体的なアプローチを示しながら述べる.

1. 新生児期における理学療法アプローチ
2. 乳児期における理学療法アプローチ
3. 幼児期における理学療法アプローチ
4. 学齢期における理学療法アプローチ

1 新生児期における理学療法アプローチ

細田里南*

◆ Key Questions ◆
1. 低体重出生児，新生児集中治療室における児の評価とは
2. NICUでの理学療法士の役割と看護師，医師との連携とは
3. 新生児期での理学療法アプローチの具体的な方法とは

I．低出生体重児，新生児集中治療室における児の評価とは

　新生児集中治療室（NICU：neonatal intensive care unit）で管理される児の多くは，早産児や低出生体重児であり，呼吸・循環・代謝障害，中枢神経障害，染色体異常，先天性奇形などを合併する児も多く含まれる．低出生体重児には，早産により低体重を示すものや，週数に比して体格が小さい場合が含まれる（**表1**）．特に，出生体重1,000 g未満の超低出生体重児の発達予後は，正期産児と比べその発達経過が良好とはいえず[1]，これらの児の発達リスクには身体的なものに加え社会的リスクも含まれ，児の家族背景を含めた社会的アプローチが必要となる．

1．生理学的・解剖学的特徴

　低出生体重児に介入する際に重要なことは，神経系，呼吸・循環系，筋骨格系，消化器系などの未熟性を理解することである（**表2**）[2-5]．低出生体重児は子宮外生活で適応する最低限の準備がなされないまま出生に至っているため，

わずかな刺激に対しても呼吸・循環系の変動が引き起こされやすい．そのため未熟な機能を補うためにさまざまな医学的管理が必要となる．理学療法評価・治療を施行する際には，児を囲む機器によって児の状態を把握することが可能であるが，その機器類への配慮も行う必要がある．理学療法実施前・中・後は，モニターに表示される数値の変化と同時に，皮膚色・呼吸パターンなどを確認する必要がある．

2．覚醒状態

　新生児の睡眠覚醒リズムは多相性である．特に，低出生体重児においては，正期産児と比較して長い睡眠時間をとり，覚醒時間は短く突発的であるといわれている[6]．一般的に，低出生体重児への介入は「静かに目覚めた状態」が適切とされているが，必ずしも適切な覚醒状態で介入ができるとは限らない．また，評価や治療を実施するうえでも，覚醒レベルによりその反応が異なることが予測され，介入の際に児の覚醒状態を確認し，カルテにも記載しておく必要がある．よって，覚醒レベルに応じた評価・介入を選択する必要も出てくる．Brazelton新生児行動評価[7]をもとに，児の睡眠・覚醒段階（state：状態）を**表3**に示す．

---

* Rina HOSODA／高知大学医学部附属病院リハビリテーション部

表1 早産児・低出生体重児分類

出生体重別
- 低出生体重児　　2,500 g 未満
- 極低出生体重児　1,500 g 未満
- 超低出生体重児　1,000 g 未満
- *巨大児　　　　4,000 g 以上

在胎週数別
- 早産児　　在胎 37 週未満
- *正期産児　在胎 37〜41 週
- *過期産児　在胎 42 週以降

在胎週数と出生時の体格別：在胎別出生時体格基準値と比較
- SFD（small for dates）　　　　　　身長体重ともに 10%タイル未満
- AFD（appropriate for dates）　　　身長体重ともに 10%タイル以上，90%タイル未満
- light for dates infant　　　　　　身長は 10%タイル以上，体重が 10%タイル未満
- large for dates infant　　　　　　身長体重ともに 90%タイル以上

表2 生理学的・解剖学的特徴

機能	特徴
呼吸	肺胞の表面張力を低下させる物質サーファクタント（表面活性物質）が放出されるのは在胎 32〜35 週であるため，それ以前に出生される早産児は呼吸障害をきたしやすい．新生児の呼吸は横隔膜で行われる腹式呼吸であるため，哺乳などで腹部膨満が起こると，横隔膜が押し上げられ呼吸困難に陥る．さらに，呼吸中枢も未熟であるために無呼吸になりやすく，解剖学的にも肺のガス交換面積が相対的に小さいので，運動や発熱によって代謝が亢進した場合には呼吸不全に陥りやすいことや，気道も細く軟らかいため，分泌物や炎症によって気道が閉塞され，無気肺になりやすい
循環	出生を境に胎児循環から成人循環に移行していく．最初の呼吸の開始で，肺の拡張，ガス交換が始まり，肺血管の抵抗減少，動脈血酸素分圧の増加，血管系の抵抗増加が起こり，卵円孔が機能的に閉鎖する．しかし，早産児では動脈管壁の筋層の発育が十分でないうえ，酸素分圧の上昇が不良であることから，動脈管の閉鎖が遅れることがある．また，満期産児に比べ心拍数がより高く，不規則になりがちなうえ，心拍出量も心拍数依存型であり，心筋も未熟であるため心駆出量を増加させる能力に限界があり，徐脈発作もよくみられる
中枢神経	解剖学的特殊性として，在胎 32 週ごろまでは脳室周囲の血管構築がきわめて乏しく，軽微な血流の変化でも容易に虚血に陥りやすい．また，脳血流量の自動調節能が未熟なため，ストレス，薬物，輸血などによる血圧・血流の変動が直接脳血流へ大きな影響を及ぼし，将来的に脳性麻痺となる脳室周囲白質軟化症や脳室内出血などの中枢神経障害につながることが予測される
消化・嚥下	新生児の胃は成人に比べると縦型で，噴門部の括約筋が弱いので，げっぷが出やすいという利点はあるが，吐きやすく，哺乳直後の理学療法は誤嚥の危険を伴う．効率的な吸啜・嚥下ができるためには，成熟した探索，吸啜，嚥下反射，口腔運動筋筋緊張，強力な頬脂肪体，屈筋筋緊張，呼吸・嚥下の協調性が必要となる
免疫	新生児は胎盤を介して母親から免疫グロブリン G（IgG）の供給を受け，母体と同等の免疫機能を保つ．IgG の胎児への移行は妊娠 7 カ月ごろから急増するため，それ以前に生まれた早産児はきわめて感染症にかかりやすい
体温調節	新生児の熱源の中心となる褐色脂肪組織の発達は 26〜30 週ごろより分化するため，早産児では体温調節が困難である．満期産児では皮下脂肪は比較的厚く，四肢屈曲位であるため，低温にさらされると熱産生を増加させる能力をもっているが，早産児では体重あたりの体表面積が大きいこと，皮膚が薄く皮下脂肪が少ないこと，四肢の屈筋筋緊張が低いために四肢を伸ばしていることなどの理由から，皮膚からの熱の放散は大きく，熱産生を十分増加させることができないので低体温に陥りやすい

表 3 覚醒状態の段階づけ

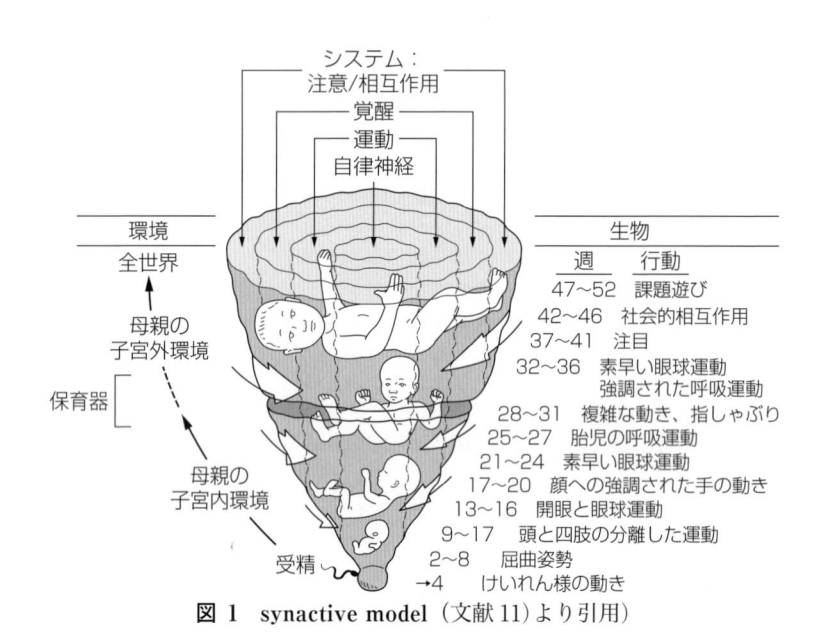

睡眠・覚醒段階	内　容	睡眠 or 覚醒
state もしくは 状態 1	規則的な呼吸を伴った深い睡眠状態 驚愕以外に自発運動はない	睡眠
state もしくは 状態 2	目を閉じた浅い睡眠状態 呼吸は不規則で閉じたまぶたの上から眼球運動を確認できる	睡眠
state もしくは 状態 3	眠そうな，または半眠りの状態 開眼していても活気はなく，活動性は変化しやすい	睡眠〜覚醒
state もしくは 状態 4	輝きのある目つきをした敏活な状態 運動の活動性は少ない	覚醒
state もしくは 状態 5	活動性が高く，短くぐずり泣く状態	覚醒
state もしくは 状態 6	強い啼泣状態	覚醒

図 1　synactive model（文献 11）より引用）

3. 新生児行動

理学療法を実施する際，児が対処できる範囲の刺激量を見極めていくことが必要である．新生児は胎児期より音や光に対して反応を示すといわれており[8,9]，与えられた刺激によりその後の発達にも影響を及ぼすことが報告されている．児が外環境から受ける反応を捉えることは，デベロップメンタルケアの視点からみても非常に重要なことである[10]．刺激量を検討する評価ツールとして，新生児行動の仕組みと捉え方を述べる．

1）低出生体重児の神経行動発達[11]

Als[11]は，児の行動が 5 つのサブシステムによりコントロールされているとする「synactive model（発達の共生理論）」を提唱している．これは，サブシステムを自律神経，運動，睡眠・覚醒，注意・相互作用，自己調節から構成するものとしており，相互に関与し合いながら機能

表 4 行動様式（文献 12）より改変引用）

	自律神経系	運動系	状態系	相互作用系
アプローチ行動	・規則的な呼吸 ・安定した心拍数	・滑らかな運動 ・四肢のくつろいだ状態	・覚醒状態の移行が滑らか	・驚いた表情をする ・話しているように口を動かす
コーピング行動		・手を口にもっていく ・握る ・吸啜・吸啜探索	・下位の覚醒状態への移行	
ストレス行動	・不規則な呼吸 ・頻脈 ・徐脈 ・驚愕 ・心拍数・SpO_2の変化	・そり返り ・もがく ・宙に浮いたような座位 ・手指を広げる	・散漫な睡眠状態 ・覚醒の欠如 ・過剰な覚醒	・目をそらす ・注視の固定 ・眼球の浮遊 ・あくび ・しかめ面

していると仮定したものである（図1）．この行動機構の基盤は自律神経機構であり，これが不安定な時期にはその周囲の運動機構や睡眠・覚醒機構の発達も不安定となり，逆に睡眠・覚醒機構の不安定さが生じると徐々に中核の運動機構・自律神経機構にも影響を及ぼすというものである．

2）新生児の行動様式

「新生児はすべての環境からの影響を行動によって表現している」という考えに基づくものである．その行動は，①アプローチ行動：刺激に対してストレスを感じることなく，その刺激に対応できている行動，②コーピング行動：刺激に対してストレスを経験するが，その影響を減少させ安定しようとする行動，③ストレス行動：刺激の受け入れ容量を超え，過負荷の状態になっている行動，の3つと理解する[12]．理学療法実施中にアプローチ行動が優位に出現していれば介入状態に適した状態と考え，ストレス行動が出現すればいったん刺激を中断させて自己回復を待つか，児を手で包み込む（ホールディング）などの安定化を促す介入が必要な状態だと判断する．具体的な行動については表4に示す．

4．神経学的および行動学的評価

1）Dubowitz の新生児神経学的評価[13,14]

神経学的・行動学的評価に基づき構成されたもので，評価は全34項目よりなり，tone（10項目），tone patterns（5項目），reflexes（6項目），movements（3項目），abnormal signs（3項目），behavior（7項目）の6つのカテゴリーからなる．特徴として，後述する Brazelton 新生児行動評価に含まれる光と音に対する慣れ反応が組み込まれている．評価は慣れ反応に始まり，運動と姿勢，反射，行動学的指標に関する項目をみていくこととなる．在胎週数別にスコア化することができ，総スコア満点が34点となるが，神経学的異常がない満期産児は30点未満ではフォローアップの対象になると設定されている．ただし，早産児の場合は神経学的異常がなくとも30点未満になることが予測されている．在胎37〜42週での評価が可能となっている．

2）Prechtl の general movements（GMs）[15,16]

Prechtl[15]は，新生児が外から刺激を受けずに自発的に動いている状態を自発運動と呼んだ．GMs は自発運動の一つで，その自発運動の中で最も頻回にみられる代表的な全身運動であり，重要なのは上肢・下肢・頭部・体幹の運動が変化しながら連続することである．すなわ

表 5 哺乳に必要な吸啜運動に関わる原始反射（文献18）より改変引用）

反射	働き
①探索反射	口唇や口角，その他の口腔周辺の顔面皮膚の触刺激に対して，頭部を刺激源のほうに向ける時に，同時に口を開き，舌を突出させ刺激源を口腔に取り込もうとする
②口唇反射	口唇に触刺激を加えると，上下の口唇をすぼめて前方に突出させ，刺激源を口唇で挟み込むようにして口を閉じる
③吸啜反射	口唇反射によって口腔内に取り込まれた刺激源を下顎を挙上させて，上顎中央部の吸啜窩に押しつけながら，舌で包み込むようにリズミカルに押しつけて母乳を搾り出すとともに，下顎を下方に動かすことによって，口腔内に陰圧を発生させて母乳を流出させる
④嚥下反射	唾液や食物が口腔後方に送り込まれ，嚥下反射の誘発域に達すると嚥下運動が起こる

ち，発達とともに移りゆく自発運動を総合的に評価するもので，児を背臥位の姿勢で寝かせ，自発的に起こる運動を上方あるいは一側上方からビデオ撮影する．観察のみの評価であるため，児にいっさい侵襲を加えず，各時期の自発運動の質を観察することで将来的な神経発達学的予後を予測するものである．

3）Brazelton新生児行動評価[7,17]

Brazelton新生児行動評価は，1973年にBrazelton博士によって開発された新生児の神経行動発達の評価方法である．この評価法は，新生児を外界との相互作用によって諸機能を獲得する主体として捉え，その発達は自律神経系・運動系・状態系・注意/相互作用系の4つの行動系の組織化と中枢神経系の発達，外環境との相互作用によって獲得されるとしている．検査は，新生児と検査者との相互作用を通じて，①新生児の各行動系の安定と全体の組織化，②新生児が外界から受ける影響，③新生児の能動的な外界への行動を評価するように意図されている．評価項目は，35項目の行動評価と18項目の神経学的評価から構成され，行動評価項目は9段階，神経学的評価は4段階の尺度で評価される．結果を育児者にフィードバックすることで児の能力や扱い方を指導することができる．

5．哺乳機能評価[18,19]

哺乳に必要な吸啜運動に関わる原始反射として，探索反射・口唇反射・吸啜反射・嚥下反射があげられる（**表5**）．早産児では，哺乳に必要な屈筋緊張に欠き，頬脂肪体が小さく，必要な口腔運動反射が未成熟であるうえ，人工呼吸器管理などで口腔の過敏性や不良姿勢での固定が重なり，効率の悪い哺乳となるため援助が必要となる．なお，修正32〜33週では圧出圧と吸啜圧の調和は十分ではなく，修正35週以降になると吸気・嚥下・呼気というパターンが増え，呼吸を止めて嚥下する割合は減少する．したがって，口腔内の過敏性，哺乳リズム，哺乳時の姿勢や筋緊張などを評価する必要がある．

II．新生児集中治療室での理学療法士の役割と看護師，医師との連携とは

NICUで児に携わるスタッフには，医師（小児科・産婦人科・眼科・外科・脳神経外科など），看護師，保健師，理学療法士を含むリハビリテーションスタッフ，検査技師，薬剤師，臨床心理士などがあげられる．ただし，これら多職種が合同でカンファレンスを行うのは，よほどの問題症例でない限り，まず困難ではないだろうか．理学療法士にしてみても，介入目的はさまざまでありながらも，児に接する時間は1日数十分程度であり，実際のところは，カルテや看護師から日々の児の容態などを情報収集するのが現状である．得られる情報には，児の身体的情報に限らず，家族背景を含む家人の愛着形

表 6 各部門からの情報収集

職　種	情報内容
医　師	医学的情報全般（治療方針など），発達障害などの予後を含む告知状況
看護師・保健師	日々の状態変化，育児者のコンプライアンス
リハスタッフ	神経・筋・骨格系の発達状況，必要な運動療法内容
臨床心理士	児・母親を含めた家族の心理状況

表 7 新生児における気道クリアランス法

手　技	目的・方法・注意点
体位変換	無気肺や気道内分泌物の貯留を予防するために定期的に体位変換を行う．極低出生体重児では，初期には minimum handling に努め，体位変換時はライン，チューブに注意し，体位変換後は左右の呼吸音を聞く
排痰体位	分泌物の貯留部位を最高位にした体位をとり，重力を利用し気道内分泌物を移動させる．排痰体位に各手技を併用したほうがより効果的で実施時間が短くなる．頭低位を避け，頭部の固定や保護を行う
軽打法	軽打により比較的大きな気管支の分泌物を壁から分離させ，移動を促す．胸郭にガーゼなどを当て，吸気・呼気に関係なく，40〜50 回/分，5〜10 mm 変位する程度たたく．軽打による頭蓋内出血や肋骨骨折などのリスクに留意する
振動法	無気肺や気道分泌物の貯留する部位に振動を加えることで気管支壁の分泌物を遊離させ，また線毛の動きを促進し，比較的末梢気道からの分泌物を排出する．ただし，骨折・無呼吸・徐脈発作の危険性が指摘されており，通常の気道内吸引をしても痰が取りきれない場合や，明らかな無気肺がある場合にのみ用いる
呼気圧迫法	胸郭圧迫による陰圧呼吸により，虚脱した肺胞を再拡張させる．また，胸郭圧迫による呼気流速の増加を利用し，分泌物が気管支を閉塞している場合の貫通や末梢気道からの分泌を促す．無気肺や気道内分泌物の貯留している肺野に相当する胸郭を 2〜4 指の指先で呼気時に圧迫するか，胸郭全体を手掌で圧迫する．過度な圧迫は肋骨骨折などの合併症が懸念されるため，胸郭の圧迫が過度にならないようにする
吸気ゆすり法	吸気時に患側の胸郭を拡張させるように，上体全体を吸気時に引き上げながら振動を加えることで，air entry の改善を促す．ただし，下側肺障害や air entry の悪い部分があり，体位変換が困難な場合や，胸郭が骨化しておらず他の手技を用いることができない場合に行う
バッグ換気	バッグ加圧により分泌物で閉塞した気管支を貫通させることで，末梢まで十分に酸素を供給する．最高気道内圧を超えないよう，圧測定器で確認しながらバッグによる換気を行う
吸　引	陰圧をかけたチューブを気道内に挿入し，気道まで排出された気道分泌物を取り除く．1 回の吸引は 10 秒以内とし，吸引チューブの長さを気管分岐部より短めにして吸引する．吸引はさまざまな問題を起こしやすいため，吸引中は細心の注意を払い，モニターチェックや観察を行う．吸引後は十分な換気を行い，酸素化を促す．吸引は必要以上には行わない

成の状態など，理学療法場面では推察困難でありながら，非常に重要な情報であることが多い．先に述べたように社会的リスクを抱える児も多く，これらの情報は退院してからのフォローアップ態勢にもつながる．一方，理学療法を通じて得た情報は，児の運動発達学的評価であり，医師や看護師にとっても有用な情報となる．各部門から聴取すべき，また伝達するべき情報を表 6 に示す．NICU におけるチーム医療に関する報告は，その重要性を唱えながらも，一方で多くの課題が残されているのが現状である．当院でも，NICU 専任の理学療法士がいるわけではなく，日常的に他部門とのカンファレンスに随時参加するのは困難な状況である．そこで，

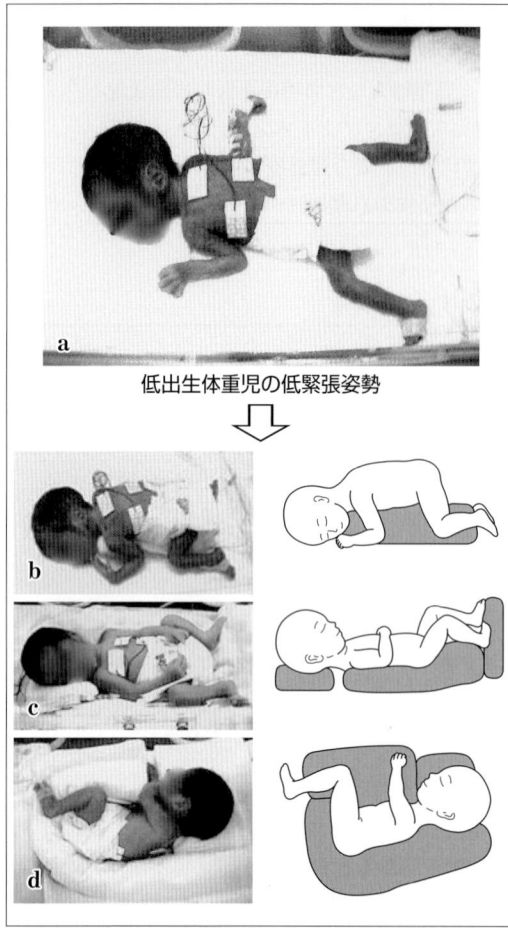

図2 低出生体重児の低緊張姿勢とポジショニングの一例

理学療法開始前には必ず看護師やカルテから児のその日の状態を確認したうえで理学療法を実施し、理学療法より得られた情報は担当看護師に申し送る作業を徹底するようにしている。

Ⅲ. 新生児期での理学療法アプローチの具体的な方法とは

1. 呼吸理学療法[20〜22]

NICUで管理される児の呼吸障害は、肺の未熟性に由来する呼吸窮迫症候群や、出生後の肺水の排泄・吸収遅延による新生児一過性多呼吸、胎便で混濁した羊水の気道内への吸引によって生じる胎便吸引症候群などを含む慢性肺障害が

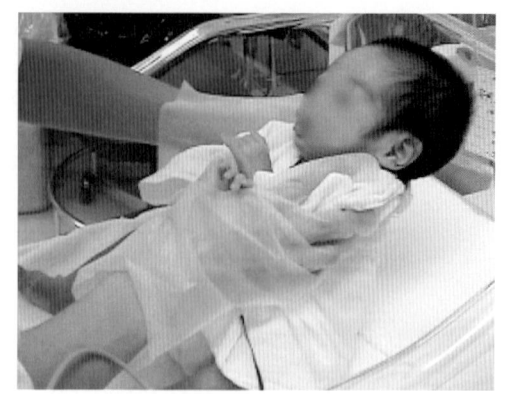

図3 児の扱い方
児を扱う際は、児を包み込むように手掌を接触させ、介入中は皮膚色の変化や表情・行動様式に注意を払う。可能であれば、全身を観察しやすいよう脱衣した状態で行うのが望ましい。ストレスが強い場合は、衣服を着せた状態や、タオルで全身を包み込む方法も選択する

あげられる。新生児においては、気道クリアランス法が主な適応になる。**表7**にそれぞれの方法を示す。

2. ポジショニング

低出生体重児は在胎週数に応じた低緊張があり、長期に四肢伸展・外転位をとると、頸部・体幹の過伸展、肩甲帯の挙上・後退、骨盤の前傾と不動、過度の股関節外転・外旋、足部の外転を起こしやすいため、四肢屈曲・内転位に保持し、肩甲帯後退・頸部過伸展の抑制を基本とする良肢位保持に努める（**図2**）。実施後は、選択したポジショニング姿勢が児にとって適切であったかどうかを、バイタルサインの変動や新生児行動を通じて評価することが望ましい。使用する道具は、オムツやタオルを使ったものから、ポジショニングマットを使用したものなどさまざまである。効果には不良姿勢の改善[23,24]や静睡眠の増加[25]があるといわれており、ポジショニング施行群と非施行群では自発運動が正中位方向への動きを示すことや[26]、修正1歳6カ月時の下肢の外旋外転角とwide baseが改善

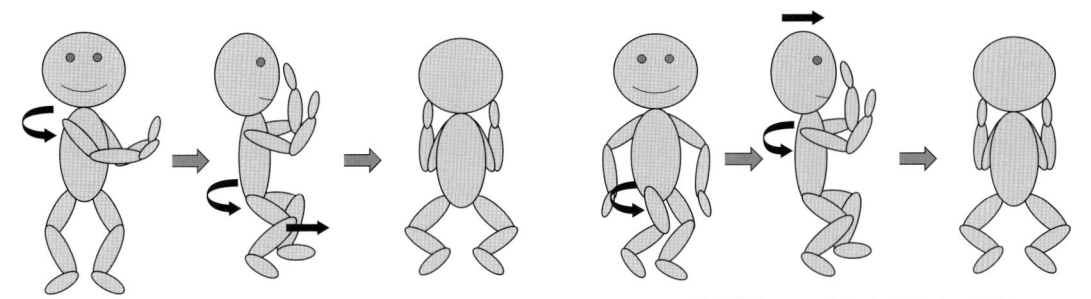

a．頸部からの立ち直り反応の促通　　　　　　b．骨盤帯からの立ち直り反応の促通

図4　立ち直り反応を用いた促通方法

a．他動的に頭・頸部を回旋させ，児が自らそのねじれを打ち消すように肩甲帯・骨盤帯を回旋する反応を促通する

b．他動的に骨盤帯を回旋させ，児が自らそのねじれを打ち消すように肩甲帯・頸部を回旋する反応を促通する

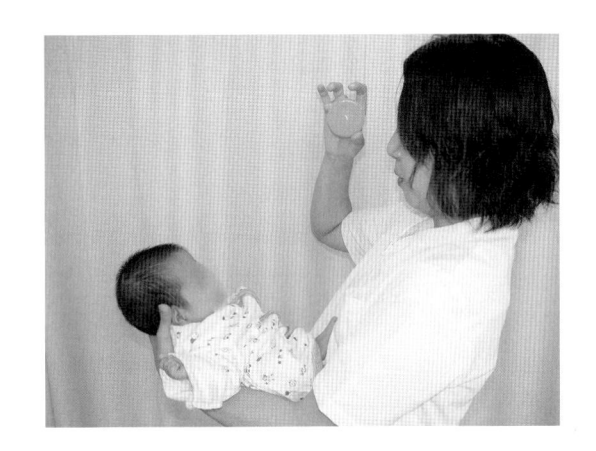

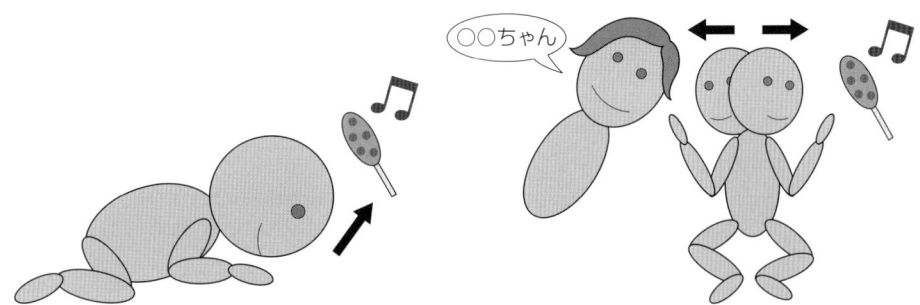

図5　視聴覚刺激を用いた促通方法

児の覚醒レベルが安定していれば，児の注意が得られやすい物品や，セラピストの顔・声を刺激源とし，注意を向けさせることで頸部運動を促すことも可能である

すること[27]が報告されている．

3．運動療法[19]

全身状態が安定化すれば，積極的な運動療法が開始される．介入時は児を愛護的に扱い（図3），ストレス反応の出現に留意する．

1）ヘッドコントロール促通

中枢神経障害を呈する児の場合，異常姿勢反

射の影響や筋緊張の異常から，頸定を含め，ヘッドコントロールが未熟になる可能性がある．また多くの低出生体重児は，医学的管理から頭部を固定されており，早期よりその運動発達を援助する．具体的には，頭部・体幹立ち直り反応を用いた方法や，探索反射を用いた方法，視聴覚刺激により児の注意を引き寄せる方法を選択する（**図4，5**）．

2）屈筋筋緊張促通

筋緊張の異常から反り返りの強い児や，四肢・体幹など中枢部の低緊張により，正中位方向への自発運動が少ない児を認める．屈筋筋緊張を増加させるために，前述した姿勢管理を行うほか，前頸部・胸腹部に触刺激を加えて正中位方向への運動を促すことや，hand-to-mouth，hand-to-hand などを誘導・経験させる方法があげられる．また，反り返りの強い児の場合は屈曲姿勢を強調した抱っこの仕方や啼泣した際のなだめ方（タオルでの包み込み，吸啜の利用）など，養育上のアプローチを指導する必要がある．

4．哺乳訓練[28]

哺乳行動が未発達で吸啜と嚥下，呼吸の調和が不十分であることから，経口哺乳時には呼吸・心拍や酸素飽和度のモニタリングが必要である．哺乳行動に，圧出圧や吸啜圧に問題があれば，哺乳瓶および乳穴の大きさや硬さを考慮した乳首の選択，吸啜圧や嚥下・呼吸リズムなど哺乳状態を考慮した援助コントロールが必要となってくる．低出生体重児の経口哺乳は，ビン授乳と比較して直接授乳のほうが吸啜相でも呼吸が行われ，無呼吸や酸素飽和度の低下が少なく，長時間の哺乳が可能であることがわかっている．ビン哺乳では，児が吸啜していない時に乳汁が出ることがあるため，児をなるべく縦に抱き，哺乳瓶の乳孔とミルク液面の高さを水平近くに保持して，圧をかけないよう哺乳を行う．また，場合によっては特殊なカップを用いて哺乳を行うこともある．

5．両親指導

NICU 管理により両親との分離期間が長期になれば，母親（父親）との相互作用を阻害されるなどの理由から，低出生体重児に虐待問題が多いとの報告[29]もある．低出生体重児は，運動面での未熟性や睡眠・覚醒の不安定さから取り扱い難さがあるのは事実であり，理学療法士として児の特徴や発達特性を両親に指導する必要がある．当院では，NICU 退院前には必ず母親（できれば両親）へ「赤ちゃん体操」と称する運動指導を実施し，運動発達の観点から児の特徴や発達経過を説明することで，母子（父子）相互作用を高める役割を担っている．

NICU に滞在する期間はほんの一時であり，退院後のフォローアップ体制を確立していくことが重要な課題である．

文　献

1) 上谷良行，他：超低出生体重児の長期予後．周産期新生児誌 **40**：763-767，2004
2) 奥山和男：新版新生児・未熟児の取扱い．診断と治療社，1995
3) 仁志田博司：新生児学入門．医学書院，1998
4) 今川忠男：発達障害児の新しい療育．三輪書店，2000，pp45-73
5) 関　真人，他：NICU での医療機器の取り扱い—入院時のルーチンと感染対策．周産期医学 **34**：1232-1236，2004
6) 今川忠男：NICU の赤ちゃん．OT ジャーナル **33**：617-623，1999
7) Brazelton TB，他（編著），亀山富太郎（監訳），川崎千里（訳）：ブラゼルトン新生児行動評価 第3版．医歯薬出版，1998
8) Goldson E：Nurturing the premature infant. Oxford University Press, 1999, pp3-17
9) Rivkees SA, Mayes L, Jacobs H, et al：Rest-activity patterns of premature infants are regulated by cycled lighting. *Pediatrics* **113**：833-839, 2004
10) 仁志田博司：デベロップメンタルケアとは．周産期医学 **33**：793-796，2003
11) Als H：Toward the synactive theory of development：promise for the assessment and support of infant individuality. *Infant Ment Health J* **3**：229-243, 1982

12) 井上彩子, 小林麻子：NIDCAPの概念に基づいたNICUでの理学療法. PTジャーナル **36**：395-403, 2002
13) Dubowitz L, Dubowitz V, Mercuri E：The neurological assessment of the preterm and full-term newborn infant. Clinics in Developmental Medicine. William Heinemann Medical Books, London, 1981, p79
14) 烏山亜紀：Dubowitzの神経学的評価. PTジャーナル **40**：49, 2006
15) Prechtl HFR：Qualitative changes of spontaneous movements in fetus and preterm infant are a marker of neurological dysfunction. *Early Hum Dev* **23**：151-158, 1990
16) 坪倉ひふみ：General movementsによる低出生体重児の観察評価. PTジャーナル **36**：405-410, 2002
17) 大城昌平：ブラゼルトン新生児行動評価. PTジャーナル **39**：253, 2005
18) 田角 勝, 向井美穂（編著）：小児の摂食・嚥下リハビリテーション. 医歯薬出版, 2006, pp24-31
19) 鶴山富太郎（監）：ハイリスク新生児への早期介入—新生児行動評価. 医歯薬出版, 1996, pp57-86
20) 木原秀樹：長野県立こども病院NICU呼吸理学療法マニュアル（Ver.1）. 2003
21) 木原秀樹：呼吸理学療法の実際 新生児. 黒川幸雄, 他（編）：理学療法MOOK4 呼吸理学療法. 三輪書店, 1999, pp195-202
22) 宮川哲夫, 田村正徳：NICUにおける呼吸理学療法ガイドライン. *Neonatal care* **15**：848-857, 2002
23) 松波智郁, 半沢直美, 猪谷泰史：極低出生体重児に対するポジショニングの影響. PTジャーナル **31**：444-447, 1997
24) Downs JA, Edwards AD, McCormick DC, et al：Effect of intervention on developmental of hip posture in very preterm babies. *Arch Dis Child* **66**：797-801, 1991
25) 木原秀樹：早産期産児にとって理想環境とは！—ポジショニングは早期産児にとって快適か？ 第4回新生児呼吸療法・モニタリングフォーラム抄録集, 2002, p49
26) 中野尚子, 長谷川武弘, 小西行郎, 他：理学療法におけるEBMの実践技術を学ぶ—小児疾患. 理学療法学 **30**：473-477, 2003
27) 木原秀樹, 吉越久美子, 日詰恵里子, 他：極低出生体重児におけるポジショニングの発達的長期効果. 理学療法学 **30**：258, 2003
28) 平林 円：1500〜2000gで生まれた少し小さめの赤ちゃんのケアとキュア—低出生体重児診療マニュアル. ネオネイタルケア編集部（編）：経口哺乳（直接授乳, ボトル授乳）のすすめ方. メディカ出版, 2006, pp177-178
29) 小川雄之亮：21世紀の周産期医療に期待するもの—小児科・新生児科の立場から. 周産期医学 **31**：12-15, 2001

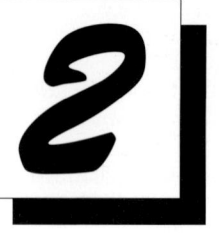

2 乳児期における理学療法アプローチ

芝田利生　金子断行*

◆ Key Questions ◆
1. 乳児期における評価と治療のポイントとは
2. 具体的な理学療法アプローチとは，方向性とは
3. 養育者指導における留意すべきポイントとは

I. 乳児期の理学療法の特徴

　ヒトの子どもは動物的に未成熟な状態で出生する．そのため，子どもの治療は成人疾患と異なり，発達・成熟・育成を考慮し，治療せねばならない[1]．

　健常児でも，乳児期は身体的・精神的・社会的に未成熟で養育者の濃厚な育児が必要である．そのため，この時期の治療は子どもを含めた家族および養育者への包括的なアプローチが必須である．子どもと養育者の今後の未来を左右する非常に繊細な時期であることをセラピストは忘れてはならない．

II. 脳の発達と筋肉の成熟からみた乳児期の特徴

　出生直後の正常脳は，シナプスが爆発的に発達し，想像を超えたくさんの神経回路網が形成される．次の段階でアポトーシスにより整地されて，正常方向へ発達していく．脳は，新生児期や乳幼児期に外部環境によってその働きを大きく変えることが知られている．これを脳の可塑性と呼ぶ．損傷脳でも可塑的変化が起こりうることが近年報告されてきた[2~4]．

　乳児期には遺伝的に備えられた中枢プログラムを環境に適応させるために，多くのトライアンドエラーを繰り返し，新たな運動を発達させていく．やがてその運動は無意識下で統合された行動の獲得となる[5~7]．

　しかし，損傷脳では，出生後に体内外の環境に適応することが難しい．運動の出力と範囲が限定されると同時に，感覚入力にひずみが生じ，放置しておくと定型的な姿勢運動パターンを示していく．これが，損傷脳をもつ子どもが示す異常パターンとして観察される．これは出力系と入力系の相互の統合困難により生じるため，乳児期に適切な環境へ適応する治療が求められる．

　また，正常満期産では胎児期に子宮羊水内で活発で豊富な様式の運動を繰り返し，筋線維組織の成熟，骨格筋群の柔軟性，関節の可動性などを備えて誕生する．これら胎児期の準備があるため地球引力の環境に適応するための姿勢コントロールを始められる．

　ところが，低体重早期産では，胎児期の準備が不十分で，骨格筋線維も発育途中であり，特に体幹部の姿勢トーンは単なる低緊張というよ

---

* Toshio SHIBATA, Tatsuyuki KANEKO／心身障害児総合医療療育センター

りも緊張をつくりだす以前の筋の未成熟の問題といえる[8]．この点からも乳児期からの治療の重要性がうかがえる．

III．評価と治療のポイント

粗大運動能力尺度（GMFM：gross motor function measure）では，脳性まひの運動発達は3～4歳で大きく変わり，その後の変化はなだらかで，ほぼ7歳でほとんど頂点に達すると報告されている[9,10]．

しかし，脳性まひの発達は正常運動を追随しているのではなく，脳性まひ特有の発達を示すため，一次元的な評価は非常に難しい．単純なスケールでは，脳性まひの本質を捉えることができない．

理学療法士による，脳性まひの評価は，治療のためのものでなければその意味をもたない．それには，姿勢運動パターン，中枢部の安定性，末梢部の自由な運動性，皮膚・筋・軟部組織の柔軟性など，さまざまな問題を評価すべきである．そして，治療のために何を発達させ，修正すべきかの仮説を立て，それに基づきハンドリングを行い，反応を感じて仮説を修正し，評価を深めていく[7]．

評価には，ハンドリングでの介入時，「どのように動かすか」ではなく，子どもが「どのように感じているか」を想像せねばならない．適切な評価と治療介入により子どもの自発的な活動を促し，適切な運動学習を積み重ねていく．

運動学習には適度な感覚や運動の許容量が必要であり，個々の子どもにより異なるため，ハンドリングには強い個別性が要求される．例えば，拒否的な反応を示す過敏な場合には，触り方に配慮を要する．しっかりと包み込むように手で把持して，子どもの動きに理学療法士が追従するようにしていくと拒否的反応は起こさない[11]．

周囲からの刺激を子ども自身が整えられるようなハンドリングと環境設定が大切である．過剰反応を示すような爆発的な感覚の刺激量とならないように，理学療法士が治療場面をつくらなければならない．もちろん，これには視覚・聴覚・嗅覚情報といった遠隔受容器への刺激の調節も含まれる．例えば，周辺視野の抑制ができない子どもには，周囲の視覚情報を遮断する工夫などが求められる．

IV．家族支援的アプローチと養育者指導

理学療法士は乳児期の養育者（多くは両親）へ，きわめて慎重に接する必要がある．養育者の多くは，疾病の理解や障害の受容ができていないために[12~16]子どもに何をどのようにするかを混乱している場合が多い．養育者の気持ちに傾聴し，たとえ「希望的観測」をもった両親の思いに対しても否定的な言動はすべきではない．また，「実現性が低い希望」をもたせることも好ましくない．いずれにしても育児への動機づけを低下させない援助が必要となる．育児・養育の中で徐々に子どもの理解を深めるように働きかけていく必要がある．さらに，養育者も同時に成長させていくことが大切である．乳児期の治療は，子どもと養育者の双方に対し援助していくことが最大の特徴である．

一方，理学療法士は不適切な環境設定や誤った治療を行うことで運動学習を異常な方向へ導いてしまう危険性があることに注意する．両親や子どもが失敗経験を積み重ねると，消極的となり，運動を惹起することが徐々に減少し，やがて双方が静的な活動状態へ陥ることになる．すべての脳性まひは，この危険性を持ち合わせている[5]．治療場面でも注意し，養育者への援助がスムーズにいくと，生活環境の整備ができ，子どもの潜在能力を最大限に発揮できる．

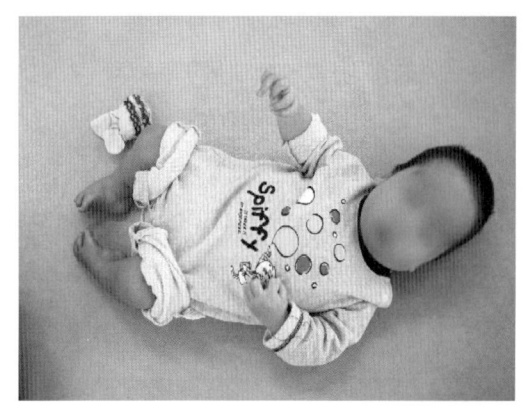

図1 セラピー開始時．非対称性が目立つ姿勢であった

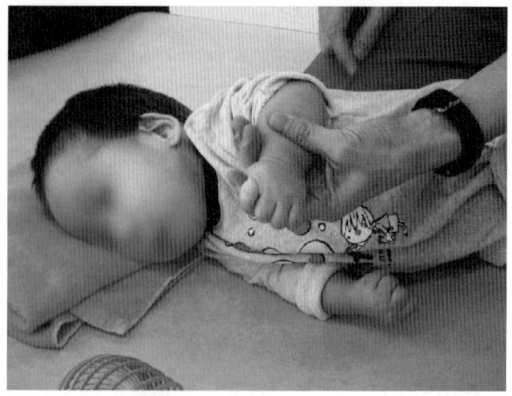

図2 右下側臥位．右体幹・上肢・下肢の安定性と左体幹・上肢・下肢の運動性を促している

V．療育におけるチームアプローチ

 理学療法士は子どもを発達させる責任がある．しかし一職種では決して療育を行うことができない．そのため，チームアプローチが大切である．

 多職種で構成される療育チームの中で，理学療法士は姿勢運動コントロールにおいてハンドリングという技術をもつ利点がある．理学療法士は場面に応じた適切なハンドリングによって，効率的な姿勢・運動を実現させたり，新たな姿勢・運動を挑戦させることができる[5]．また，更衣，食事，遊びなどの実際の日常動作に対して子どもと両親への対応を提案することもできる．

 乳児期の多くの養育者は精神的に不安定な時期であるため，他職種と十分情報交換を行い統一した価値観と概念を共有したい．

VI．症 例

 診断名は，デビュクワ骨異形成症（疑）．在胎37週，1,900gにて出生．内反足手術暦あり．1歳11カ月時より当センターにて理学療法，作業療法を開始した．初期評価：視覚・聴覚に問題はなく，喃語も多かった．体幹の姿勢緊張は低く，左凸側弯があり，上肢・下肢の活動性も低く，屈曲方向の動きが多かった．肩・肘・手・股・膝・足関節に屈曲拘縮があった．座位保持，寝返りは未獲得であった．

 この疾患は，骨軟骨異形成症のグループに属する疾患で，臨床症状として，出生時より筋弛緩を伴う多発性関節脱臼，高度頸椎後弯などがみられる[17]．脳性まひのような中枢神経症状はないが，胎生期からの運動発達に問題がある疾患である．理学療法士として運動学習を積み重ねることで，発育を促す目的でアプローチした．

 2歳4カ月時（治療開始5カ月後）の治療を紹介する．セラピー前は図1のように，右側の側腹から腹側の活動性が高く，右体幹が短縮しており，柔軟性も乏しく，非対称性が目立った．体幹・上肢・下肢は屈曲方向の動きが多く，寝返りができるものの右方向が多く，連続した寝返りができず，右を下にした背臥位から腹臥位，腹臥位から背臥位を繰り返していた．

 これは，右上肢・下肢・体幹が優位に活動するため生じると考えた．結果的に左右対称の動きが少なく，安定した正中位の発達が乏しかった．治療目標は，対称かつ安定した体幹の活動を発達させ，それに保証された上肢・下肢の自由な運動が行える座位の獲得とした．

 セラピーは，右体幹と右上肢・下肢で支えることを学習させ，左体幹と左上肢・下肢の自由

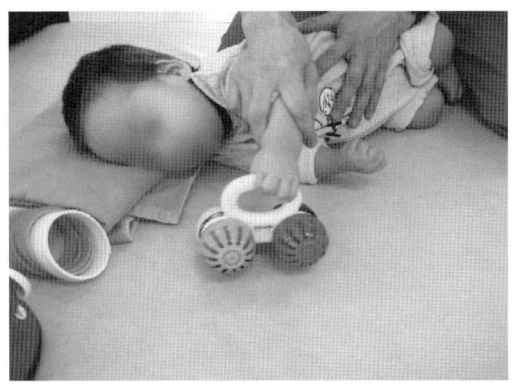

図3 右下側臥位．理学療法士が体幹の中央部を支え，右体幹の伸張と安定を図り，腕を前方へ出している

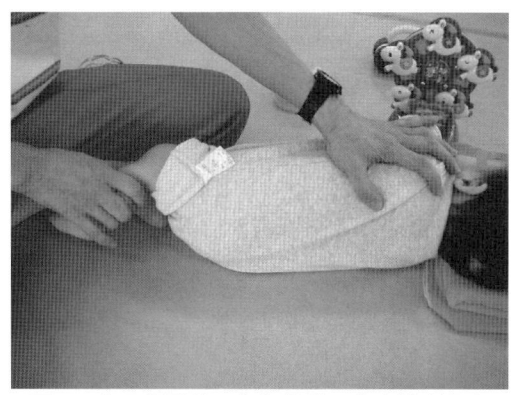

図4 右下側臥位．上部体幹の安定性が得られ，股・膝関節の伸展を促しやすくなった

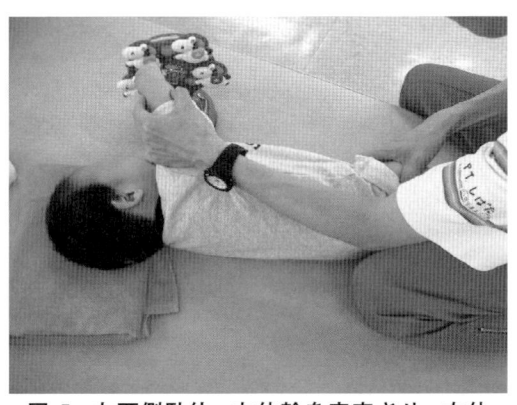

図5 左下側臥位．左体幹を安定させ，右体幹・上肢・下肢の動きを誘導している

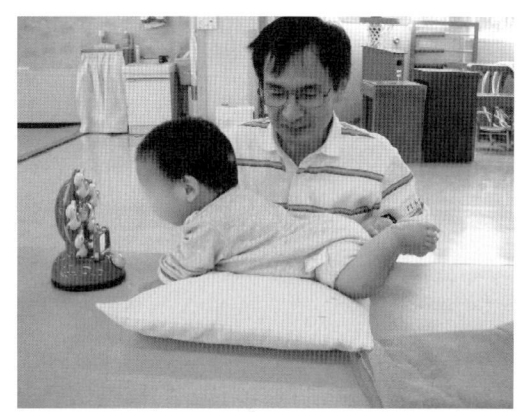

図6 枕上での腹臥位．重心を骨盤へ移すことで，胸椎の伸展を促している

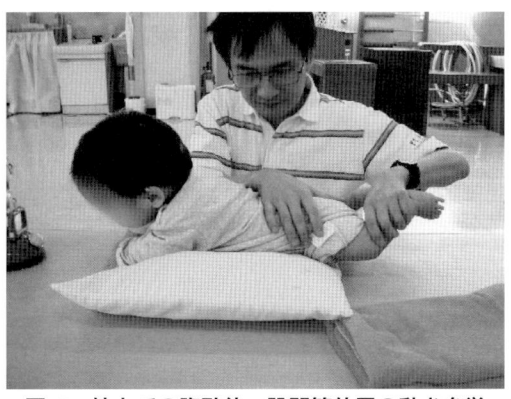

図7 枕上での腹臥位．股関節伸展の動きを学習している

度のある動きを促すために，右側臥位から開始した（図2）．右側臥位は，日常的な姿勢であるためセラピーを開始することが容易であった．

この姿勢で，理学療法士が体幹の中央部を支え，さらに右体幹の伸張と安定を図り，左上肢のリーチを意識させ，手元に集中させた（図3）．腕を前方へのリーチが持続できるように，握りやすい玩具を準備した．

左上肢からの誘導を繰り返すことで左体幹の運動性が改善し，下部体幹の安定性が得られ，軽く上部体幹を支えるだけで，股・膝関節の伸展までもが促しやすくなった（図4）．体幹の安定性がさらに増し，上肢は屈伸方向，水平内・

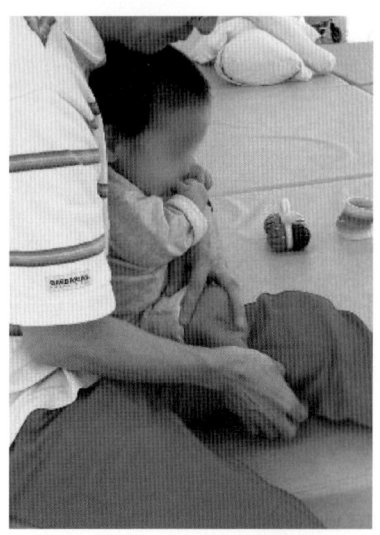

図8 座位．最初，まだ体幹が不安定なため，上部体幹まで支える必要があった

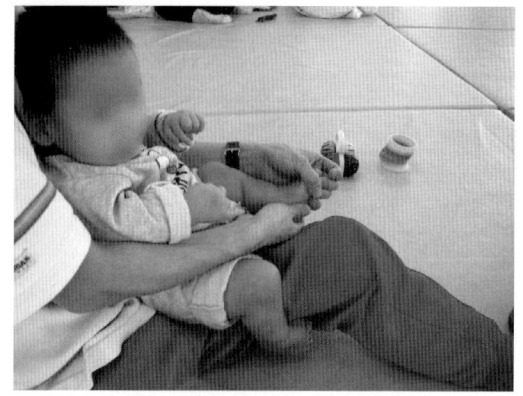

図9 座位．足部のモールディングを行い，足底接地の準備を行っている

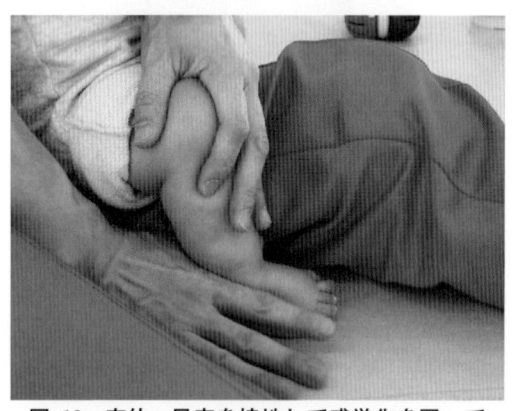

図10 座位．足底を接地して感覚化を図っている

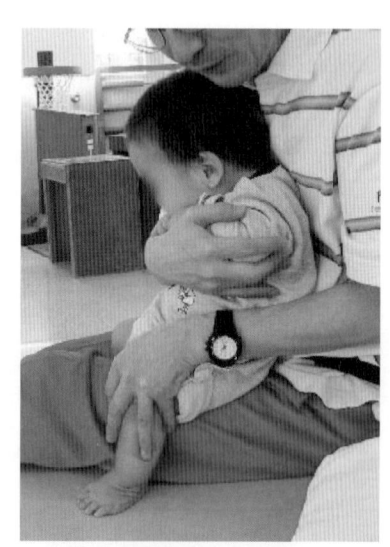

図11 座位．足底接地したまま，ハンドリングを段階的に足底から大腿へ移し，支持した下肢と協調した体幹の活動を学習している

外転方向への自由な自発的な活動が出現してきた．

次に，右下側臥位が安定してきたところで，慎重に反対の左下側臥位へ導き（図5），同様に左体幹の安定と，右体幹・上肢・下肢の自発性を促した．右胸郭は左に比べ可動性が低く，ていねいに肋骨を拡張させた．同時に，目の前の玩具に集中させることでリーチを促した．徐々に効率的なリーチが可能となり，指を伸展する動きが出現してきた．体幹を支えていた理学療法士の介助を徐々に離しても（hand off），側臥位での体幹は安定してきた．

次に，対称的な伸展を目指し，腹臥位での治療を行った．平面で腹臥位をとると，股関節屈曲拘縮により腰椎の前弯が強まるため，枕上で下肢を自由にした腹臥位をとることを選択した（図6）．軽く腹部を枕へ押し付けつつ骨盤へ重心を移すことで，胸椎の伸展ができてきた．

さらに股関節の屈伸の動きを繰り返し，股屈曲拘縮を改善するため，股伸展方向の動きを学

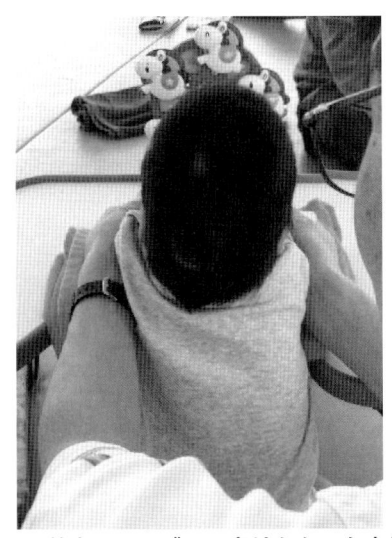

図 12　前方のテーブルへ寄りかかった座位．より対称的な姿勢となっている

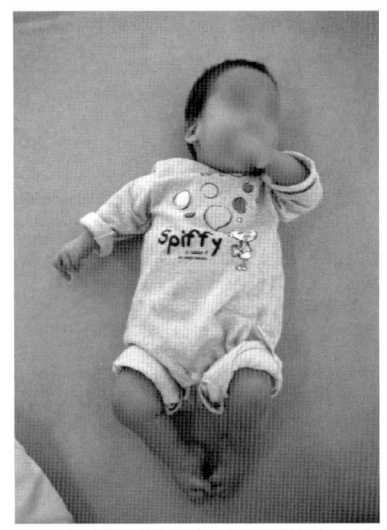

図 13　セラピー終了時．開始時と比べ対称的な姿勢になっている（図 1 と比較）

習させた（図 7）．

　次に，座位での治療を紹介する（図 8）．座位のとりはじめは体幹が不安定なため，理学療法士は体を密着させ，体幹を包み込むように介助した．

　その肢位で，内反足と前足部の屈曲変形に対して，足部のモールディング（筋・軟部組織の形状や張力を発達させる治療）を行い，足底接地の準備を行った（図 9）．次に，足底を床に接地させ（図 10），軽い圧迫を与え，足底の感覚化を図った．さらに，足底を接地したままハンドリングの部位を足底から大腿へ段階的に移し，下肢での支持を学習させた．同時に上部体幹を伸展させ，支持した下肢と協調した体幹の活動を誘導した（図 11）．

　具体的な日常生活の場面設定のため，座位で前方のテーブルへ寄りかかり，両腕を前方へ支持させた．この姿勢で上肢を使って遊びながら上肢の活動性と体幹の伸展を同時に促し，座位バランスの学習を図った．

　以上の治療で図 12 のように，対称的な背臥位が，治療前の図 1 に比べ可能となった．

　一方，このような治療と並行して養育者指導

も行った．治療開始してからの 5 カ月間の養育者への援助をまとめる．理学療法開始当初，養育者より日常での座位姿勢について相談を受けた．本症例は，多くの関節拘縮・変形のため，市販品のベビーラックでは適合できないため，上肢が遊びやすい直立位に近い姿勢に体幹を支え，座位がとれるサークル歩行器を提案した．サークル歩行器の使用により日常的に家庭での座位はとれるようになった．しかし，体格が小さく，足が床に接地しなかったため，サドル部の調節をしたところ，足底接地ができ，範囲は小さいもののキックして方向転換できるようになった．

　その後，足部のモールディングなどの治療をていねいに繰り返し養育者へ指導し，家庭で実現可能となるまで熟練させた．その結果，2 歳 5 カ月時に両方向への寝返りが活発になり，両手支持腹臥位ができるようになった．

　さらに歩行器での方向転換や，各姿勢での運動を家庭で積み重ねたことで，座位は比較的安定し，スーパーマーケットの買い物カートのシートにも座れるようになった．

　このように，治療場面から日常生活へ治療効

果を持ち越すためにも養育者指導は重要である．そのためにも，家庭で使用する用具・補装具などについても，養育者や他職種と十分相談しながら具体化しなければならない．ただし，乳幼児期は，急速に成長する時期であり，特注品ではすぐに適合しなくなる．まずは既製品に手を加えたもので対応することが望まれる．

Ⅶ．まとめ

乳児期の治療は，脳の可塑的発達を考慮していかねばならない．さらに，子どもとともに養育者を発達させることが重要である．

文献

1) Campbell SK, Suzann K, Robert J, et al (eds)：Physical Therapy for Children. Saunders, Philadelphia, 2000
2) 津本忠治：脳と発達．朝倉書店，1989
3) 仁志田博司：新生児学．医学書院，2006
4) Bear MF, et al（著），加藤宏司，後藤 薫，他（監訳）：神経科学—脳の探求．西村書店，2007
5) 金子断行：神経科学を基礎とした脳性まひ治療の考え方とハンドリング．秋田ボバース研究会講演録，2004，pp2-12
6) Alexander R, Boehme R, et al（編著），高橋智宏（監訳）：機能的姿勢・運動スキルの発達．協同医書出版社，2004
7) 鈴木恒彦：神経生理学的側面からのBobathアプローチ．Med Reha **35**：36-43, 2003
8) 紀伊克昌：未熟児に対するハンドリングの留意点．ボバースジャーナル **19**：27-30, 1996
9) 近藤和泉：脳性麻痺児のライフステージと機能評価．医学のあゆみ **203**：729-732, 2002
10) Palisano RJ, Hanna SE, Rosenbaum PL, et al：Variation of a Gross Motor Function for Children with Cerebral Palsy. Phys Ther **80**：974-985, 2000
11) Boehme R（著），芝田利生，櫻庭 修（訳）：赤ちゃんの運動発達．協同医書出版社，1998
12) 田中千穂子，栗原はるみ，市川奈緒子（編）：発達障害の心理臨床．有斐閣アルマ，2005
13) 北原 佶：発達障害児家族の障害受容，総合リハ **23**：657-663, 1995
14) 中田洋二郎：親の障害の認識と受容に関する考察—受容の段階説と慢性的悲哀．早稲田心理学年報 **27**：83-92, 1995
15) 桑田左絵，神尾陽子：発達障害児をもつ親の障害受容過程についての文献的研究．九州大学心理学研究 **5**：273-281, 2004
16) 阿南あゆみ，山口雅子：親が子どもの障害を受容してゆく過程に関する文献的検討．産業医科大学雑誌 **29**：73-85, 2007
17) 君塚 葵；Desbuquios dysplasia．小児内科 **36**：190-193, 2004

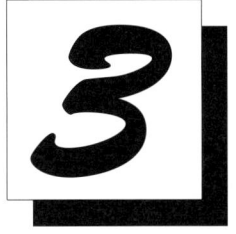

3 幼児期における理学療法アプローチ

萩原 聡*

> ◆ Key Questions ◆
> 1. 幼児期における評価のポイントとは
> 2. 運動面，知的面などへの具体的な理学療法アプローチとは
> 3. 保育園，幼稚園との連携のポイントとは

Ⅰ．はじめに

子どものリハビリテーションとは，なんらかの障害をもった子どもが精神的・身体的・社会的にできうる限りのその力を発揮できるようにするとともに，年齢に応じた生活が経験できるよう支援する行為と考える．そのようなリハビリテーションの一翼を担う理学療法士は，全体的な子どもの発達や生活面の特性を理解したうえで専門的な知識技術を提供し，子どものリハビリテーションに貢献する必要がある．

今回，幼児期の特性に配慮した理学療法ということで幼児期の特性・評価の内容・実施例などを紹介する．

Ⅱ．幼児期（1歳半～6歳くらいまでの時期）の特性

1．心理的特性

幼児期は，人格形成の側面からは乳児期に形成された基本的な信頼関係を基礎にしながら，その後の人格形成の基礎となる重要な時期として位置づけられる．

幼児期前半（1歳半～3歳くらいまでの時期）

---
* Satoru HAGIWARA／横浜市東部地域療育センター

の発達課題の一つとして，自己観の形成があげられる．自分は良い子か悪い子か，劣等感があるかないか，愛されているかいないか，大事にされているかどうかなどについて肯定的な自己観をもてることが必要となる．その土台の上に幼児期後半（3～6歳くらいまでの時期）には積極性と自己抑制のバランスを習得していくことができる．

認知発達の側面では，人間同士やさまざまなものへの自発的な関わりを通じて，それらを理解することにより自信や意欲を形成していく時期と考えられる．

1）理学療法場面で大人との信頼関係の形成が重要である（傷つきやすい子どもたち）

幼児期の子どもは，信頼できる大人に見守られることで十分な力を発揮することができる．幼児期は，両親に対する信頼の形成とともに，親以外の大人に対する信頼の形成も重要である．理学療法士は子どもの身体面・精神面の状態を読みとり，子どもが何を求めているかを考えて対応し，子どもの成長を信じて待つことも重要である．理学療法士は子どもの存在に対する肯定的な感情をもっている必要がある．理学療法士全体が子どもにとって温かく，安心できる雰囲気をもっていることも配慮すべきであ

2）強い自己主張のある子どもへは根気強い対応が重要である（扱いにくい子どもたち）

いわゆる第一次反抗期といわれる時期には，子どもはなんでも自分でやってみたがり，大人に手助けされることを好まない．しかし，自分一人でうまくできないことも多く，その時に自分で気持ちをコントロールすることが未熟であるため，欲求不満になって怒り出したり，反抗して自己主張したりすることも多い．ある特定の運動を誘発しようとすることが多い理学療法士にとっても悩ましい時期である．このような行動が人格の発達にとって必要であることも考えて，根気強く対応することは重要である．

3）子どもの自発的な行動を促すことは重要である

幼児期の子どもは，遊びの中で周囲の環境に自発的に関わることで，その意味や操作のしかた，物理的法則などを学んでいく．そのことは人として本来もっている発達傾向であり，周囲の大人が保障するべきものである．

例えば，脳性麻痺の両麻痺児の尖足歩行は，下腿三頭筋の短縮に結びつきやすい．走ると強く尖足の出る子どもに対して，できるだけ走らずゆっくりと歩かせるという指導をすることはこの時期の子どもの発達を理解していない．走ろうとする行為は，例えば部屋の広さを知ろうという行為であり，または自分の移動能力を試そうとする行為である．そして，幼児期の子どもにとってそれらは何度も繰り返し行って実感したい行為である．走ってもできるだけ筋肉の短縮をつくり難い工夫をすることが理学療法士としての役割である．そして，それでもできてしまう筋肉の短縮には手術など，ほかの治療技術を積極的に利用するよう両親に働きかけることも理学療法士の役割の一つである．

子どもの自発性をできるだけ生かしながら理学療法の目的を達成するためには，おもちゃの利用など環境面の工夫も必要になる．子どもの発達や興味，課題によりおもちゃを選択する．おもちゃは大きく分けて，物と自分の体の関係で遊ぶもの，物と物の関係で遊ぶもの，イメージで遊ぶものに分けて用意している．この時期の子どもは身体を動かすことが大好きなので，粗大運動遊具も重要となる．子どもが遊びやすく，さまざまな運動の出現する抗重力環境をつくることも配慮できるとよい（図1）．

2．身体的特性

スキャモンの臓器別発育曲線（図2）によると，幼児期までに神経系が急激に成長する．神経型に比べると一般型は，幼児期に緩やかな発達であることがわかる（身長・体重など）．身長と体重の比較では，幼児期後期（3～6歳くらいの時期）は体重よりも身長が伸びる時期である．

幼児期は，姿勢制御という面では著しい発達がみられる時期である．走る，ジャンプする，交互に階段を昇るなど，筋力の向上とともに影響し合いながら，さまざまな抗重力活動を行うことができるようになる．子どもはバランスや筋力の向上に対する欲求を強くもっている．これはプラスの面としてうまく理学療法に利用することが必要である．

中枢神経性の運動障害をもつ子どもたちにおいては，変形拘縮という特有の障害が現れてくる．これらは幼児期には特に目立たない場合も多いが，しかし，学童期以降に悪化する変形拘縮の前兆はこの時期からすでに出現している．早くからその兆候を発見し，対応することが重要である．

3．ADLの自立を図る

幼児期は，食事・排泄・更衣の自立の時期である．乳児期が基本的な姿勢運動の課題を促通していたのに比べて，実際の日常生活活動（ADL：activity of daily living）の状況を把握して対応することが必要になってくる．

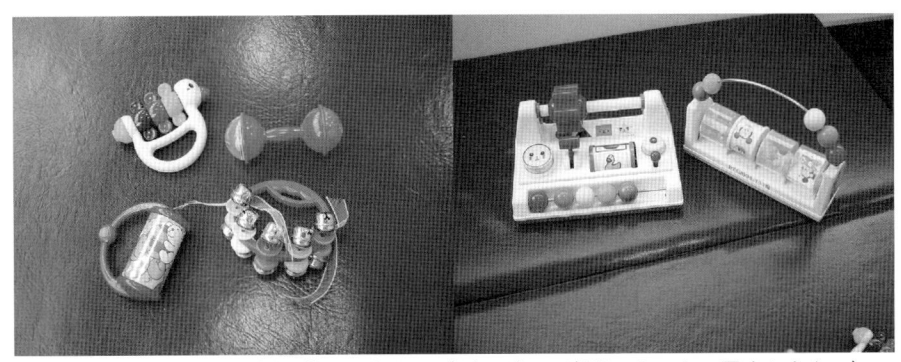

3 幼児期における理学療法アプローチ　123

a．物と自分の体の関係で遊ぶおもちゃ（ガラガラ，楽器，クルクル回すおもちゃ）

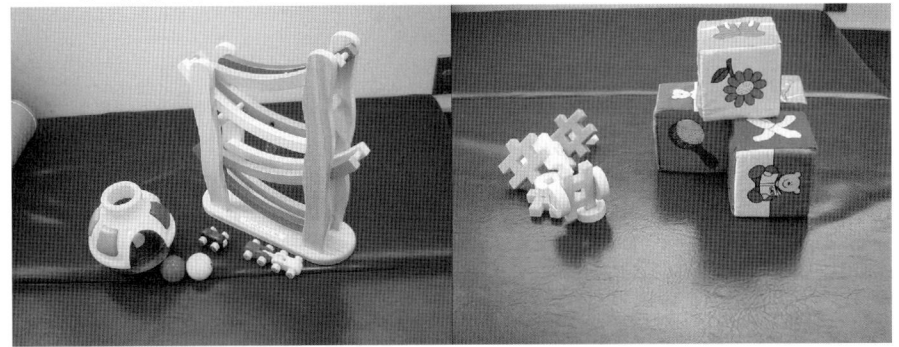

b．物と物の関係で遊ぶおもちゃ（玉入れ，斜面ころがし，ブロック，積み木）

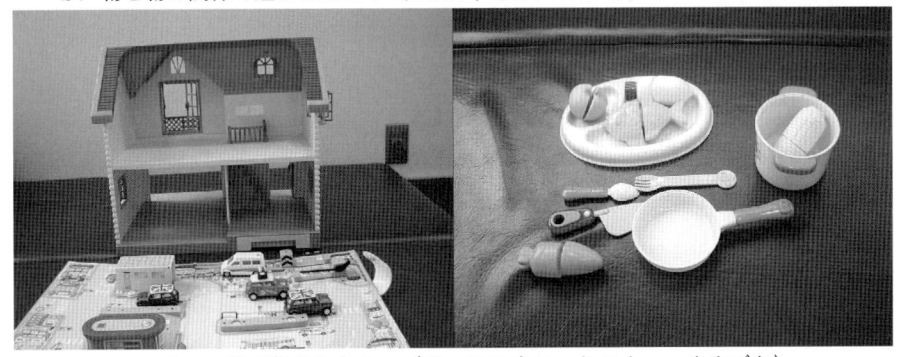

c．イメージで遊ぶおもちゃ（ドールハウス，ミニカー，ままごと）

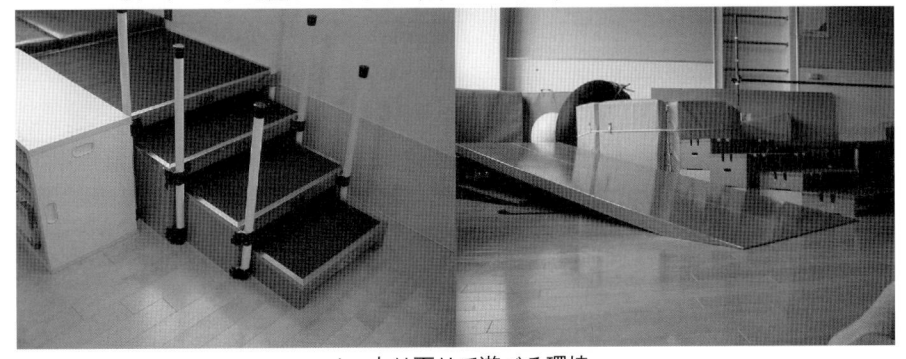

d．上り下りで遊べる環境

図1　理学療法室のおもちゃ

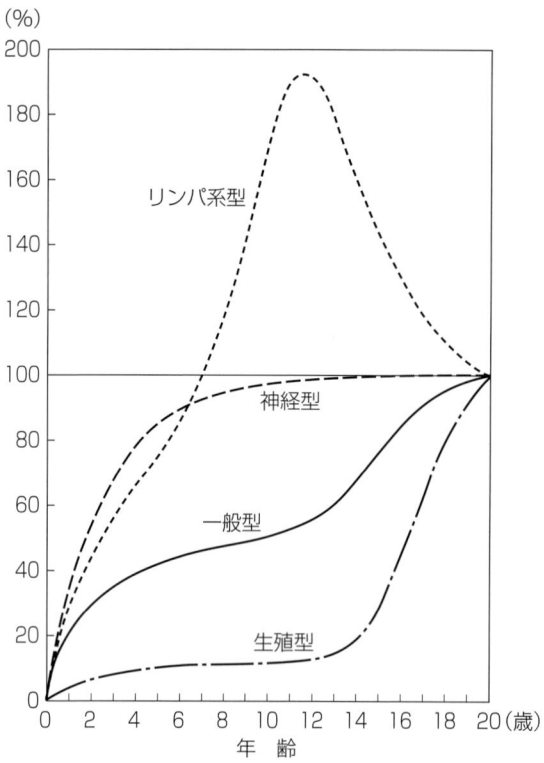

図2 スキャモンの臓器別発育曲線（Scammon）

4．保育への参加

　乳児期は病院，もしくは家庭中心の生活をしていることが多いが，幼児期になると保育所，幼稚園，地域の通園施設など，保育活動への参加が始まる．保育所と幼稚園の違いについて**表1**に示す．幼稚園は「教育」中心，保育所は「教育」と「養護（健康や安全を配慮した育児）」というように考えられていたが，最近は両者の間が近づいてきていて，幼稚園でも養護の視点をもち，保育所もよりいっそう教育に重点を置いているといわれている．幼稚園教育要領[2]でも保育所保育指針[1]においても，保育を構成する5領域として「健康」「人間関係」「環境」「言葉」「表現」があげられている（**表2**）．また，障害のある子どもに対する保育上の注意は，留意事項として保育所保育指針[1]と幼稚園教育要領[2]では，それぞれ**表3**のように記載されている．

　障害児の入園に伴い保育士の加配がつく場合もあるが，実際にはマンパワーが不足していることも多くある．各幼稚園・保育所によってさまざまな事情があるので，各幼稚園・保育所の活動状況に応じた支援が必要になる．

表1　幼稚園と保育所の違い

	幼稚園	保育所
法令	学校教育法	児童福祉法
所管	文部科学省	厚生労働省
保育料	設置者が決定．保育料は幼稚園に納付	保護者の課税状況に応じて市町村長が決定．保育料は市町村に納付
時間	原則として1日4時間が標準だが，預かり保育も可．各学年の教育週数は39週以上　夏休みなど長期休業あり	原則として1日8時間（延長保育あり）　夏休みなど長期休業なし
対象	3〜5歳	保育に欠ける0〜5歳
教育・保育内容の基準	幼稚園教育要領	保育所保育指針
給食	任意	義務
職員	幼稚園教諭　1学級35人以下に1人	保育士　0歳児3人に1人　1・2歳児6人に1人　3歳児20人に1人　4・5歳児30人に1人

表 2　保育における 5 領域

領　域	目　標
健　康	健康な心と体を育て，自ら健康で安全な生活をつくり出す力を養う
人間関係	ほかの人々と親しみ，支え合って生活するために，自立心を育て，人と関わる力を育てる
環　境	周囲のさまざまな環境に好奇心，探究心をもって関わり，それらを生活の中に取り入れていく力を養う
言　葉	経験したことや考えたことなどを自分なりの言葉で表現し，相手の話す言葉を聞こうとする意欲や態度を育て，言葉に対する感覚や言葉で表現する力を養う
表　現	感じたことや考えたことを自分なりに表現することを通して，豊かな感性や表現する力を養い創造性を豊かにする

表 3　障害のある子どもに対して保育上留意すること

幼稚園教育要領	障害のある幼児の指導にあたっては，家庭および専門機関との連携を図りながら，集団の中で生活することを通して全体的な発達を促すとともに，障害の種類・程度に応じて適切に配慮すること
保育所保育指針	障害のある子どもに対する保育については，一人ひとりの子どもの発達や障害の状態を把握し，指導計画の中に位置づけて，適切な環境の下でほかの子どもとの生活を通して，両者がともに健全な発達が図られるように努めること この際，保育の展開にあたっては，その子どもの発達状況や日々の状態によっては指導計画に捉われず，柔軟に保育することや職員の連携体制の中で個別の関わりが十分とれるようにすること．また，家庭との連携を密にし，親の思いを受け止め，必要に応じて専門機関からの助言を受けるなど適切に対応すること

そのためには，以下のことを把握しておきたい．
①保育士がその子どもがもつ障害についてどの程度知識があるか．
②保育士のマンパワーは十分か．
③加配の保育士と通常の担任とのコミュニケーションがうまくとれるか．
④障害をもっている子どもの父母とのコミュニケーションがうまくとれているか．
⑤障害をもっていない子どもの父母との間にトラブルはないか．

などの点について，幼稚園・保育所の全体状況を知ることは子どもの評価と同様に重要となる．

筆者の所属する地域療育センターでは，ソーシャルワーカーが普段から保育所への巡回訪問を行うことで幼稚園・保育所の事情を把握しているので，理学療法士はソーシャルワーカーとの連携をとりながら幼稚園・保育所とあたるようにしている．また，勉強会として，個々の子どものこととは別に一般的な障害に対する研修会を保育士向けに開催することも行っている．保育士が療育センターで研修するような制度もある．

1）保育支援

幼稚園・保育所の保育士はさまざまな疑問をもっている．例えば，「この子はいつごろ歩けるようになるのか」「この子の手は私が動かしても，骨折したりしないのか」など，障害に関係することに疑問をもつ場合がある．幼稚園・

表 4　幼児期　国際生活機能分類における注目したい評価項目

ICF 構成要素	注目したい評価項目
活動と参加	・コミュニケーション ・移動（交通機関や手段含め） ・姿勢保持 ・姿勢変換 ・セルフケア ・対人関係
心身機能構造	・精神機能 ・感覚機能 ・神経・筋・骨格と運動に関連する機能 ※ICFの項目には入っていないが，筆者としては姿勢制御（姿勢筋緊張含む）にも注目したい
環　境	・支援と関係：家族，親戚，友人，専門職 ・態度：家族その他の支援者 ・サービス，行政，政策：保育所，幼稚園，療育センター，病院，保健福祉センター
個人因子	性別，年齢，性格

保育所での子どもの過ごし方で，十分にその子どもの能力が引き出せていないのではないかと悩んでいる場合もある．

とにかく個々の子どもについての相談をする時には型どおりということは難しいので，まずその幼稚園・保育所の保育士の考えを十分に把握し，今よりも少しでもよい方法を提示することから始めることが重要と考える．保育所などへの理学療法士の支援としては以下のことがある．

① 子どもの障害状況について情報を提供する．リスクや子どもの運動面の将来像などについて情報を提供する．
② 子どもの長所，がんばっている点などについて情報を提供する．
③ 安全面への配慮をどうするか話し合う．
④ 椅子，トイレ，ロッカーなど施設面について話し合う．
⑤ 移動方法を検討する．歩行器を利用するか，近くの公園までの散歩は歩かせるのか，バギーにするか，車いすを利用するかなどについて話し合う．
⑥ 他の子どもとの関係をどのようにつくるかについて話し合う．
⑦ 幼稚園・保育所での補装具類の使用をどうするか話し合う．

Ⅲ．幼児期における評価のポイント

1．生活の全体像を把握すること

病院での生活が終了し，地域での家庭生活が営まれている場合には，生活環境も保育所，幼稚園，デイケアセンターなどと広がってくる．国際生活機能分類（ICF：International Classification of Functioning, Disability and Health）の構成要素との関係では，環境面として保育所，幼稚園，デイケアセンターなどの生活状況が加わってくる．活動ではADLの把握が必要性が増す（表4）．

生活全般の把握方法として今川[3]は「三間表」や「エコマップ」の利用を提唱している．複雑な生活状況を把握するために有効と考える．

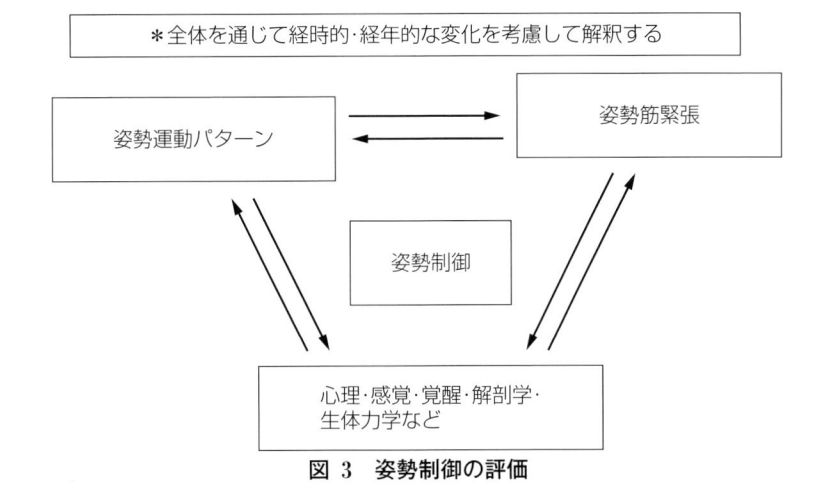

```
            *全体を通じて経時的・経年的な変化を考慮して解釈する

         姿勢運動パターン  ←→  姿勢筋緊張
                    ↘   姿勢制御   ↙
                  ↕              ↕
           心理・感覚・覚醒・解剖学・
           生体力学など
```

図3 姿勢制御の評価

ADL評価として機能的自立度評価法（Wee-FIM：Wee functional independence measure），子どもの能力低下評価法（PEDI：pediatric evaluation disability inventory）などの評価も利用しやすくなる時期である．

2．心理面の発達状況を把握すること

リハスタッフとして，臨床心理士や言語聴覚士がいる場合は，発達検査・心理検査の結果とともに心理面の発達について情報を得ることができる．しかし，そのようなスタッフがいない場合もあるし，実際に理学療法の場面で子どもと対する時には，大雑把に乳児期・幼児期前半・幼児期後半のどの時期の発達課題に相当しているかを把握していると子どもと関わりやすい．

3．姿勢制御の状況を把握すること

心身機能構造の評価では，筋緊張評価，関節可動域評価，筋力評価などに加えて姿勢制御の評価をすることは重要と考える．姿勢制御は，重力環境への適応と操作活動のための選択運動という2つの主要な機能からなる．幼児の場合，これらが学習と成熟により急激に発達していくので，時間的な変化を加味して解釈することが重要である．

1）姿勢制御の評価の目的
姿勢制御の評価の目的として3点を考える．
①なぜそのような姿勢運動を行っているのかを知る．
②子どもをどのように助けることで，その子どもの潜在能力が引き出せるかということを知る．
③将来的な機能低下につながる問題を推測する．

2）姿勢制御の評価内容（図3）
①姿勢運動の観察から姿勢運動パターンを評価する．
②姿勢筋緊張を評価する（パターンからの推測および触診やハンドリングによる確認）．
③①・②の結果とほかの諸機能の評価（心理・感覚・覚醒・解剖学・生体力学的な問題）や，それらの経年的な変化の状態（1年前はどうだったのか，3カ月前はどうだったのか）などと照らし合わせながら，麻痺によるものと代償運動によるものの判別や，その子どもの特徴的な姿勢制御のあり方，予測される将来像を検討する．
④姿勢制御面での問題点を決定する．
⑤どのようにすれば潜在能力が引き出せるか治療仮説を立てる．
⑥治療仮説にしたがってアプローチを行い，

子どもの姿勢運動の変化で仮説を検証する.

4．身体計測を行うこと

脳性麻痺などの中枢神経運動疾患では，変形拘縮は幼児期から生じていて，学童期・青年期・成人期と悪化していくことが多い．脊柱の側弯，股関節の脱臼，尖足，外反足，その他多様な変形拘縮が生じる．その管理はリハビリテーション医療チームの大きな課題である．

変形は少しずつ進行するので，幼児期に家族や理学療法士は気づいていてもあまり問題としていないことも多い．経年的な記録をとることで，ポジショニングの意味が確認でき，また担当の変更があった場合や所属機関が移動した時に問題点を共有化できるなどのメリットがあり，重要と考える．大きな変化を直感的に知るためには写真の撮影も有効になる．関節可動域検査も重要である．今川[4]は姿勢変化の定量的計測評価を提案している．体幹も含めて定量的な計測ができる点で有効と考える．

Ⅳ．幼児期理学療法の実際

自己主張が強く出ている子どもへの支援の一例を示す.

1．ケース紹介

ケース氏名：A君
診断名：脳症後遺症
障害：右片麻痺
年齢：2歳3カ月
治療開始：1歳2カ月

2．評　価

1）活動と参加
①対人関係：探索意欲・運動意欲はかなり高い．大人に介助されることを極端に嫌う．
②コミュニケーション：一方的で大人の指示を受け止める余裕はまだない．
③姿勢保持・変換：つかまり立ちまで可能．右足関節底屈位にあることが多く，それに伴い右膝反張膝が生じやすい．つかまって立ち上がる時は両膝立ちから左片膝立ちを経て立ち上がる．両手でつかまって対称的にしゃがみ位をとることができる．
④歩行：歩行意欲が高い．両手引き歩行可能．壁での伝い歩きができる．カタカタを押して歩くことができる．右立脚期に足関節背屈を伴い重心を前方に移動することはみられず，右骨盤がリトラクションする．
⑤四つ這い移動：高さ10 cmの段差を高這いで上る際には足関節背屈を伴う前方への重心移動が観察される．

2）心身機能構造
①姿勢筋緊張（立位時）：腹斜筋・腹横筋に低緊張，右股関節内転筋は過緊張，右ハムストリングス，右下腿三頭筋にも過緊張がみられる．
②バランス（立位時）：足幅を広げる，物につかまるなどで支持基底面を広くとっていることが多い．特に右足関節内での重心移動の経験が少ない．
③選択運動：右股関節・膝関節屈曲に伴う足関節背屈がみられる．膝伸展位での足関節背屈はみられない．
④筋緊張：アシュワーススケール

　　　　股関節外転　右1+　左0
　　　　膝関節伸展　右1　　左0
　　　　膝関節屈曲　右1　　左0
　　　　足関節背屈　右2　　左1
　　　　足関節底屈　右0　　左0

⑤筋力：右股関節伸展が左股関節伸展に比べて筋力低下.

3）環　境
来年4月から母親が仕事を始める．保育所に入所予定．

4）理学療法の焦点
①立位時，右足部内での可動性のある重心移動の経験が減少．
②歩行獲得時に右立脚中期における右尖足とそれに伴う反張膝が生じる可能性．
③右足関節尖足拘縮の可能性．

5）理学療法プログラムおよび配慮点
①立位時，右足部内での重心移動を経験させる．移動意欲が高い時期は，静的な立位練習が行いにくい時期もある．玉入れ，積み木など，物と物を組み合わせることに興味が移行してくると，立位での練習も望みやすくなるので，おもちゃを使うことで興味の状態を確認しながら発達的なタイミングを待つことも考慮する．
②移動意欲が高いのでそれを生かしつつ，多様な運動を経験できるように，両手でつかまって安定した姿勢をとれる手押し車のおもちゃでの移動を勧める．手押し車には錘を入れて安定させる．
③拘縮予防のためプラスチック製短下肢装具を導入する．しゃがみ位や高這いでの右足関節背屈経験を阻害しないように，足関節ジョイントはタマラックを使用し背屈フリーとする．
④四つ這いや介助立位での階段上りなどで右下肢抗重力筋の活性化を図る．
⑤介助での歩行練習を行う．理学療法士は骨盤もしくは膝をキーポイントに右立脚中期の足関節背屈を促す．本人の受け入れができる時期になるまでは理学療法士は少しずつ試して，様子をみながら行う．
⑥装具の必要性，現在の歩行状態，つかまらずに歩くことをあせらないことなど，両親につたえる．保育所入園後は保育士とも同様の情報交換を行う．
⑦子どもが自分でやりたいものをみつけて，それをやろうとしている時に止めることはできないので，前もって使ってほしくないおもちゃは，子どもの目の届かないところにしまう．反対に，使ってほしいおもちゃは出しておき，本人がみつけて自分からやっているように感じてもらう．理学療法場面と理学療法士が子ども本人から好かれ，信頼されることは，結果として将来的に介助歩行場面をつくりやすくなると考え，介助しない場面での子どもとのコミュニケーションや環境整備に十分に気を配る．

V．おわりに

繰り返しとなるが，最後に幼児期の理学療法のポイントとして以下のことをあげておきたい．
①幼稚園・保育所など，子ども集団への生活環境が拡大することに目を向ける．
②更衣・食事・排泄などのADLにより一層目を向ける．
③子どもの人格形成に配慮し根気強く支援する．
④子どもの活動意欲を生かす方法を考える．
⑤子どもの潜在能力をみつけ出し，引き出す方法を考える．マイナスよりはプラスに目を向けるようにする．
⑥限られた姿勢運動経験からくる二次的な問題を予測し，多様な姿勢経験を与える．
⑦変形拘縮を予防する．

文　献

1）保育指針研究会（編）：保育所保育指針．厚生省児童家庭局（現厚生労働省雇用均等・児童家庭局），1999
2）保育指針研究会（編）：幼稚園教育要領．文部省（現文部科学省），1998
3）今川忠男：発達障害．理学療法学　**29**：65-69，2002
4）今川忠男：脳性まひ児の24時間姿勢ケア．PTジャーナル　**41**：537-545，2007

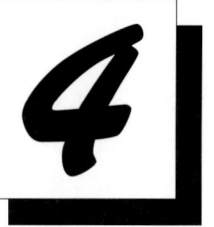

4 学齢期における理学療法アプローチ

平 昭三郎*

◆ Key Questions ◆
1. 学齢期における評価のポイントとは
2. 小・中・高等の各学齢期における具体的な理学療法アプローチとは
3. 学齢期における教育サイドとの連携のポイントとは

I. 学齢期における評価

脳性麻痺の運動障害は，脳の損傷などによる中枢神経系の機能不全による姿勢と運動の異常である．運動するように促したりするだけでは治療，援助にならないばかりか，痙性を高めたり，肩周囲，股周囲などの可動域に制限が生じたりといった問題を大きくしてしまうことがある．この時期に姿勢保持と運動を通常生活でどのようにしているか，それらの姿勢で過ごしたり，運動を繰り返すことで筋緊張の亢進などが生じ，体の変形・拘縮による機能低下のリスクがないかを判断し，適切な姿勢保持と運動の方法を指導する．

1. 運動機能の経年的推移

脳性麻痺の児は脳損傷の程度により運動機能に違いがあるが，おおよそ図1のような経過をたどる．乳幼児期に急速な発達がみられ，小学生の時期にも緩やかであるが伸びていく．中学生のころに運動機能のピークを迎え，その後はその時点での運動機能によって違いがみられるが，徐々に低下していく．寝返りレベルでは，

* Shozaburou TAIRA／神奈川県立総合療育相談センター

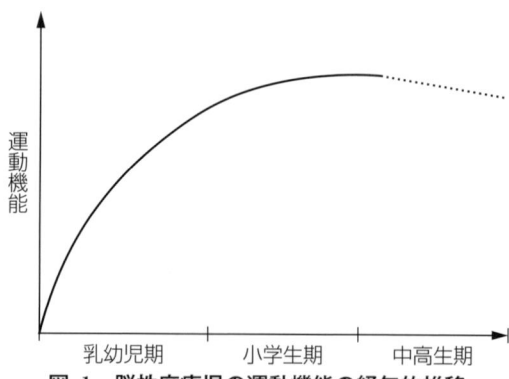

図1 脳性麻痺児の運動機能の経年的推移

自発的動作時に体全体を緊張させることが多く，次第に体の中枢部の動く範囲が限られ，スムーズな動きが難しくなる．車いす自走レベルでは，立位，伝い歩きなどの機会が少なくなり，下肢の支持性の低下とともに下肢に屈曲拘縮が出現する．室内歩行レベルでは，歩行時の前かがみなどの代償運動，連合反応により次第に歩行能力が低下する．屋外歩行レベルでは，下肢に多少伸び難さ，動き難さがみられるが，この機能をこれ以降も維持していく（図1）．

2. 脳性麻痺児の姿勢

姿勢保持は，それそのものが目的ではない．学齢児では，勉強したり，パソコンを操作した

り，ゲームをしたりと，手・指をスムーズに使用するためである．そのため座位を安定させることが必要になる．それぞれ必要な動作に応じた姿勢のバリエーションをもつことが重要になる．

① 学校では車いすなど座位で過ごすことが多い．姿勢に非対称性があるかどうか，さらに座位をとり続け，その非対称性を強めていくことがないか．姿勢に非対称性がある場合，緊張性反射活動の影響の有無をみておく．

② 座位で過ごす時間と，立ったり，歩いたりなど，ほかの姿勢で過ごす時間，体を動かす時間のバランスをみる．また，細かい手・指の動作が長時間続かないように配慮しているか，車いすなど座位で過ごす時間が長い場合，臥位などでリラックスする時間が必要かどうか，といったことを判断する．

3．脳性麻痺児の運動

うまく使えない部位をほかの部位を使ってなんとか動かそうとするのが代償運動である．自発的な動きがなければ代償運動も起きない．代償運動は児が運動することができるということである．しかし，このような代償運動を繰り返していると，体の変形・拘縮を引き起こし運動機能の低下に結びつく．脳性麻痺の児によくみられる代償運動を紹介する．

① 寝返りの際に背臥位で頭部の挙上が難しいため頭部を後方に反らし，体全体を反り返らせながら回転する．

② 痙直型の児は下肢の交互性に乏しい．上肢で下肢を引き寄せるようにして這い這いし，両下肢を屈曲したまま一緒に動かす．

③ 立位の際，前屈の姿勢で肩関節周囲と股関節周囲を固める．体幹の低筋緊張や下肢の支持性が十分でない場合，代償運動として股関節軽度屈曲・内旋，膝関節屈曲，尖足

位をとり，連合反応として股関節周囲筋群の過努力により筋緊張の高まりが生じる．

このようなバランス能力の不十分さを補うための代償運動と，それと一緒にみられることの多い，体の近位部を固めてしまうような連合反応の有無を評価する[1]．そのうえで，運動機能の経年的推移，将来の変形・拘縮を考えつつ自動運動を維持し，かつ広げていく関わりにつなげていく．

II．小学生期のアプローチ

この時期に学校の環境に応じた移動方法を検討する必要がある．ここで，小学校入学前後に関わりをもった脳性麻痺，痙直型，四肢麻痺のAくんを紹介する．

1．Aくんの様子

体の変形・拘縮は同じ姿勢で長時間過ごすことで起きやすいが，活動が急激に増えることでも生じる．Aくんは姿勢制御歩行訓練器（PC歩行器：posture control walker）の使用をはじめて1年近く経過したころから股関節，膝関節の屈曲，尖足が強まった．そこでハムストリングス延長術，アキレス腱延長術を受け，その後継続的に理学療法を実施している．

2．理学療法プログラム

移動方法をPC歩行器使用からロフストランドクラッチ歩行に引き上げることを目標とした．

1）股関節伸展位での立位保持

脳性麻痺の理学療法では，体の伸展活動を身につけさせるために早期から立位を経験することが重要である．脳性麻痺，痙直型，四肢麻痺で痙性が中等度の児に股関節を伸展するように注意して立位保持を実施してみた．実施前には四つ這いで下肢を交互に出すことが難しかった児が，ゆっくりではあるが，交互に下肢を動か

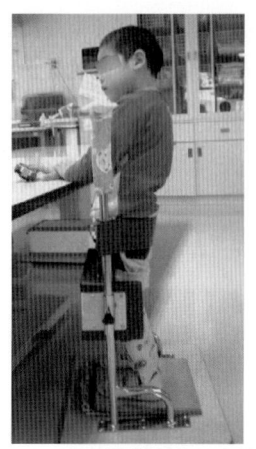

図2 股関節伸展位で立位

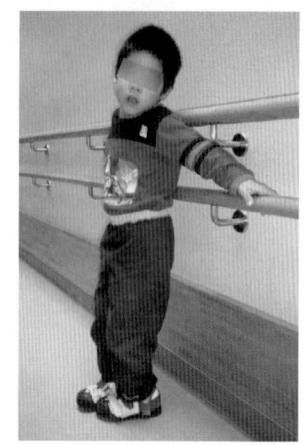

図3 手すりに寄りかかり股関節伸展位で横歩き

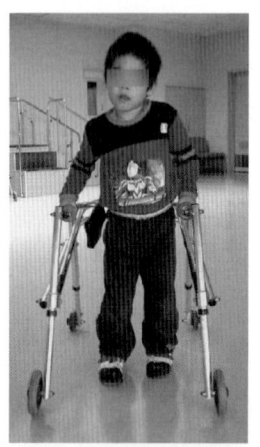

図4 PC歩行器の使用

し四つ這いを行い，また訓練用階段を交互に四つ這いで上ることもできた．股関節を伸展し立位を保持すると，痙直型にみられる股関節屈曲・内転・内旋筋群の筋緊張を緩める効果がある（**図2**）．

2）股関節伸展位での横歩き

廊下などの手すり（平行棒）を利用し，股関節，体幹の伸展を図るようにする．この時，手すりに体を軽く寄りかかることができるので安心して立位保持ができる（転倒の不安がない状況で理学療法を実施していくことは，とても大事なことである）．手すりを肩関節外旋位で握り，胸を開き上体をしっかり起こす．この姿勢で横歩きを実施する．股関節の構造から，前方への動きは自由度が高いため内転，内旋の動きが出やすい．しかし，横への動きは痙直型によくみられる股関節屈曲・内転・内旋，膝関節屈曲の動きを出さずに，支持脚の支持性と振り出す下肢の動きを引き出すことができる．この姿勢での横歩きが，ロフストランドクラッチ歩行に必要な体幹を伸展した状態での下肢の振り出し動作につながっていく（**図3**）．

3）PC歩行器使用

PC歩行器は前方にしか移動しないので，後方への体重移動に不安と困難がある痙直型の児の立位保持を容易にする．また，尻が歩行器後方のバーのところにくるように高さを調整することで，股関節と体幹の伸展が容易にできる．このような安定した姿勢で下肢を交互に振り出す歩行リズムをとおし，オートマチックな動きにつなげていく．PC歩行器の使用は健常児の歩行姿勢に近い歩行が可能で，ロフストランドクラッチ歩行につながりやすい（**図4**）．

4）座位姿勢

Aくんは，学校ではPC歩行器で移動，机での学習と，姿勢的に立位と座位で過ごす時間のバランスがとれている．そこでゲームをしたりテレビをみたりと，多くの時間を過ごす家庭（畳）での座位方法を工夫した．痙直型の児は

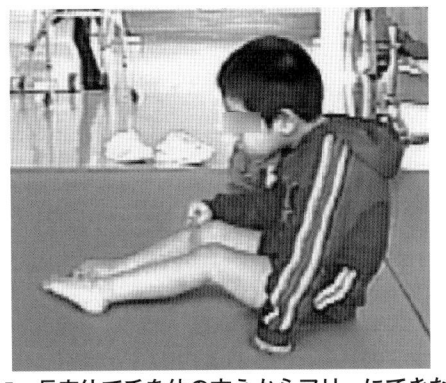

図5 長座位で手を体の支えからフリーにできない

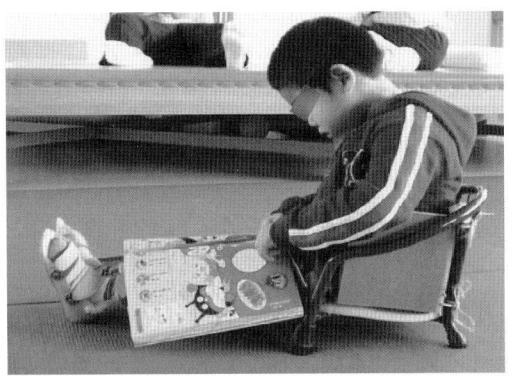

図6 改造椅子の使用で手を楽に使える

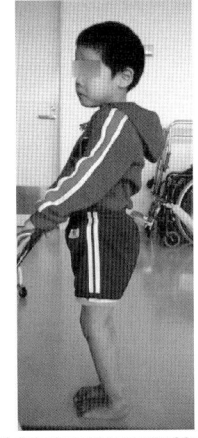

図7 普段の生活で容易に股関節伸展位での立位になる

長座位で手を体の支えからフリーにすることが難しく、そこで両手をフリーにするため、割り座（股関節屈曲・内旋、膝関節屈曲）で過ごすことが多くなる。しかし、割り座で長時間過ごすことは下肢の変形・拘縮を引き起こしやすく、立位保持、歩行を難しくする。そこで畳（床）で使え、Aくんの長座位をサポートする椅子を工夫した。これは既製の幼児用椅子の脚を短くしたものである。さらに、股関節周囲を安定させ、姿勢保持に頑張らなくてすむように、椅子の内側にダンボールでカバーを付けた。痙直型の児は座位をはじめ、姿勢にさまざまなバリエーションをもつよう指導していくことがポイントになる（図5, 6）。

3．まとめ

痙直型、四肢麻痺の児に将来予想される股関節屈曲・内転・内旋、膝関節屈曲、尖足の変形・拘縮を自動運動（横歩き、PC歩行器使用）と、普段過ごす姿勢にバリエーションをもつこと（股関節伸展位での立位、長座位）で筋緊張の亢進予防と自動運動を広げていくことができた（図7）。今回紹介したAくんは、学校内での移動をPC歩行器の使用からロフストランドクラッチ使用の歩行レベルまで運動機能を高め、自分で動ける範囲の拡大につなげている。

Ⅲ．中学生期のアプローチ

脳性麻痺の児は、この時期が運動機能のピークである。この時期の理学療法の目標は運動機能そのものを伸ばす関わりから、児の日々の生活に目を向け、実用的な機能を高めることに主眼がおかれる。ここでは中学生のBさんを紹介する。

1．Bさんの様子

脳性麻痺、痙直型、四肢麻痺である。学校での移動は車いすを使用し、自走している。家庭では四つ這いで移動するが、下肢の交互性はな

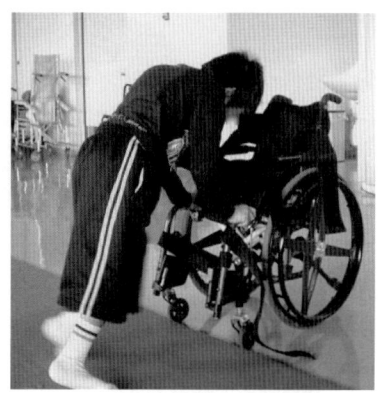

図8 床から車いすへ移乗

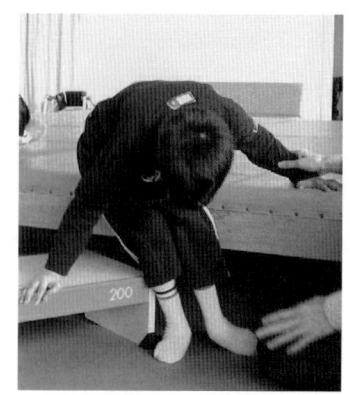

図9 上肢を伸展，プッシュアップしてプラットホームへ乗り移る

い．車いすから床への移乗はできるが，床から車いすへの移乗は困難である．股関節外転への可動域制限が強く，つかまり立ちもベースが狭く，安定した立位保持が難しい．上肢の力で体を引き寄せるようにして立ち上がるが，体幹の回旋が難しく，骨盤周辺の動きも限られているので，体の向きを変えられない．

1）要　望
普通中学校に在籍し，送迎ボランティアを利用して通学している．そこで，Bさんは車いすから車の座席への移乗を自分で行い，毎日学校に行きたいという希望がある．また，主な介護者である母親の体調が思わしくないので，家庭内での日常生活活動（ADL：activity of daily living）の自立を図りたいと考えている．

2）ADLの様子
現在，Bさんの運動機能でできそうなことはほぼできている．ただし，座位バランス，体軸内回旋の不十分さがトイレでの便座への移乗を困難にしている．

3）目　標
本人，家族との話し合いにより，車いすと床との移乗動作の自立，便座への移乗動作の自立，車いすと車両座席間の移乗動作の自立を目標にする．

2．理学療法プログラム
1）プラットホームマットに端座位になる
プラットホームマットのように広いスペースに向かい合って立ち，体を回旋して端座位になる．立位が不安定で体の回旋動作が十分できない場合，安定した広いスペースで始めるとあまり緊張せずにできる．また，つかまり立ちのまま下肢を小刻みに動かし，両足部をプラットホームと平行に置くと，体の回旋が少なくても端座位に容易になれる．

2）横への伝い歩き
四つ這いからプラットホームマットに手を置いて膝立ちになり，上肢の力で体を引き寄せるようにしながらつかまり立ちになる．つかまり立ちから車いすへ座る際，体の回旋動作の不十分さを補うため，小刻みに足を動かす．この動作練習のため，横へ伝い歩きを行う．

3）実際の場で移乗する
床から車いす，車いすから便器への乗り移りの練習を行う（図8）．

4）プッシュアップでプラットホームマットに乗り移る
上肢を体の後方で伸ばし，プッシュアップする動作が車いすから車の座席に移乗する場合は必要である．そこで，訓練用ブロックをプラットホームマットの側に置き，投げ出し座りの姿勢から上肢を体の斜め後方で伸展し，訓練用ブ

ロックに乗り移り，さらにプラットホームマットに移る（**図 9**）．

5）車の座席へ移乗する

実際の送迎に使用する車を使って，車いすから車の座席へ移乗する．

3．まとめ

①理学療法実施の前に本人，家族と理学療法の目標・期間について話し合いをもったので，取り組みへの意欲が高い．

②車の座席へ乗り移る動作分析を行ったおかげで，その基本的動作の練習と，実際にその動作を使う車で繰り返し練習することで効果的に実施できた．

Ⅳ．高校生期のアプローチ

この時期になると脳性麻痺の児たちの運動機能に大きな変化がみられる．ここでは介助用車いすを使用し，徐々に体を動かすことが難しくなってきているCさんを紹介する．

1．Cさんの様子

脳性麻痺，痙直型，四肢麻痺のCさんは車いすを介助で使用している．車いすとベッド，床の移乗動作も全面介助である．ただし，介助で立位保持できるので，移乗動作の際に必ず一度立位を保持してから移るようにしている．床での動きは左右側臥位へ姿勢を変えることができる．しかし，寝返りすることは困難である．背臥位で中学生のころから左右差が少しずつみられ，特に股関節周囲，下肢で顕著になってきた．両下肢を股関節屈曲・内転位，膝関節屈曲位で体の右側に倒している．また骨盤も右側にねじれ，左骨盤帯は浮いている．股関節外転の可動域に制限が強く，股が開きにくい．

1）目 標

将来考えられる変形，拘縮は側弯と左股関節の脱臼である．現在，座位で両坐骨に荷重する

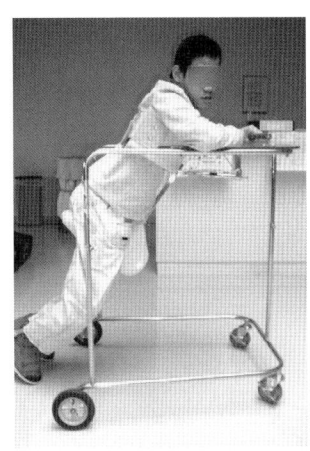

図 10　SRC 歩行器の使用

ことができているが，股関節の脱臼が生じると座位保持が不安定になる．体の中枢部にしっかり動きを入れること，臥位で過ごす姿勢にバリエーションをもつこと，過努力しない範囲で自動運動を行い，体の変形・拘縮の増悪を防ぎたい．

2．理学療法プログラム

1）体幹・股周囲の伸展

バルーンに腹臥位で乗せ，体幹，股関節周囲に動きを入れる．左右体幹の伸張，股関節伸展の動きを他動的に入れる．

2）介助で寝返り

自分で動こうとすると全身に筋緊張が高まり，上肢を屈曲し胸に引き込み，下肢を内転・内旋位に固く伸展させる．そこで，寝返り側の上肢を伸展・外転するように介助し，体の反り返りを使わないよう腹臥位に誘導する．腹臥位では上肢を胸の下に抱え込むため，寝返り側の上肢を頭の近くに伸ばして支え，背臥位に戻りやすいように援助する．

3）SRC 歩行器で歩行

足部で床を蹴り，同時に体を後方に反らし前に進もうとする．その時，手を握りしめ肩甲帯を後退させるので，バーを握り上肢を体に引き込まないようにする（**図 10**）．

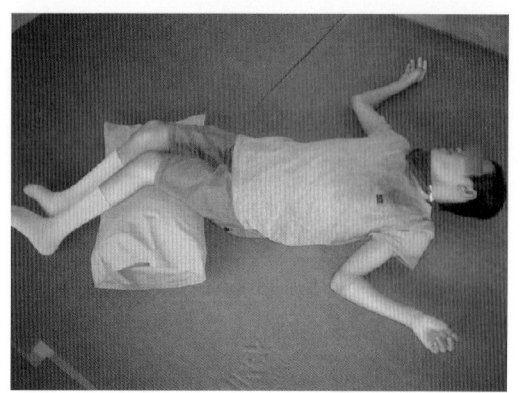

図 11 膝の下にクッションなどを入れ，骨盤帯が床面で安定するようにする

4）臥位でのポジショニング

背臥位で両下肢を股関節屈曲・内転位，膝関節屈曲位で体の右側に倒している．そこで，背臥位で過ごす際，両膝の下にクッションなどを入れ，下肢を支えることで右へ倒れるのを防ぐ．この際，下肢を床と垂直になるように支えるのではなく，骨盤と床との接触面が最も大きくなる位置で支える．また，背臥位以外に落ち着いて過ごせる姿勢をみつける．Ｃさんは左右側臥位に姿勢変換できるので，左右側臥位を試したところ，右側臥位が落ち着いて過ごせた．そこで床での姿勢は，主に背臥位と右側臥位で過ごし，ときどき左側臥位をとることにした（**図11**）．

3．まとめ

痙直型四肢麻痺の治療は，児の手足をゆっくり無理のない可動域でたくさん動かしてあげることである．しかし，リラックスさせるだけでは不十分で，リラックスさせた状態で児の様子に応じた自動運動を促す．すべてを自分一人で行わせるのではなく，児の自発的な動きを待ちながら，過努力しないで行えるように，必要に応じて援助し，頑張りすぎない体の使い方の経験を積み重ねていく．また，Ｃさんにとって SRC 歩行器の使用は自分で動くというだけでなく，自分で移動できたという自信が，ほかのさまざまな活動の意欲に波及している．高校生になると変形・拘縮が痛みの原因になることが多い．普段過ごす姿勢にバリエーションをもつこと（臥位，腹臥位，側臥位，椅子座位などいろいろな姿勢で過ごす）で，非対称性姿勢で過ごすことによる体の固まりや筋緊張の高まりを抑えることができる．

V．教育サイドとの連携

学齢期の児にとって学校生活は重要な位置を占める．これまで病院などで実施してきた理学療法が，実際の学校生活でどれだけ使えるかを確認する場にもなる．また，児の学校生活と教師の不安・負担の軽減を図るための支援が必要となる．

1．普通学校

普通学級での肢体不自由児の受け入れに市町村，学校間で温度差があるのは事実である．医療サイドからの情報を家族を通じて学校側に具体的に伝え，教師側で少しずつ学校生活に活かしていけるように配慮してもらう．教師は30人からの児の中の一人として対応している．こうすべきである，これが児に必要である，といい切ると，教師側の腰が引けてしまう．学校での対応について教師側から医療サイドに質問してもらい，一つひとつ具体的に協議する．肢体不自由児に接するのは，はじめてという教師も珍しくない．われわれの目的は児が学校の中でいきいきと楽しく過ごすことである．しかし，家族から学校側の対応に不安・不満が伝えられても，教師側から相談がない場合もある．そういう場合，家庭訪問や夏休みの時期に理学療法の見学を働きかけ，教師と接触を図る必要がある．

1）教師からの相談例

①学校内の移動方法．階段の使用方法．

②教室での机の位置．車いすの出入りを考えていちばん後ろにしてみたが，どうだろうか．
　③体育の授業について．体育館で補装靴を外してもよいか．プール利用の際の注意．サッカーをやらせてもよいか，など．
　④遠足・運動会などの行事の参加方法．
　2）理学療法士の回答例
　　a．学校内の移動
　車いすを友達が押す場合の安全を考え，胸ベルトなどを使用する．ロフストランドクラッチを使用している児は，後方への転倒，クラッチの滑りの恐怖のため前かがみになりやすい．安心して移動できるようにクラッチのゴムを滑りにくい素材のものにするとよい．階段では，安全を最優先に手すりを併用する．補装靴は上履きに履き替えるのではなく，靴底を雑巾で拭くことで対応する．
　　b．教室内での机の位置
　教室へのスムーズな出入りを考え，教室の出入り口近くの机を使う．スペース的に可能であれば，前の出入り口近くが教師の目も届きやすい．
　　c．体育の授業
　無理のない範囲で友達と同じ内容で参加できるように配慮する．歩行している児でも鉄棒，縄跳びのような上肢と下肢の協調性が必要な運動は難しいことが多い．補装靴は基本的に体育の時間も使用する．サッカーなどの球技のように児同士の接触も考えられ，補装靴を使用したほうがバランスをとりやすい．プールでは，プールサイドの移動をどうするかが課題になる．補装靴を脱ぎ裸足で歩き，足にすり傷をつくる危険がある．手引き歩行で移動したり，場合によってはプールサイドで車いすを使う．
　　d．遠足・運動会への参加
　歩行している児でも，距離によっては一部車いすを使う．急な長距離歩行は，膝，足部に痛みを引き起こすことがある．運動会は，できる限り友達と同じ競技に参加する．走れなくても，歩いたり，距離を少し短くしたり，歩行器を使ったりして対応する．

2．養護学校

　養護学校では児一人ひとりの個別支援プログラムの作成が行われ，児を総合的に把握し，児の特性に応じた関わりを模索している．そこで，医療サイドが情報提供，支援を求められる機会が増え，積極的な対応が期待されている．例えば，学校での車いすなどの姿勢，移動の際の注意点，福祉用具（車いす，補装靴を含む）の使い方などを中心に，理学療法の内容はあくまで参考に留めて関わっている．学校の中には直接理学療法をもち込まないほうがよい．理学療法については，医療サイドで責任をもつという役割分担が教師側の負担軽減につながる．学校は児と教師が主役で，何か困ったことが生じた時にそれに応えていく，ほどよい関係がよい．家庭訪問や夏休みの時期に教師が理学療法の場に参加し，情報交換を行えるとよい．
　1）教師からの相談例
　①給食時の姿勢．児の上肢機能を生かせる姿勢．
　②車いす使用時の姿勢，使用時間．補装靴の使い方．
　③教室がカーペット敷きの場合，車いすからカーペットに降りた際の姿勢．
　④養護学校では，自立活動という児一人ひとりの様子に応じた授業がある．その時間に歩行練習をしたり，体のリラクセーションを実施したりしている．そこで，自立活動にとり入れる内容の相談．
　2）理学療法士の回答例
　　a．給食時の姿勢
　介助で食事をとる場合，介助者の椅子の高さを調節することで，スプーンがやや下から口に運ぶように，また声かけした際に頭部が上向きにならないように注意する．自分で食べる場合

は，椅子とテーブルの高さを児に合うように調整する．足部全体が床ないし，足台につく高さにする．上肢，手にとっても使いやすいテーブルの高さと広さを用意する．

b．車いす使用時の姿勢，使用時間，補装靴の使い方

車いすはあくまでも移動の道具である．そこで長い時間使用していると体の傾きなど姿勢の崩れが生じることがある．個人差はあるが1～2時間車いすで過ごしたら，短時間でよいので仰向けなどで体を休めるとよい．補装靴は一般的に立位・歩行などの場面で使うが，車いす使用時にも補装靴を使用すると，足部が足台で落ち着き，姿勢も安定する．

c．カーペットでの姿勢

臥位で過ごす友達が多いクラスでは，投げ出し座りやベンチを使ったまたがり座りで参加すると友達の目線の高さが合いやすい．また，体を休めるために臥位で過ごす際，膝の下にクッションを使うとリラックスしやすい．多くの時間を臥位で過ごす場合には腹臥位，側臥位などの姿勢もとれるように工夫する．

d．自立活動に取り入れる内容

学校での運動機能面への関わりは，学校生活で必要とする姿勢・動作を中心に考えていく．例えば，教室から食堂まで歩行器で移動する，ホームルームの時間座位で過ごす，食事の際，頭部・体幹の安定した姿勢を保持するなど具体的内容であるとよい．医療サイドで実施している内容をそのまま学校の中へ持ち込むことには慎重でありたい．

3．学校生活を楽しく過ごすために

近年，療育施設から養護学校などに理学療法士が入り，教師と一緒になって児の学校生活での内容充実に向けた取り組みが始まった．

1）学校でのトラブル相談例

①家族が学校で機能訓練の実施を要望：児に応じた個別対応を希望して養護学校を選択したのに立位・歩行などの訓練を行ってもらえない．

②車いす，歩行器使用中の事故：普通学校では友達が車いすを押したりすることが多く，ときに介助が遊びになって転倒する．

③体育での事故：サッカーの授業でボールを蹴った際に転び，下腿骨を骨折する．

2）理学療法士の回答例

a．養護学校での機能訓練

学校では体育館まで歩行器で移動する，トイレまで先生に両手を引いてもらって歩く，場面に応じてさまざまな姿勢で過ごす．朝の会は，先生に後方から支えてもらって投げ出し座り，学習は座位保持椅子を利用し，座位で過ごす時間が続いたら臥位などでゆっくり過ごす．これらの大切さを医療・療育サイドから説明があると保護者も安心できる．

b．車いすの事故

車いす作製時に使用する場面を考え，胸ベルト，シートベルト，転倒防止バーなどの安全面に配慮する．また，その使用を徹底させていく．

c．体育でのけが

疾患のもつ体の使いにくさなどの情報を教師側に伝え，体育など体を激しく動かす場合に参考にしてもらう．脳性麻痺児の場合，走ると足がからみやすく，友達との体の接触で体勢を立て直すことが難しい．

文　献

1) 岩崎清隆，岸本光夫：姿勢と移動の援助．鎌倉矩子，他（編）：発達障害と作業療法―実践編．三輪書店，2001，pp46-81

第4章

重症心身障害児の理学療法アプローチ

重症心身障害児のわが国における現状を把握し，摂食・排泄などのアプローチとともに呼吸・排痰など，児の生命に関わる理学療法とその効果について事例を交えて述べる．

1. 重症心身障害児の療育と理学療法
2. 重症心身障害者の呼吸障害に対する運動療法—皮膚・軟部組織へのアプローチ
3. 摂食・嚥下機能の評価と理学療法アプローチ

1 重症心身障害児の療育と理学療法

脇口恭生*

◆ Key Questions ◆
1. 重症心身障害児とは
2. 生命倫理，ノーマライゼーションとは
3. 重症心身障害児の身体的・心理的な評価とは
4. 重症心身障害児の理学療法の役割とは

I．重症心身障害児とは

　重症心身障害児（以下，重症児）の「重症」は，医学用語ではなく，「重度の障害が重複した状態」を示した行政用語である．1950年代まで，既存の医療・福祉・教育の中で，療育の対象外とされていた子どもたちの新しい施設の設立に用いられた用語である．その概念を法律的に定めているのは日本だけである．児童福祉法では「重度の知的障害（精神薄弱）および重度の肢体不自由が重複している児童」を重症心身障害児と規定している．具体的な重症児の障害程度を表すのに大島の分類[1]が用いられている（図1）．重症児は区分1～4に該当するが，5～9の区分に属するもので，①たえず医療管理の下におくべきもの，②障害の状態が進行的と思われるもの，③合併症のあるもの，のいずれかに該当する場合は重症児に含むとしている．そして近年，新生児医療や救急救命医療の発展に伴い，生存率が高まる一方で，気管切開や人工呼吸器などの呼吸管理を必要とする濃厚医療および濃厚看護を継続して必要とする人たちが増加してきた．これらは従来の重症心身障害の概念を超えていることから，超重度障害児（以下，超重症児）という概念が出現した．超重症児の概念の基礎は，継続的濃厚医療を基準とした介護度の評価から成り立っている（表1）．その概念は医療保険行政の中で制度化されたが，従来の機能障害を基準とする障害種別ではなく，必要とするサービスの内容，支援の質と量に基づいて障害が認定されている[2,3]．

　重症心身障害の診断，評価は医学的立場と福祉的立場とでは，その目的が異なるため，立場によってその概念・範囲が異なってくる．

　重症児の療育は日本独自の体系であり，約半世紀の間に，医療・福祉・社会の流れとともにそのあり様も変化してきた．生活は施設収容型から地域，在宅生活へとその流れは進み，在宅を可能にする社会保障施策の充実，外来相談，外来医療，訪問看護，緊急一時入所，通園などの施設の機能の多様化によって，一人ひとりの重症心身障害をもつ子どもとその家族のニーズに対応する方向に進んできている．療育の体系は障害中心から家庭基盤への移行が提言されている[4]．

*Yasuo WAKIGUCHI／地方独立行政法人 神奈川県立病院機構 神奈川県立こども医療センター発達支援科理学療法室

図1 大島の分類（文献1）より改変引用）

					IQ
21	22	23	24	25	80
20	13	14	15	16	70
19	12	7	8	9	50
18	11	6	3	4	35
17	10	5	2	1	20
走れる	歩ける	歩行障害	座れる	寝たきり	0

表1 超重症児の判定基準（6カ月以上継続する状態の場合にカウントする）

1) 運動機能：座位まで
2) 介護スコア　　　　　　　　　　　　　　　　　　　　　　　　　　　　　　　（スコア）
　　呼吸管理
　　　　①レスピレーター管理　　　　　　　　　　　　　　　　　　　　　　　　＝10
　　　　②気管内挿管，気管切開　　　　　　　　　　　　　　　　　　　　　　　＝8
　　　　③鼻咽頭エアウェイ　　　　　　　　　　　　　　　　　　　　　　　　　＝8
　　　　④酸素吸入またはSaO_2 90％以下が10％以上（＋インスピロンによる場合）（加算）＝5（＋3）
　　　　　　　　　　　　　　　　　　　　　　　　　　　　　　　　　　　　　＝3
　　　　⑤1回/時間以上の頻回の吸引（または6回/時間以上の吸引）　　　　　　　＝8（＝3）
　　　　⑥ネブライザー常時使用（またはネブライザー3回/時間以上使用）　　　　＝5（＝3）
　　食事機能
　　　　①中心静脈栄養（IVH：intravenous hyperalimentation）　　　　　　　　　＝10
　　　　②経管，経口全介助（胃腸瘻，十二指腸チューブなどを含める）　　　　　＝5
　　消化器症状の有無
　　　　姿勢抑制・手術などにもかかわらず内服剤で抑制できないコーヒー様嘔吐　＝5
　　他の項目
　　　　①血液透析　　　　　　　　　　　　　　　　　　　　　　　　　　　　　＝10
　　　　②定期導尿（3回/日以上），人工肛門（各）　　　　　　　　　　　　　　＝5
　　　　③体位交換（全介助），6回/日以上　　　　　　　　　　　　　　　　　　＝3
　　　　④過緊張により3回/週の臨時薬を要するもの　　　　　　　　　　　　　　＝3
判定：1)＋2)のスコアの合計25点以上＝超重症児とする

II．生命倫理，ノーマライゼーションとは

　重症児の療育は，医療・福祉・教育といった分野のどの領域も欠かすことができず，ほかの分野に比べて，医療は生活上に欠かせないという特徴をもつ．重症児の生命予後に与える影響の要因は，半数以上が肺炎を主とした呼吸器感染症である．次いで，急性心不全，イレウス，消化管出血，敗血症，固有の変性疾患，窒息などである．重症心身障害医療では，1980年代には特に呼吸器感染症に関係の深い亜急性の呼吸不全を伴うびまん性細気管支炎様状態，摂食・嚥下障害，消化器合併症として胃食道逆流現象から食道潰瘍，骨関節変形，骨折など日常生活での対応に苦慮している合併症への対策が注目

された．しかし，死因の中で呼吸器感染症の占める割合は50％前後を占め，依然重要な課題であった．1990年以後，気管切開，喉頭気管分離術，胃瘻造設，逆流防止術などの外科的治療，非侵襲的陽圧換気（NPPV：non-invasive positive pressure ventilation）などの非侵襲的人工呼吸器が導入されるようになり，延命治療は普及してきた．延命治療が普及する一方で，生活の拠点は，施設から在宅生活へ移行している[5]．

現在，社会福祉一般の基本理念として国際的に定着してきたノーマライゼーションとは「障害者を特別視せず，普通の人と同じように受け入れ，必要な措置をしていくという考え方」であり，1981年の国際障害者年のテーマ「完全参加と平等」を支える哲学となっている．重症心身障害をもつ子どもたちの場合，まず多様な立場の人が，子どもとその家族の生活を理解し，歩み寄ろうとする姿勢が必要である．また，当事者が意思表示を明確に示すことが難しいため，当事者のおかれている状況を察しながら，家族・両親の抱いている不安や困難なことを傾聴することから始まると思われる[6]．近年，重症心身障害をもつ子どもたちが，地域で在宅を基盤に生活をしていくにあたり，重症心身障害をもつ方々の加齢と新たに重症心身障害をもって生育していく子どもたちのライフサイクルにあった療育を提供することが課題である．乳幼児期には主として医療および専門性の高い療育，学童期にはこれらに加えて教育が求められてくる．青年期，高齢期には充実した余暇活動，生活が期待されている．年齢の推移によって処遇の課題は推移していくため，一人ひとりの障害の原因・程度，発達段階とともに生活地域の特性や背景となっている生活などが十分に考慮された家庭中心の個別的支援が必要である．障害の重症化が指摘される一方で，家族のニーズも多様化し，生活環境・教育形態にも顕著な変化がみられている．訪問教育から通学，地域での学校間における交流学級など重症心身障害をもつ子どもたちが，地域の子どもと交流する機会がつくられるようになってきた．地域生活が推進される一方で，超重症児といわれる濃厚な医療・看護を必要とする人たちと家族にとって，生活実態にあった方策が今後望まれる．そして，延命治療普及の一方で考えなければならないことは，健康関連QOL（HRQOL：health-related quality of life）とはいったいどんなものなのだろうかということである．生命倫理は，このHRQOLを抜きには議論できるものではない．判断能力をもち，自己決定が可能であれば，どのような治療をどこまで受けるのか，治療者に意思を伝えることが可能である．しかし，重症心身障害をもった子どもたちは判断が困難で，自己決定を明確に伝達することが難しいため，説明と同意のあり方は家族にゆだねられるのが現状である．山田[7]は「選択的医療におけるインフォームドコンセントのあり方」について報告している．治療の選択については，社会的な同意や基準が明確になっているわけではない．よって，治療が子どもにとってこの先苦痛を伴うものか否か，十分な家族との話し合いの中で選択されることとなる．もてる力で生命を全うできたこと，子どもと家族と療育スタッフが相互に協力し，痛みも喜びも共有できたこと，日々を充実できたといえる生活を送ることができたこと……そうした，子どもたちとの日々はおのおのの気持ちに残っていく．これらの実現がその後の家族へのケアも含めて課題である．

重症児のHRQOLは価値観，家族のもつ背景などによっても影響される個別的なものであり，重症児という枠組みの中では，一概にはいえないものであるが，一人ひとりに寄り添って個別的なHRQOLを家族と関連職種で問い続けていくことが大切である．そのためには，家族を中心に医療・福祉・教育などの異なった立場の専門の関わりが縦割り式でなく，経験や成果を相互に共有できるチームアプローチとして

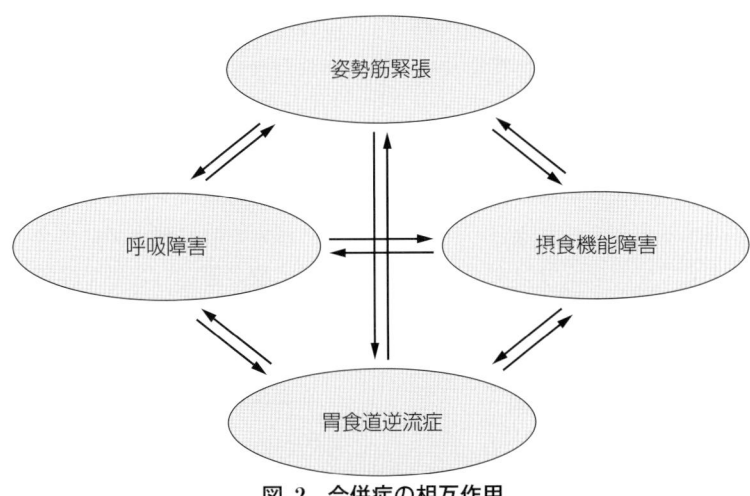

図 2 合併症の相互作用

行っていく必要がある．

　現在，希薄になりつつある人間関係の中で，重症心身障害をもつ子どもたちが人と人をつないでくれる存在であると願っている．

Ⅲ．重症心身障害児の身体的・心理的な評価とは

　運動障害に起因する主な基礎疾患は3つに大別される．1つ目は脳性麻痺，小頭症，滑脳症などの先天的な中枢性疾患，2つ目は先天性筋疾患，ミトコンドリア脳筋症などの神経筋疾患，代謝疾患，3つ目は溺水後遺症，交通事故などによる低酸素性虚血性脳症，頭部外傷などの後天的な疾患である．そして，基礎疾患に起因した一次症状として，運動障害，知的障害，痙攣発作，てんかん，筋緊張異常，呼吸障害，摂食・嚥下障害，言語障害，視・聴覚障害などがあり，二次症状として，呼吸器感染症，消化器障害，胃食道逆流現象（GER：gastroesophageal reflux），栄養障害，関節拘縮・変形（特に脊柱側弯症・股関節脱臼），骨粗鬆症・骨折，睡眠障害，排泄障害，褥瘡，行動障害，心理的問題などがある．

　重症児の示す症状は多様で個人差がある．そして症状は，年齢とともに推移していく発達障害である．発達に影響を与えるものはさまざまであるが，身体的問題として特に筋緊張異常，呼吸障害，嚥下障害，GERはそれぞれが単独の機能障害ではなく，相互に悪影響を及ぼすため，相互作用の分析が重要となる（図2）．

　特に呼吸機能は生命予後に直結し，日常生活における生活リズム（覚醒と睡眠のリズムの変調），活動性の低下，心理的ストレス，コミュニケーション障害へと影響を及ぼす生活上の基盤となる機能であると同時に，家庭生活においても家族への介護負担の要因となる．以上のことからも，基礎疾患の特性および随伴症状の相互作用を医学的所見，身体所見を参考に，加齢による機能低下，二次障害に対する予防・予測的観点をもった評価が必要である．

1．姿勢筋緊張と姿勢運動パターンの解釈

　重症児の筋緊張は，過緊張・低緊張・動揺性の状態が混在する．姿勢筋緊張は姿勢・活動に合わせて調整されるが，重症児では過剰に変化したり，変化できなかったりする．姿勢筋緊張の変化によって示された姿勢運動パターンは，子どもが示す内的状態の変化と外部環境との相互作用の結果として現れた子どもの適応状態と捉えられる．例えば，床に頭を押し当てること

で姿勢の安定を得ようとしているのか，頸反射の影響が全身性の反り返りに大きく影響を及ぼしてしまうのか，呼吸苦などの代償的パターンなのか，周辺視野に対する易反応としての反り返りなのか，痙攣発作のパターンなのか，子どもの興奮・不快に対する表現なのかなど，その要因について仮説を立ててハンドリング，環境調整を行いながら整理していく．

2．姿勢制御・姿勢適応能力の評価

接触支持面，重力を考慮した姿勢保持，適応能力を評価する．姿勢運動パターン，変形・拘縮などにより，多様な姿勢が制限されてくることがある．例えば，呼吸機能・嚥下機能の改善に腹臥位が有効であるという報告[8]はあるが，実際に腹臥位が有効であるのは，その姿勢に適応できた場合である．したがって，ゆっくりした姿勢変換のハンドリングの中で十分な接触支持面を与え，重心移動と体重支持面の移動の変化を知覚し，柔軟に対応できる姿勢筋緊張の調整と姿勢保持能力の観点から評価する．

3．変形・拘縮

筋緊張の不均衡，重力の影響，日常生活の中での姿勢変換・運動の乏しさなどの環境要因の相互要因により，変形・拘縮が出現してくる．変形・拘縮は機能障害を引き起こす．例えば，頸部の後屈，過伸展は嚥下障害，上気道狭窄を生じさせる．側弯，胸郭変形は拘束性換気障害，消化器系への影響として食道狭窄，胃食道逆流症，食道裂孔ヘルニア，胃軸捻転などを生じさせる．また股関節脱臼と側弯は相互関係があり，痛みを生ずるとさらに過緊張を強め，可動性を制限させてしまうこととなる．よって，予測的・予防的観点をもった評価が必要である．また年齢とともに推移していくため，定量的評価が必要である．変形・拘縮の定量評価として主に脊柱側弯，股関節脱臼についてはX線像からCobb角，骨頭側方偏移率（migration percentage）の計測，Goldsmithによる風に吹かれた股関節の指数測定法，関節可動域検査を行い，経年的に記録していくことで変化を把握する．重度の筋緊張亢進状態や筋短縮に対しては，機能的目標を定めたうえで補装具，ボツリヌス毒素治療，神経ブロック，針治療，整形外科的治療の適応も含めて評価する．

4．呼吸障害

上気道閉塞性障害，下気道閉塞性障害，胸郭運動制限による拘束性換気障害，中枢性換気抑制を合わせもっている．これに嚥下障害，胃食道逆流現象が悪影響を及ぼすことがある．重症児の呼吸状態は，姿勢と姿勢筋緊張に相互に影響する．呼吸機能への介助が先か，姿勢筋緊張コントロールが先か，個別的相互作用を利用したハンドリングの中で判断していく．

5．呼吸障害と嚥下障害との相互作用

嚥下障害により，上気道に貯留した唾液，分泌物による上気道通過障害が努力呼吸を増悪させ，さらに唾液，分泌物が吸気時に気管内流入することにより誤嚥性肺炎などを引き起こすため，嚥下障害は呼吸障害を増悪させる．経口摂取をしていなくても，びまん性誤嚥性肺炎，誤嚥性肺炎を生ずることがある．それは自らの唾液，分泌物の対応が適切に処理できないためである．重症児の場合，その嚥下動態は重力と体位の影響を受けやすい．嚥下運動に適した姿勢筋緊張の調整と姿勢の選択，日常生活での活動達成のための腹臥位，前傾側臥位など体幹に対する頸部の角度を調整することで，嚥下運動の改善，もしくは気管内流入の予防を図ることができる．

当センターでは，重症児の体位が唾液処理能力に及ぼす影響をビデオ嚥下透視検査で評価をした．最も誤嚥の少ない体位は腹臥位であり，嚥下運動の改善が観察された[9]．日常の姿勢管理においては，体幹・頸部の位置関係と姿勢筋

緊張が個別的に評価されるべきである．臨床的には上気道喘鳴，頸部聴診で評価する．そして，この検査結果を踏まえて，日常生活行為に合わせた姿勢選択を実践することで，抗生剤の点滴治療に至る回数・日数の軽減が図れた．また，そのほかにも努力呼吸の軽減，姿勢筋緊張の緩和につながり，脊柱側弯の進行停止がみられた[8]．活動・参加の側面では通学，学校生活での安定がみられた．手術的対応として，気管内への唾液の流れ込みが顕著で，頻回吸引，肺炎など反復する場合，喉頭気管分離術の適応がある．

6．呼吸障害と胃食道逆流現象の相互作用

重症児の GER は，姿勢筋緊張や咳による腹圧上昇，努力呼吸による縦隔内陰圧，脊柱変形による食道裂構築の破壊，経鼻栄養管の刺激などが誘因している．対策として頭部，上部体幹を起こした姿勢管理で対応することがあるが，嘔吐，誤嚥性肺炎を繰り返す場合，逆流防止手術として，Nissen 噴門形成術で改善がみられる．これらは，胃瘻，腸瘻の際に追加されることが多い．しかし，経過の中で呼吸状態が悪化する例があり，喉頭気管分離術が追加されると改善する場合がある．

7．二次障害の予測

姿勢適応能力と姿勢筋緊張，呼吸機能，嚥下機能，変形・拘縮は相互に影響する．現在の機能障害に至った過程と，今後生じる可能性のある障害を予測した評価が必要である．

8．心理的評価

子どもが示すサイン，反応に対して働きかけ，その反応を心理的側面として捉える．快適な心理的表現として，表情が穏やかであること，声かけや，周囲への定位反応，呼吸状態の安定，姿勢筋緊張の安定などがある．逆に，不快な心理的表現として，無呼吸，多呼吸，頻脈，皮膚の紅潮，過緊張のさらなる増強，驚愕反応，過敏性の増強，覚醒状態の急激な変化などがある．介助者は，子どものサインを捉えて，子どもが何を欲しているのかを知ろうとする姿勢が必要である．快適な状態を yes のサイン，不快な状態を no のサインとして，子どもに言葉をかけながら，子どもの示すサインの理由を探る．また，子どもの自発運動に意味づけをして，相互のやりとりの過程，経過の中でその再現性を捉えていく方法をとる．そして，介助者は子どもと社会の時間的流れの違いを感じとることが大切である[10]．

実際には子どもが示す前に，次に行うケアのために他動的に介助者側のペースに合わせて進められることが日常生活の大半である．その行為が子どもの主体的サインの発信や自己選択の可能性を奪っていることを十分に自覚しておく必要がある．このほか，生理心理学的アプローチ[11]では，行動観察によって心理状態の把握が困難な場合，生理学的指標で客観的に捉える試みがなされている．

Ⅳ．重症心身障害児の理学療法の役割

理学療法の役割は，日常生活上の困難感に対して，子どもの適応能力，潜在能力を引き出し，子どもと介助者との相互関係を援助することである．そのためには，子どもと家族，関係者の必要性を把握する必要がある．まず，一日の日常生活の過ごし方を把握する[4]．いつ，どこで，誰と，何を，どのように行っているか，そしてなぜそのような方法がとられているかを把握する（図3）．問診，観察，ビデオ記録などで調査し，日常生活を困難にしている要因を把握する．どのように行っていて，なぜそのような方法をとっているかを整理することで，関係者の子どもの能力をどのように理解しているのか認識できる．そして，理学療法の場面では子どものできることを把握することが大切である．例え

時間（いつ）	0	1	2	3	4	5	6	7	8	9	10	11	12	13	14	15	16	17	18	19	20	21	22	23	24
場所（どこで）	施設 ベッド 車いす									学校			プレイルーム	学校			施設 プレイルーム			施設 ベッド				
人（誰と）	看護師											教員A		看護師	教員B		看護師							
活動（何を）	注入	睡眠									注入	排泄	注入				入浴	注入			注入	睡眠			
方法（どのように）	右下側臥位	半右下側臥位			半左下側臥位		左下側臥位		半左下側臥位		右下側臥位		腹臥位	前傾姿勢			腹臥位			左下側臥位		右下側臥位		半右下側臥位	
理由（なぜ）																								

図3 日常生活の過ごし方の例

ば，生理的安定性は得られているか，周囲に対する興味の示し方はどうか，自発運動の中で頭・頸部，上肢，手指などわずかでも動かせる部分はどこかを観察し，周囲の人や環境への興味，探索経験があるかどうか，認知的活動の手助けとなるような姿勢は何かを評価していく．そして，それらの基盤としての姿勢筋緊張，呼吸機能，嚥下機能，変形・拘縮の関連性と二次障害の予防を念頭に，日常生活における姿勢管理に応用していく．

一方で，日常生活上で繰り返される行為に着目し，生活のしやすさ，二次障害の予防を考慮し，実際の生活場面で子どもと介助者の相互を評価する．以下に，当センターにおける臨床経験から，重症児に対するチームアプローチの中での主な理学療法士の役割を列挙する．

①運動機能の向上と日常生活場面での企画と実践，②姿勢筋緊張コントロールの体操・介助方法，③呼吸機能，摂食・嚥下機能の維持・向上，④変形・拘縮の予防と軽減，⑤日常生活に即した姿勢管理のマネジメント，⑥補装具・車いす・姿勢保持具などの評価と作製の計画，⑦日常生活活動・介助方法に理学療法技術の融合，合わせてチームアプローチを実践するうえで必要な知識・技術の共有を図る学習会をもつことは必要である．当施設では療育プログラムとして，呼吸，食事，ポジショニング，身体の動かし方，移乗介助の方法などテーマを設定した施設利用者参加型の療育時間を週1回設けている．また個別に体操プログラムを作成し，体操の方法を伝達する時間としている．また，併設されている養護学校の教員と運動・身体・姿勢管理に対する学習会と個別的な介入を行っている．この際，各職種の力量に合わせて現実的に継続できる内容となるように心がけている．姿勢管理については，今川[12,13]により24時間の姿勢ケアが紹介されており，重症児の姿勢制御・姿勢管理の再考が求められている．その実践にあたっては，理学療法士と他職員の協力と理解が必要であり，施設のシステムの構築も含めた取り組みが課題である．そして，特に超重症児の生活は医療ケアの占める時間の割合が大半を占めているのが現実である．したがって，日常繰り返される医療ケアおよび日常生活行為に理学療法の技術を拡充していくことが重要である．

1．呼吸状態と呼吸ケア

呼吸状態は子どもと介助者の双方に直接影響を及ぼす日常生活機能として位置づける．呼吸苦に対して，呼吸状態の安定を導く過程は子ど

もと介助者との非言語的コミュニケーションの一つである．相互の反応に対する対応により導かれた呼吸状態の安定は，子どもが日々を快適に過ごし，外界に興味を向け，コミュニケーションをとりやすくするといった生活の基盤となる．よって，呼吸ケアが相互に苦痛・悪循環の形成にないように，考慮された活動と姿勢，生活場面での喀痰能力を含めた呼吸管理を設定する．例えば，分泌物が多いため，吸引が必要であるが，吸引が刺激になって呼吸苦が改善せず，授業が困難となる場合，前傾座位姿勢を活動姿勢に選択することで嚥下運動の改善もしくは喀痰が容易となり，唾液の気管内流入が軽減し，吸引回数の減少が期待でき，安定して授業の参加ができる場合がある．別のいい方をすれば，活動と休息，覚醒と睡眠の安定を図れる呼吸機能を考慮した姿勢選択と介助方法を日常生活に用いることが重要である．

2．食事，経管栄養

経管栄養注入姿勢を評価する．注入中は分泌物が増加しやすく，嚥下障害が呼吸状態，GERの誘引となっている場合がある．例えば，分泌物が増加し，上気道での分泌物停滞による呼吸苦や咳嗽により，腹圧が高まり，嘔吐を招く場合がある．体幹と頸部の位置関係，嚥下機能，GERを考慮した腹臥位や前傾側臥位などの姿勢を選択し，日常生活での導入を企画する．

3．更衣動作

姿勢緊張と変形・拘縮，感覚が影響する．着衣の場合，関節可動域制限の顕著なほうから袖を通すなどの適応的方法がある．しかし，拘縮が少なく上肢の伸展・内旋パターンの場合，手関節を掌屈することで肘関節の屈曲が得られる場合がある．関節可動域の拡大と更衣介助を統合させていく．

4．整容・清潔介助

頸部と肩の間，腋窩，手関節，側弯の短縮側の皮膚の溝部分を拭く際に，伸長するなどで，皮膚の伸張性，筋の伸張性などを図る機会となる．また，手指の屈曲緊張が強い場合，爪切り介助が困難であるが，手関節を掌屈，MP関節を屈曲することでDIP・PIP関節を伸展しやすくするなど手指の伸長介助の方法などを提示する．オムツ交換などの介助場面では，骨盤後傾，股関節屈曲・外転運動の準備を確保できる．ただし，体格や骨粗鬆症，関節可動域制限が顕著な場合は，骨折予防などの安全面を優先した対応を選択する．背臥位から側臥位への姿勢変換を行いながら清潔介助を行うなど，身体状況を見極める．

以上のように，日常生活で繰り返される介助に必要な動作，運動要素を分析し，理学療法の治療手段である関節可動域の拡大，ストレッチ，筋緊張の緩和，姿勢変換などを取り入れることで，子どもにとっては身体の柔軟性，可動域を拡大する機会が得られる．この際，介助者にとって必ずしも行いやすい方法であるとは限らないため，予測される二次障害を共有し，一緒に考えていく姿勢が大切である．介助の行いやすさや効果が感じられると，新たな工夫が生まれて日常的に継続されるようになる．日常生活場面で実現するためには，環境調整，システムの変更なども含めて，家族と検討することが重要である[14]．

本稿では大枠のみ述べたので，具体的アプローチについては別項を参照されたい．

文　献

1) 大島一良：重症心身障害の基本的問題．公衆衛生 **35**：648-655, 1971
2) 江草安彦(監)，岡田喜篤，末光　茂, 他(編)：重症心身障害療育マニュアル．医歯薬出版，1998
3) 江草安彦(監)，岡田喜篤，末光　茂, 他(編)：

重症心身障害療育マニュアル 第2版．医歯薬出版，2005
4) 今川忠男：発達障害児の新しい療育―こどもと家族とその未来のために．三輪書店，2000
5) 有馬正高：重症心身障害児（者）へのアプローチ．ボバースジャーナル **23**：108-111，2000
6) 髙塩純一：重症心身障害児（者）の理学療法．ボバースジャーナル **23**：112-116，2000
7) 山田美智子：重症心身障害児者の「選択的医療」におけるインフォームドコンセントについて．重症心身障害児者における病因解明と治療法開発に関する研究報告会抄録，2004
8) 平井孝明：重症心身障害児（者）の姿勢管理の実際．日本重症心身障害学会誌 **29**：67-76，2004
9) 脇口恭生，廣田とも子，平井孝明，他：重症心身障害児・者の各体位における唾液処理能力について．日本摂食・嚥下リハビリテーション学会誌 **5**：101，2001
10) 今川忠男：発達障害をもつ子どもと家族の非言語コミュニケーション―作業療法への応用．OTジャーナル **33**：94-99，1999
11) 片桐和雄，小池敏英，北島善夫：重症心身障害児の認知発達とその援助―生活心理学的アプローチの展開．北大路書房，1999
12) 今川忠男：脳性まひ児の24時間姿勢ケア．PTジャーナル **41**：537-546，2007
13) 今川忠男（監訳）：脳性まひ児の24時間姿勢ケア．三輪書店，2006
14) 関谷宏美：当事者の意向を尊重し，生活の全体像を捉えた支援のために．*PacificNews* **129**：2-3，2005
15) 江草安彦（監），岡田喜篤，末光 茂，他（編）：重症心身障害通園マニュアル―在宅生活を支えるために．医歯薬出版，2004
16) 大川嗣雄，陣内一保（編）：こどものリハビリテーション．医学書院，1991
17) 藤岡一郎：重症児のQOL「医療的ケア」ガイド．かもがわ出版，2000
18) 今川忠男：重症心身障害児・者の療育基本理念―作業療法士の役割に焦点をあてて．OTジャーナル **32**：203-207，1998
19) 辻 清張：重症心身障害児の姿勢適応障害とその援助．ボバースジャーナル **23**：117-122，2000
20) 染谷淳司：重症脳損傷児・者の呼吸機能へのアプローチ（1）．ボバースジャーナル **19**：57-63，1996

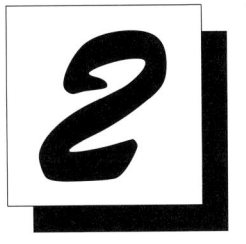

2 重症心身障害者の呼吸障害に対する運動療法——皮膚・軟部組織へのアプローチ

金子断行*

◆ Key Questions ◆
1. 呼吸障害に対する運動療法と姿勢緊張の関係は
2. 上気道通過障害の対応とは
3. 胸郭呼吸運動障害に対する軟部組織・皮膚への対応は
4. 陽圧換気療法とは

I.はじめに

近年,重症心身障害児・者(以下,重症者)の呼吸器感染症に対して種々の対策が行われ,死亡者数は減少傾向にあるが,いまだ主要死因の第1位を占め,その対応は療育者の最大課題である[1].

本稿では,包括的概念である呼吸リハビリテーションにおける呼吸障害への運動療法を詳述したい.さらに近年,有効性が示されている陽圧換気療法も簡単に紹介する.

II.呼吸リハビリテーションの概要

重症者に対する呼吸リハビリテーションの目的は,生命予後に直結する下気道感染,慢性呼吸不全をできる限り非侵襲的にコントロールし,QOL(quality of life)を向上させることである.われわれは,この目標のもとに2000年より小児科医,理学療法士,看護師などの多職種にて呼吸リハビリテーション専門外来を開設した.運動療法や排痰などに加え陽圧換気療法を導入し,約200例以上にチームアプローチを行い,成果を得てきた[2〜5].

重症者の呼吸障害は,一要因で起こることはなく,未成熟性・閉塞性・拘束性・呼吸中枢性の問題が複雑相互に絡み合い生じる.また,心肺耐用能は低く,栄養状態・薬剤の影響も加わり,呼吸仕事量は増大し,予備能力が低下している.そのため感冒・下気道感染などの負荷により,潜在していた呼吸困難が顕在化し,対応の遅れが重篤化につながる.一度呼吸機能の低下をきたすと,悪化要因が改善しても呼吸機能は感染以前の状態に復帰し難い.これらの特徴を理学療法士は鑑みて,さまざまなプログラムを治療の中で考案すべきである.

本稿では,呼吸への実践的アプローチを,できる限り具体的に紹介したい.そのため,呼吸障害の要因,医学的評価などは成書をご参照願いたい[6〜9].

III.呼吸障害に対する運動療法と姿勢緊張

姿勢緊張とは筋骨格系全体としての活動状態であり,中枢神経系の運動分節支配の介在細胞群や運動の最終共通路のα運動細胞,および筋肉・胸郭軟部組織・皮膚などの粘弾性も含まれ

---
* Tatsuyuki KANEKO/心身障害児総合医療療育センター

た複合物である[10].

脳性まひを要因とする重症者には,過緊張や弛緩といった正常者では生じ得ない姿勢緊張が全身の至るところにさまざまなパターンで分布する.これらは近年まで異常姿勢緊張と呼称されていた.しかし,障害脳も発達するため,これを「異常」と呼称することは脳科学的見地から疑問であった.そのため,障害脳の発達は異常ではなく「正常と逸脱した発達」と解釈することが一般化してきた(しかし,本稿では便宜的に"異常姿勢緊張"と使用する).

重症者特有の姿勢緊張は,成長とともに胸郭や脊柱を変形させ,呼吸パターンを異常化させる.さらに能動的な姿勢変換障害があいまり,肺,気管支,血管,心臓,筋肉の位置が徐々に変位する.そのため,正常な呼吸メカニズムと換気様式が発達し得ない.これに比べ正常姿勢緊張を有する児は8歳ごろまでに正常な姿勢運動パターンと換気を通じて適切な胸郭形状,気管支壁の構築,肺細胞の増加など正常呼吸運動メカニズムを発達させる.

以上のように,姿勢緊張と重症者の呼吸は密接に関連する.そのため異常姿勢緊張や呼吸運動の発達未成熟などが,成長とともに下顎後退,舌根沈下,気管支狭窄などの上気道通過障害(閉塞性)および胸郭変形,肋骨の異形成などの胸郭呼吸運動障害(拘束性)を引き起こす.放置しておくと呼吸障害は姿勢緊張を増悪させ,増悪した姿勢緊張が呼吸障害を悪化させるといった悪循環に陥る.そのため,理学療法士の呼吸障害への介入は,この悪循環を断つことが目的となる.これは重症者に対し,画一的な治療ではなく,個々に応じたバリエーションのあるアプローチであることを意味する.したがって,重症者の呼吸障害への運動療法は個別性が非常に高く,成人呼吸器疾患において有効性が確立している呼吸介助手技を安易に用いるべきではない.

Ⅳ. 呼吸への運動療法の実際

1. 上気道通過障害への治療

多くの重症者は顎関節形成が不全である.さらに長期間の背臥位姿勢により重力で下顎が後退し,後退した位置で顎関節が拘縮する.これは咽頭狭窄・開口制限を引き起こす.また,舌内外筋の過緊張・弛緩は舌根を沈下させる.

治療の一部を紹介する.はじめに頸部前面の姿勢緊張を整える.図1のように皮膚・軟部組織を理学療法士の指腹でしっかりと把持し,鎖骨から下顎の方向にモールディング(molding)を行い,鎖骨と下顎を引き離すようにしつつ下顎の前推を図る.多くの重症者は,喉頭は低位し,下顎を前推させ頸の長さを保つと喉頭は上位化する.これは喉頭の上下運動につながり,嚥下運動の改善に結びつく.さらに,指腹で皮膚の深部を触知し,広頸筋・板状筋・胸鎖乳突筋などを把持し,収縮・弛緩を誘導すると短縮筋群に粘弾性が得られ,さらに下顎の前推が行いやすくなる.

舌へのアプローチを紹介する.はじめに舌中央に示指の指腹で軽い圧迫を与える(図2),さらに舌尖をつまみ,舌を引き出す(図3)と,舌骨・喉頭が挙上され舌の姿勢緊張は整えやすくなる.この舌の緊張は舌根部の触診にて評価ができる(注:ゴム手袋の使用に際しては,ゴムショックの危険性があるため,対象者のゴムアレルギー既往の確認が必須).咬反射や嘔吐反射が強い場合は,アプローチできないことがある.

拘縮,または拘縮を生じかけている顎関節に対しては,耳たぶを理学療法士の母指指腹と示指橈側でトータルに把持し,回旋しながら斜め後上方に牽引し,顎関節の運動性を改善させる(図4).評価には示指または小指で耳孔に挿入させて下顎骨頭の運動を触知するとよい.

次に,下顎枝やオトガイを示指または母指の指腹で支え,前上方に押しだすように操作すると下顎が挙上・前推する(図5, 6).この手技

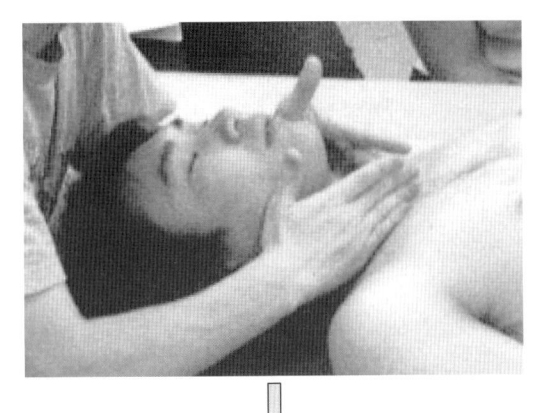

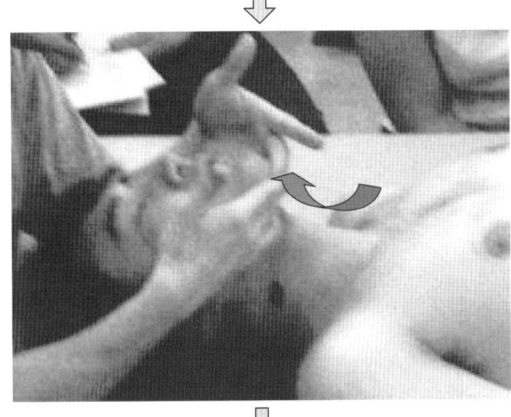

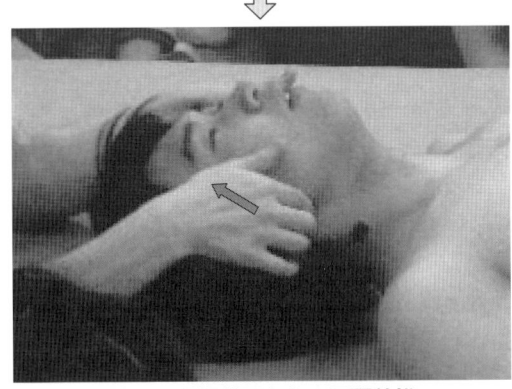

図1 頸部前面からの下顎前推

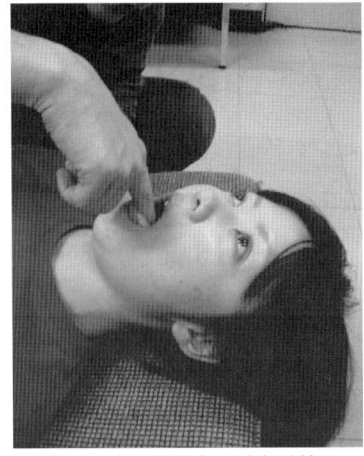

図2 舌への圧迫―舌内外筋の緊張コントロール

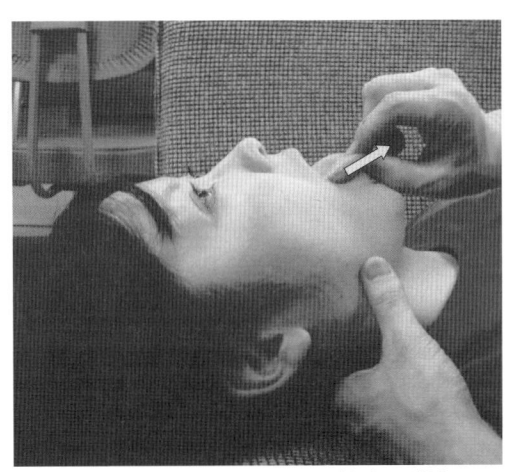

図3 舌の引き出しによる舌根部の挙上

は，痛みを伴いやすく，慎重なソフトタッチが要求される．

　さらに下顎歯槽弓に理学療法士の母指を位置させ，直接的に下顎を前方に引き出す．顎関節が「グッ，グッ」と動く音に伴い，下顎を前推できる（図7）．最も直接的で確実な手技であるが，誤って歯を直接牽引すると歯折の危険性が高い．したがって，歯を持つことは禁忌である．また，咬反射が残存する場合には，咬まれない触れ方の工夫（例：上顎歯槽隆起をセラピストの母指と示指で挟むように圧迫すると下顎が開きやすい）が必要であり，症状によっては禁忌となる．

　いずれの手技も評価には下顎前推時の上顎歯と下顎歯の咬合をみる．多くの場合，下顎歯は上顎歯から約0.5～2.5cm後方位に位置するため，下顎歯を可能な限り正常咬合位に近づける．

　下顎のアプローチの際には同時に後頸部への治療が必須である．はじめに後方から理学療法

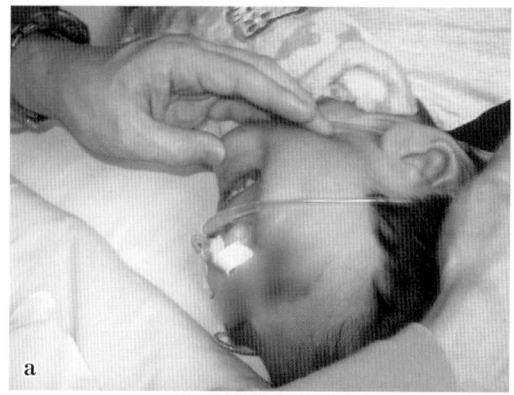

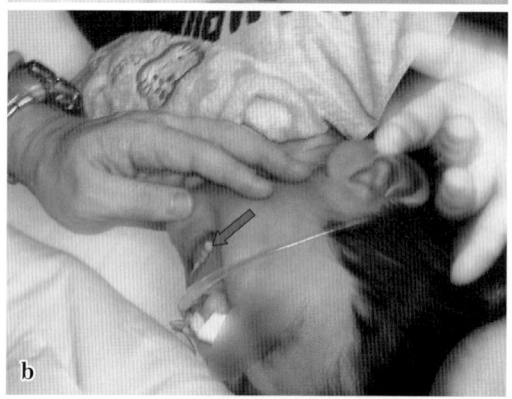

図 5　顎関節の運動性の改善
目的：舌根沈下・下顎後退による中咽頭の狭窄を改善
a，b：オトガイ隆起と下顎枝から下顎を前上方に引き出す
留意点：下顎枝での操作は，痛みを生じやすいので注意．回旋を得るようにしつつ下顎を前推させる

士の一側の手で喉頭窩の形状に適合するように頸部をトータルに保持する．そして後頸部を伸展しつつ，頸部の軸性回旋運動を誘導すると頸部のアライメントが整えられ，過伸展等が修正できる．さらに，腹臥位（**図8**）や背臥位で頸椎両側の皮膚を把持し頭側に引き上げつつ，後頸部の伸張を誘導すると咽頭が拡大する．われわれは内視鏡下でこの手技による重症者の咽頭拡大を確認している（**図9**）．

2．胸郭呼吸運動障害へのアプローチ

胸郭への治療には，はじめに姿勢緊張の要素

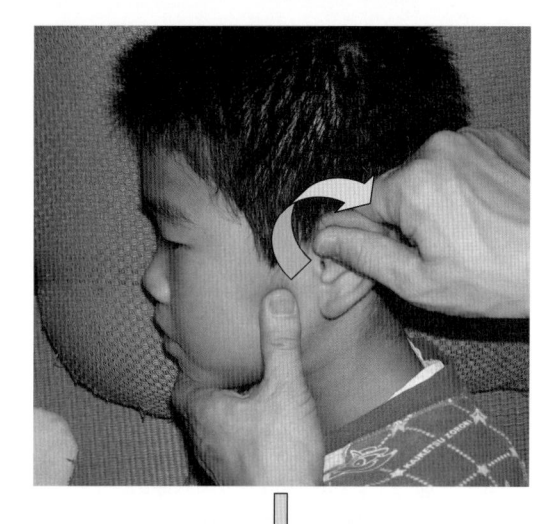

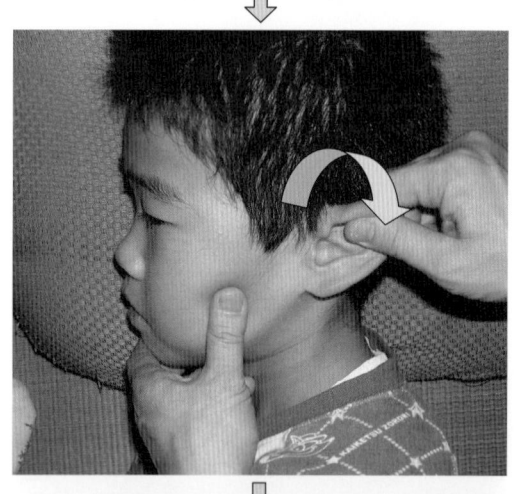

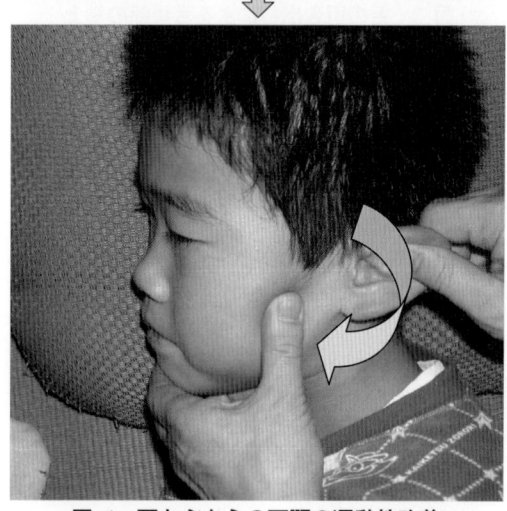

図 4　耳たぶからの下顎の運動性改善
耳たぶを斜め後方や下方に回旋しながら牽引すると顎関節の運動性が出現する

2 重症心身障害者の呼吸障害に対する運動療法—皮膚・軟部組織へのアプローチ 153

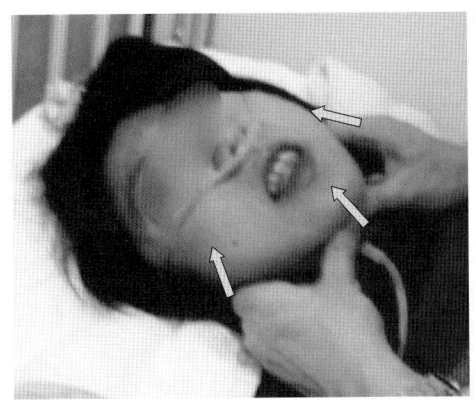

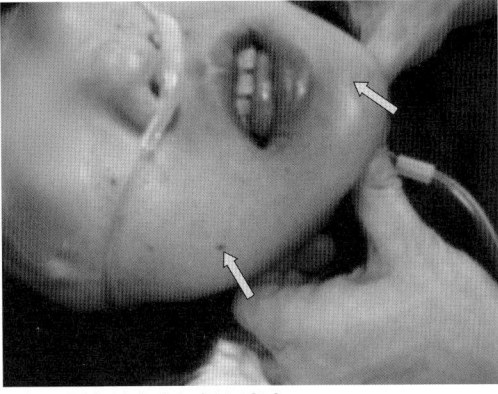

図6 オトガイと下顎枝から下顎を前上方に押し出す

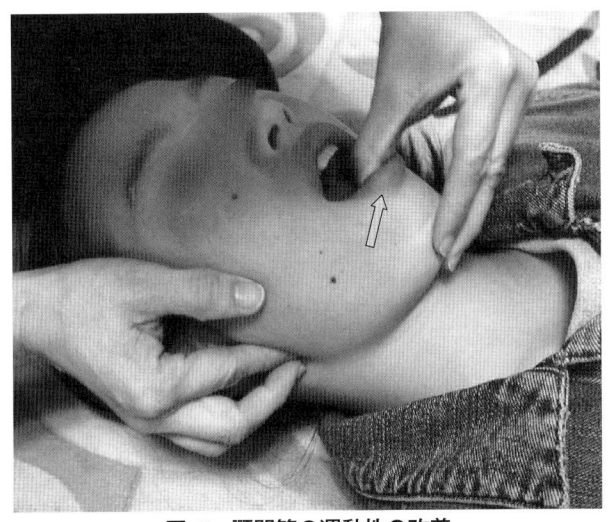

図7 顎関節の運動性の改善
頭を固定し母指を口腔内で下顎歯槽弓にかけて前方に牽引する
禁忌：直接歯を牽引すると歯折の危険がある

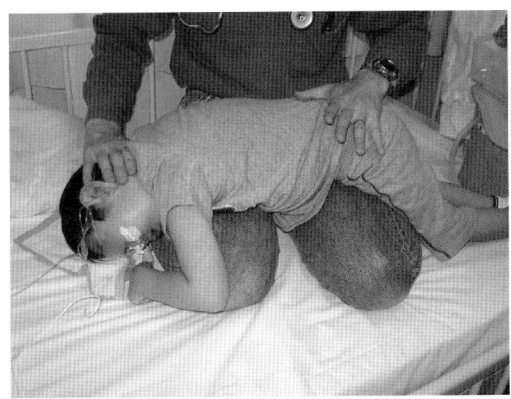

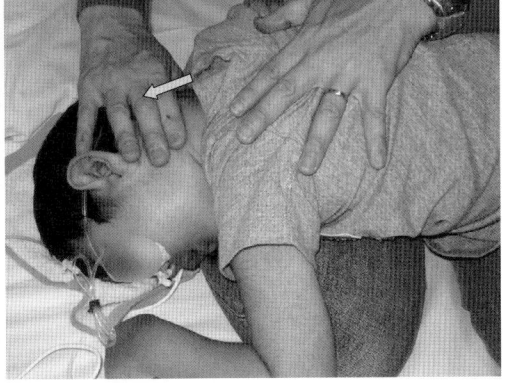

図8 後頸部操作による咽頭部拡張
頸椎両側の皮膚を把持し，頭側に引き上げつつ頸部の伸張を図ると咽頭が拡張する

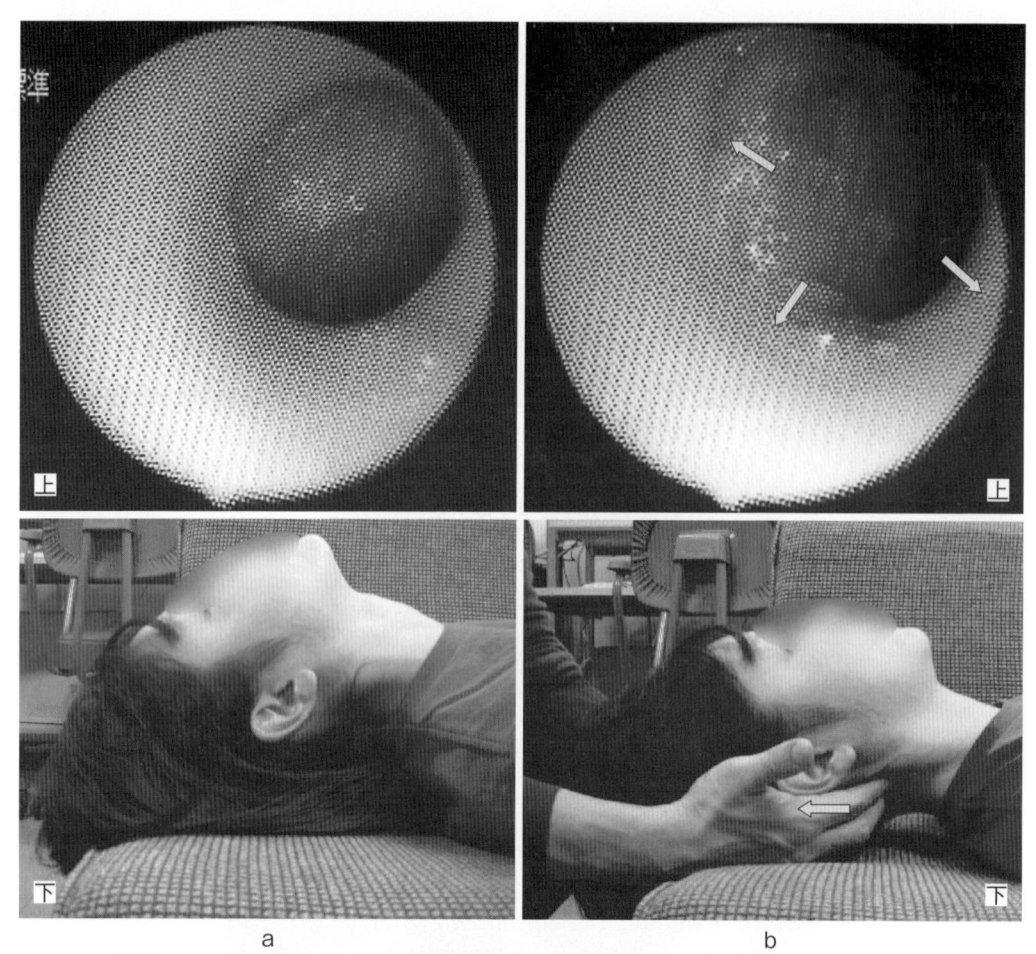

図 9 短縮している後頸部（a 下）の頸椎両側の皮膚を頭側に引き上げる（b 下）ことで狭小している咽頭（a 上）の拡大（b 上）がみられる（治療写真は手技を明確に示すため模式的に正常人を使用．咽頭の写真は重症者である）

である胸郭周囲の皮膚・軟部組織・筋膜を評価する．これらが硬化していると，肋骨運動を身体の表層から阻害し，吸気障害をきたす．逆に，弛緩していると呼気時の必要な弾性圧が減少し呼気障害が生じる．

手技は，重症者の皮膚に両手で軽く，手掌全体で手の重みを与えずに触れる．呼気・吸気の運動に合わせて，手掌の触れている圧を常時一定にするようにていねいに適応させ，手掌と重症者の皮膚を一体化させていく（図 10）（注：一体化とは，理学療法士の手が重症者に感覚・意識化されない触れ方を意味する．この触れ方は理学療法士同士で演習しあうとよい．成功すると，モデルになっているヒトは触れられている感覚を意識しなくなり，呼吸運動が安楽になる）．

次に，一側の手掌は一体化させたまま安定させ，他側の手掌で呼吸のわずかな動きをきっかけに手掌の動きに合わせ胸郭の皮膚・軟部組織の表層に動きを促す．そして，粘弾性，柔軟性や適度な張力を引き出していく（図 11）．さらに，図 12 のように左右径が短縮している前胸部の表層開くようにしつつ柔軟性を改善し，深い吸気を獲得させる．胸郭全表層の柔軟性や適度な張力が得られると，呼吸運動に必要な肋骨の可動性と胸郭の拡張-収縮が徐々に出現し，胸郭呼吸運動の改善に結びつく．

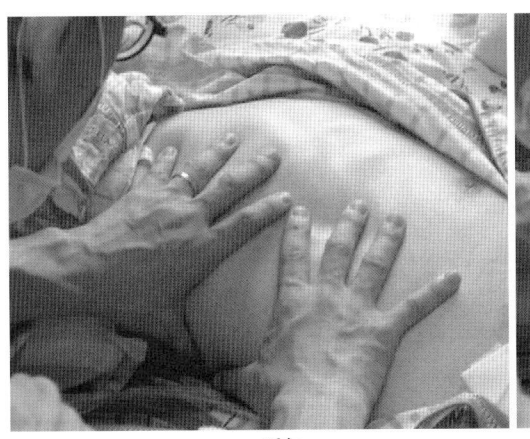

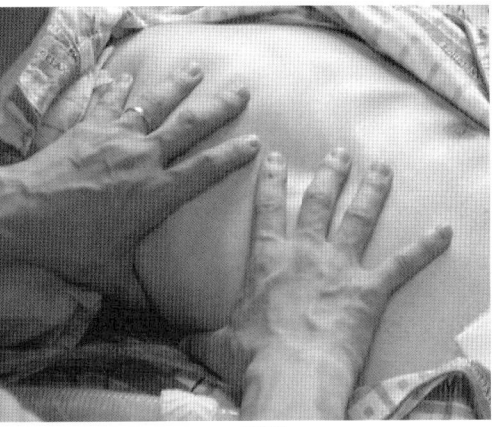

2 重症心身障害者の呼吸障害に対する運動療法—皮膚・軟部組織へのアプローチ　155

　　　　　a．呼気　　　　　　　　　　　　　　b．呼吸
図 10　セラピストの手掌と対象者の皮膚との一体化（呼吸介助ではない）
呼気と吸気運動に合わせ，手掌を触れたまま，その圧を常に一定にして呼吸とともに重症者の胸郭の動きを感じとる

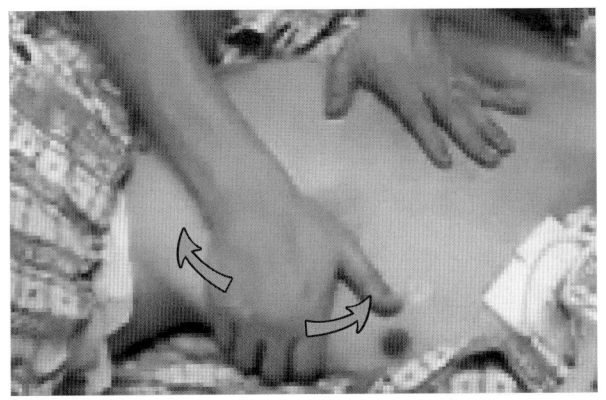

図 11　下部胸郭への皮膚・軟部組織粘弾性の改善
一側の手掌は安定させたまま，他側の手掌で皮膚・軟部組織の粘弾性を引き出す

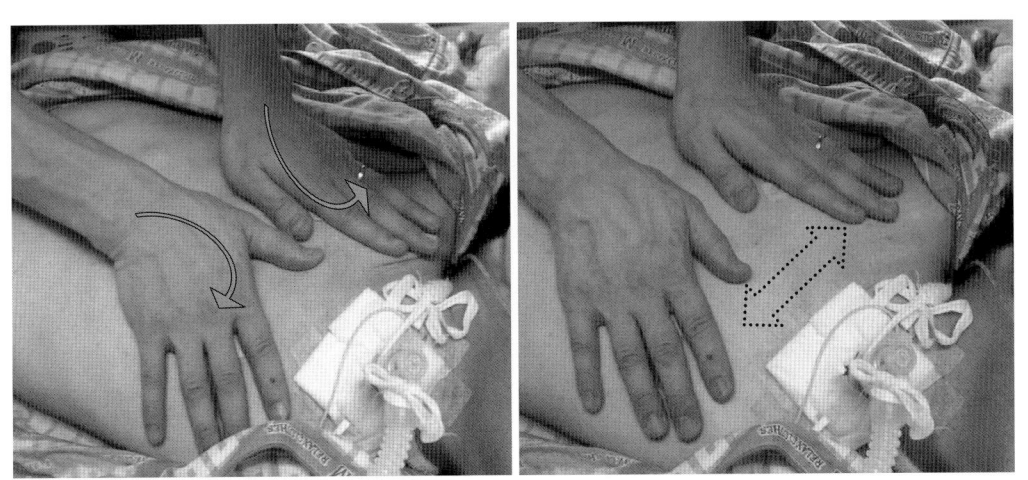

図 12　前部胸郭への皮膚・軟部組織粘弾性の改善
前胸部の皮膚を開くようにしながら左右方向への皮膚の柔軟性を引き出す

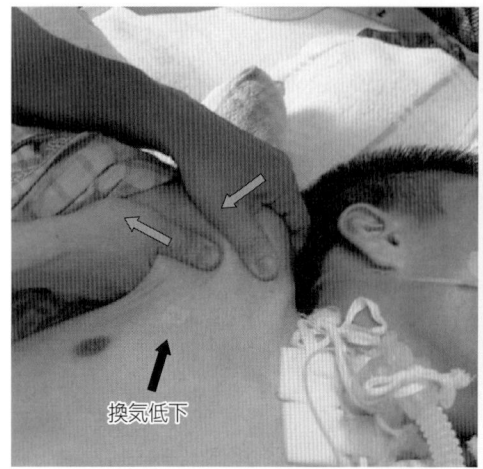

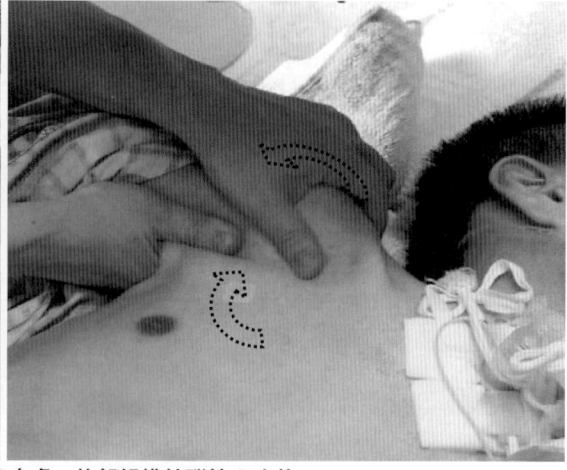

156　第4章　重症心身障害児の理学療法アプローチ

図 13　上部胸郭への皮膚・軟部組織粘弾性の改善
大胸筋部を把持し，肩甲帯を体幹から引き離し肩関節を下制させ，左胸部皮膚・軟部組織の柔軟性を得る

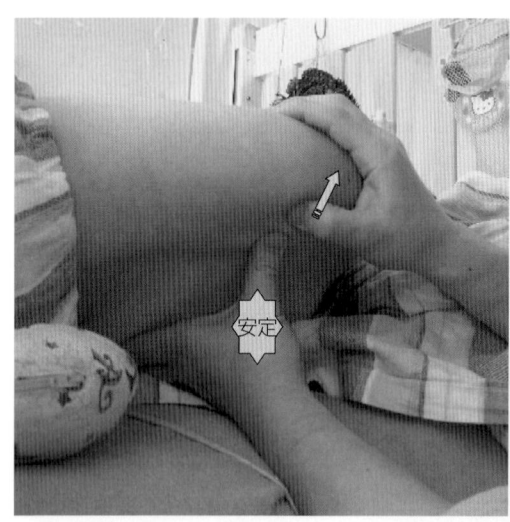

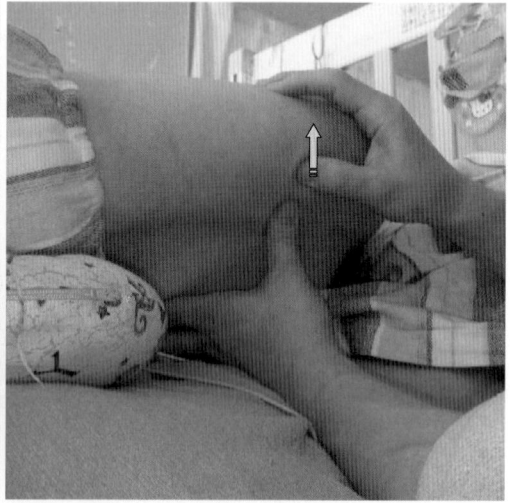

図 14　肋椎関節の治療

　上部胸郭に対しては，大胸筋・大円筋・胸鎖乳突筋・僧帽筋などの過緊張により，肩関節内旋・上腕骨頭前突となり，肩甲帯が上部胸郭に密着し，肺上葉の拡張・収縮を阻害する．**図13**のように大胸筋の走行に対して垂直に手掌を密着させて大胸筋腱部を把持し，胸郭から肩甲帯を引き離すように操作し，皮膚，軟部組織，筋膜の柔軟性，粘弾性を改善させる．同時に肩甲胸郭・胸鎖関節・肋鎖関節の運動性を得て，上葉の換気を向上させる．

　胸郭は骨関節が多く，安定性には富むが，拘束化しやすい特徴をもつ．特に肋椎・椎間関節は姿勢変換が少ないと拘縮しやすく，胸郭に起始する肋骨・鎖骨は運動性を失いやすく，変位しやすい．

　特に強く変形した肋骨の肋椎関節には，肋骨の可動性を一対ずつ向上させていく．それには，脊柱の治療を呼吸が安定しやすい腹臥位で施行すべきである．背部の姿勢緊張を整えつつ椎体の一側を理学療法士の指腹で軽く安定させ他側の指腹で一対ずつ肋椎関節・椎間関節の可動性を回旋させつつ広げるように誘導する（**図**

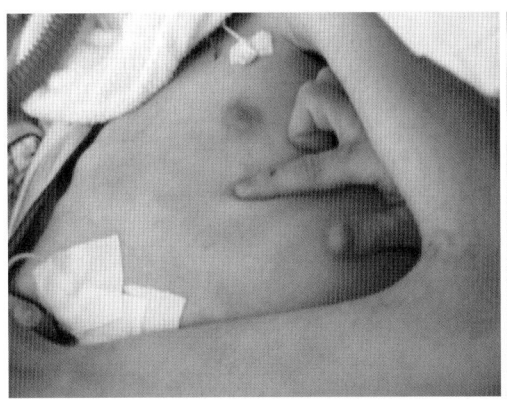

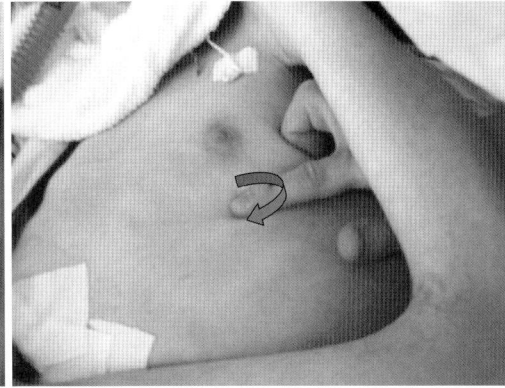

図 15 肋間筋の治療

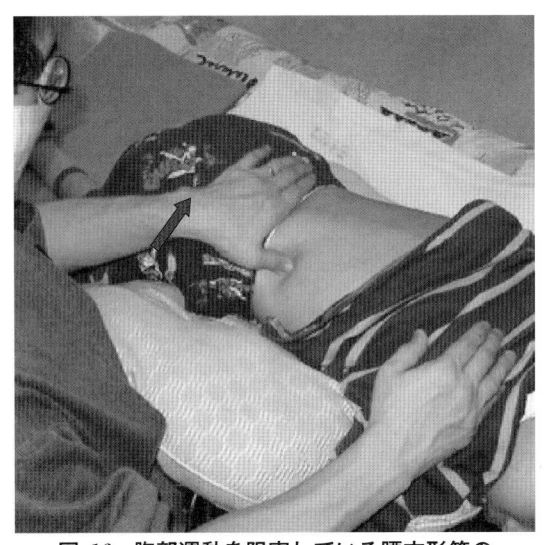

図 16 胸郭運動を阻害している腰方形筋の柔軟性の改善
指の圧を感じさせないようにしつつ，腰方形筋を促え，拡張-収縮を促す

14)．肋椎関節・椎間関節・胸肋関節の円滑な可動性が得られると肋骨運動は拡大し胸郭は拡張される．

また，肋骨運動の制限因子となる肋間筋にもアプローチする．理学療法士の示指または中指の側腹を肋間に密着させ，指腹と肋間の運動を一体化させる．そして肋間運動を知覚し，適応性短縮・弛緩を評価する．肋間筋は適応性短縮が生じていることが多い．吸気時に指腹で肋間筋の遠心性収縮を促し，肋骨挙上を指腹で回旋させるようにして誘導する（図15）．呼気時は，求心性収縮を指腹で吸気とは逆方向に誘導し，肋間部を狭縮させる．理学療法士の指腹の回旋で肋間の円滑な拡張と収縮を獲得させる．この手技は可動性のよい肋間から開始し，可動性の乏しい肋間へ連続してアプローチしていくと全肋骨の自発運動が得られやすい．

このような姿勢緊張の要素である皮膚，軟部組織，筋の末梢性変化を全身の姿勢運動パターンのコントロールとともに治療する．

以上のように，脊椎・肋骨・胸郭・肩甲帯のアライメントを整えていくことで換気向上と適

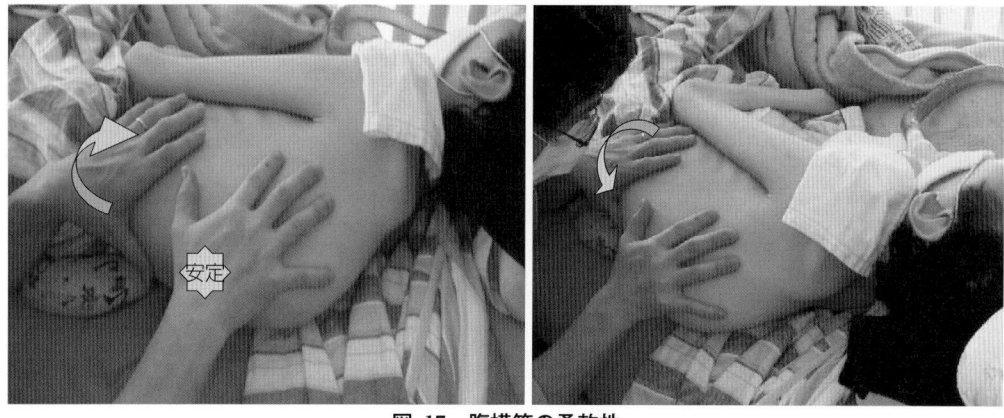

図 17　腹横筋の柔軟性

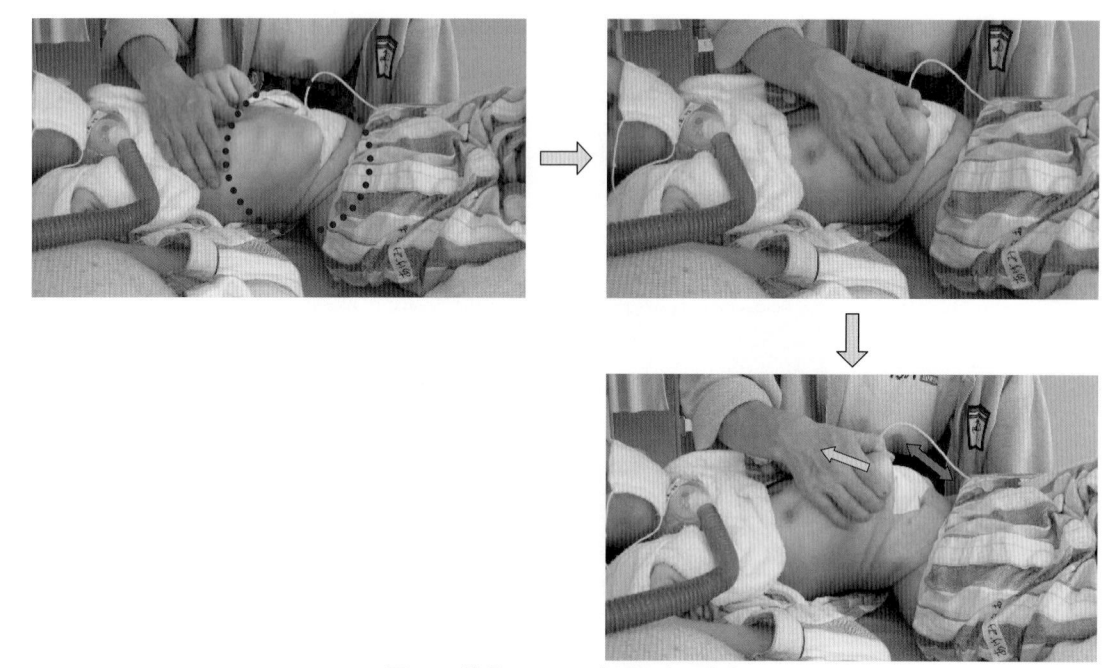

図 18　肋骨フレアー変形による突出

正な胸郭の発達を促すことができる．

　さらに，腰方形筋・胸肋筋・肋間筋・最長筋・腹横筋などに過緊張が分布すると，本来の呼吸補助筋としての活動が行えず，リバーサルアクションにより下部胸郭の運動は制限される．腹臥位で呼吸関連筋群の過緊張を一筋ごとに理学療法士の手指で捉え，筋線維の走行に対し垂直方向に圧を加えながら，緊張の緩和を図る．**図16**は胸郭呼吸運動を阻害している腰方形筋の粘弾性を得ている治療である．

　また側臥位で，短縮・緊張している最長筋・腹横筋などに対し，下部体幹に手掌を密着させて，骨盤と脊柱の間の回旋運動を促し，緊張緩和と伸張を図る（**図17**）．

　さらに，骨盤が肋骨下部に接触すると肋骨の運動性を極度に制限する．フレアーに突出変形した肋骨下部を，手掌でトータルに把握し，骨盤から吸気に伴い乖離させ，肋骨と骨盤のアライメントを整えていく（**図18**）．

　また，胸膜にも注目したい．胸腔内にある肺

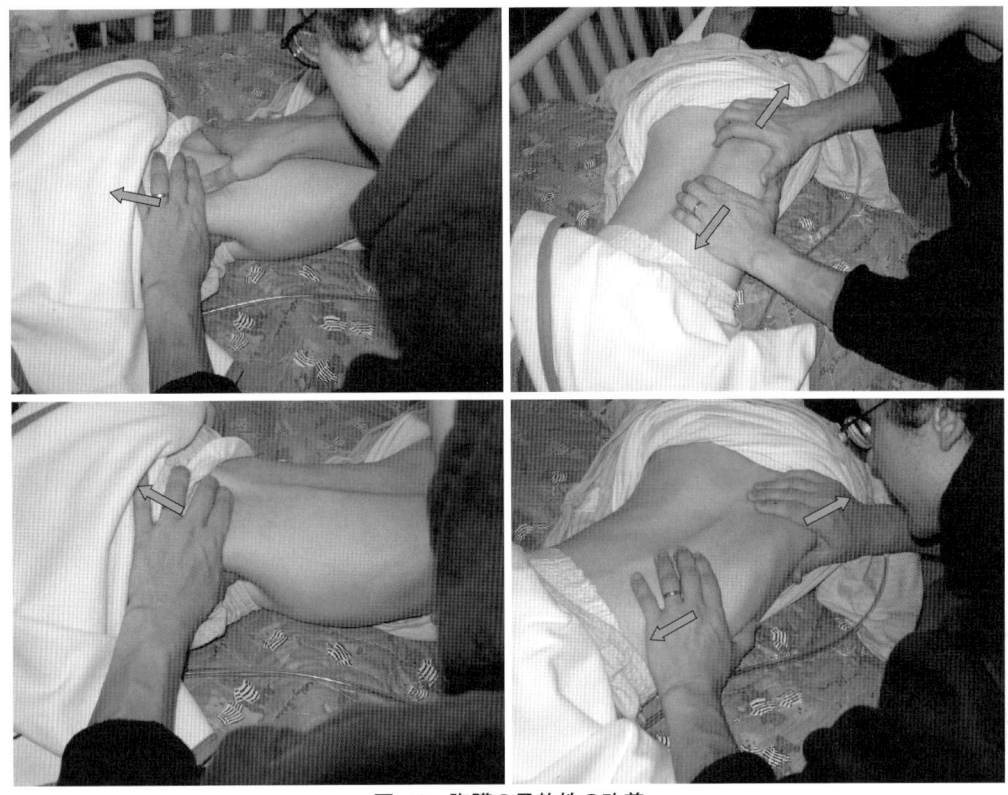

図 19 胸膜の柔軟性の改善
発赤を目安に皮膚と軟部組織とともに胸膜を意識し，運動性を向上させる

の呼吸運動を容易にする胸膜は肺活量（VC）が約50％になると静止し，肺実質の収縮を止める作用が働く．VCが50％以下になると胸膜は，肺を拡張させるため拡張（陽圧）方向に働きだす．肺内は含気低下のため縮小（陰圧）方向に引かれる．この陽圧と陰圧が干渉し合い，胸膜に過剰張力が加わり，本来の胸膜のもつ滑らかなすべり作用が失われ，肺の円滑な運動を阻害する．手掌を肋骨間から皮膚の深層まで介入させ（**図19**），胸膜を前後左右に柔軟に動かすことで張力の軽減を図り，胸膜の滑り運動を改善させる．

これは，筋膜内の毛細血管の循環に働きかけることにもつながる．皮膚表層に発赤の出現が確認できると，末梢循環の改善を示唆できる．筋膜には多くの平滑筋細胞が内在しており，筋膜・軟部組織の柔軟性を得ることで，呼吸だけではなく，生体維持に不可欠な循環・代謝にも影響を及ぼすことができる．これが自律神経系へのアプローチとなる．

3．排　痰

前述してきた胸郭軟部組織や筋群への対応は排痰治療にもなる．

特に排痰手技は，分泌物貯留音（ベルクロ・ラ音）を聴診できた肺野に適度な圧を両手掌で加える．自重を与えずに一定圧を肋骨が可動する方向へリズミカルに加え，強い呼気を促す．さらに，10 Hz前後の振動も間欠的に与える（**図20**）．10 Hzの振動はチクソトロフィー現象により痰の粘稠性を低下させる．全身の緊張に留意し，肋骨への加圧・振動・体位療法を継続すると，約15分で肺の末梢部にある痰は線毛運動と呼気流に押され中枢気道に流出してくる．

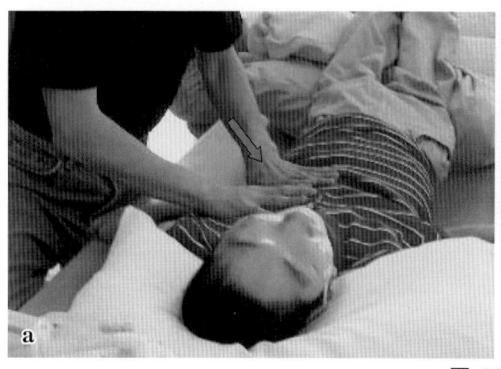

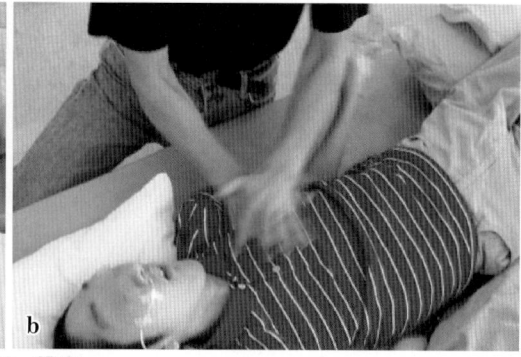

図 20 排痰
a．痰が貯留する肺野の肋骨に運動可能な方向へ圧を加える
b．胸郭に振動（10 Hz）を与え，分泌物の粘調性を下げる

そこで，前部胸郭を圧迫して強い呼気と咳を誘発し，排痰する．乳児の場合は，ヘーリングブレアレー反射により胸郭圧迫で呼吸抑制の危険性があり注意を要する．咳の誘発が難しい時，勧めることはできないが，喉頭蓋切痕部への指での圧迫や，気管チューブでの気管刺激を与えると催咳できる．

急性感染から脱すると，1日に2〜3回以上の排痰が必要となる．この時は，1回の排痰で全分泌物を排出させねばならない．すべての痰を回収しても数十分〜数時間後に再び貯留されるが，一度に全分泌物を排痰することで残留痰が気管を刺激し，分泌物の増加を促す悪循環を断つことができる故である．

V．陽圧換気療法

重症者では，上気道閉塞・胸郭拘束・脊柱変形・異常筋緊張などにより無気肺を生じやすい．特に背臥位を多くとる場合は，両側下葉や心臓の背面などに無気肺をきたしやすい．また，強い側弯をもつ場合は凸側は肋骨運動障害性の無気肺，凹側は誤嚥性の肺炎をきたしやすい．

無気肺を生じた肺胞は虚脱しやすい．一度，虚脱した肺胞を膨張させるためには，高い圧（opening pressure）が必要とされる．

高い圧を自発呼吸でまかなうには努力呼吸が要求され，胸郭内陰圧が生じる．そのため肋間部は陥没し，下顎が後方に引き込まれ，胃も胸膜内に上昇し胃食道逆流の一因となる．この状態では，十分な吸気量と吸気圧が保てず，努力呼吸が無気肺を助長する悪循環をきたす．

この悪循環を断って無気肺を改善・予防するためには，陽圧換気療法が有効である．正常成人では数分に数回の深呼吸を自発的に行っているため，末梢の肺胞の至るところまで自然に拡張する．しかし，重症者は自発的な深呼吸が得られないので，末梢の全肺胞を拡張しきれない．

そのため陽圧換気により深吸気をつくり，身体外からの圧力で肺胞を広げ，胸郭を拡張させることで無気肺を予防する．

さらに，強い陽圧をかけることにより，気管閉塞の要因となっている分泌物の移動・除去で無気肺の改善が期待できる．なお，気管内圧が低下している場合，それを上昇させることもできる．

われわれは陽圧換気療法として，主に下記の4方法を施行している．

①蘇生バッグによるフェイスマスク・気管カニューラなどからの用手陽圧換気（いわゆるバギング）

②メカニカルインエクスサフレータ（MIE：カフマシーン®・カフアシスト®）による陽

図21 カフマシーン

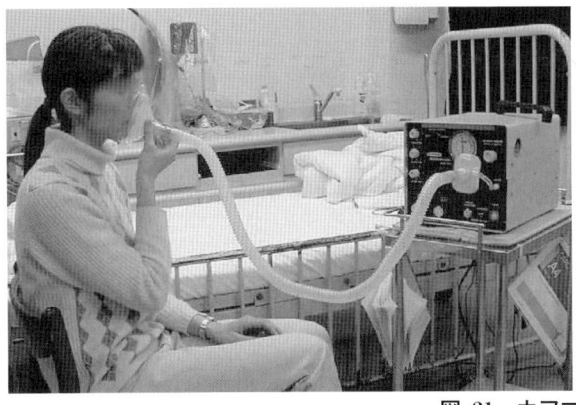

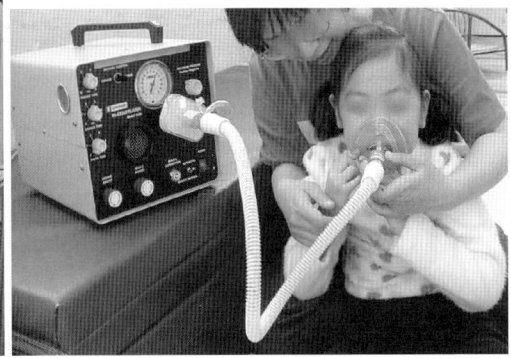

神経筋疾患では標準的治療．吸気時に1〜4秒陽圧をかけ，肺容量以上に空気を吸わせる．瞬時にきりかえ陰圧を1〜4秒かけて咳をさせ，排痰を促す．重症者では，陽圧のみで肺拡張を促すことも多い

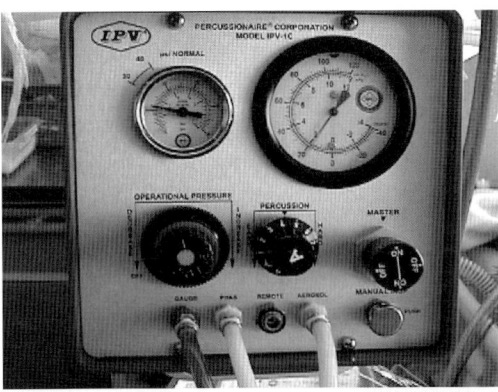

- 高頻度（100〜600cycle/分）のジェット噴流により肺内に圧と振動を与える
- 同時にエアロゾール吸入を行う
- 薬液吸収率は超音波ネブライザーより高い
- 作動ガス圧10〜40psiで調整
- 作動頻度（Percussion）：easy5〜hard9で調整
- 使用推奨条件（メーカー推奨）30〜40psi，作動頻度hard以上

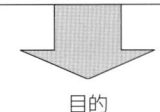

↓目的

換気改善
痰の流動化
排痰

治療風景

図22 肺内パーカッションベンチレータ（IPV）とはどのようなものか？

圧換気（図21）
③非侵襲的人工補助換気（NIV）による陽圧換気
④肺内パーカッションベンチレータ（IPV）による陽圧換気（図22）

なお，詳細は成書[11,12]や拙稿[13〜17]などを参照されたい．

また，陽圧換気が適応でない症例に身体外か

ら10Hz程度の圧を加え，排痰が促進されるベスト型の機器も開発され，当院で数例であるが短期効果を得ている．

VI. おわりに

重症者のQOL向上を目的とした呼吸リハビリテーションはチームアプローチで行い，運動療法はその一環である．今回，その運動療法を詳細に実践的に述べた．姿勢緊張に留意し下顎・胸郭，さらに皮膚・軟部組織への対応も含めた姿勢緊張へのアプローチの重要性を述べた．なお，呼吸療法に不可欠なポジショニング療法は紙幅の都合で割愛した．

文　献

1) 折口美弘：旧国立療養所重症心身障害児（者）の年次呼吸器感染症死亡推移．日本重症心身障害学会誌　32：313-317，2007
2) 村山恵子，神田豊子，金子断行，他：重症心身障害児・者の呼吸評価—他覚所見としてのVisual Analog Scaleの有用性について（第一報）．日本小児呼吸器疾患学会雑誌　17：97，2006
3) 金子断行，直井富美子，川口香織，他：当センターにおける呼吸外来の臨床報告．理学療法学　30：80，2003
4) 直井富美子，金子断行，村山恵子，他：重症心身障害児者に対する呼吸リハビリテーション外来4年間の治療成績と呼吸理学療法の意義．脳と発達　37：236，2005
5) 直井富美子，金子断行，村山恵子，他：重症心身障害児者に対する陽圧換気を併用した呼吸リハビリテーション・チームアプローチ．日本小児呼吸器疾患学会雑誌　14：84，2003
6) 北住映二，米山　明，他：摂食・嚥下障害・誤嚥：嚥下性障害の臨床．金子芳洋（監）：障害児・者の摂食嚥下リハビリテーション．医歯薬出版，2005，pp48-61
7) 北住映二，尾本和彦，藤島一郎（編）：子どもの摂食・嚥下障害—その理解と援助の実際．永井書店，2007
8) 金子断行：重症脳性まひ．宮川哲夫，黒川幸雄（編）：理学療法MOOK 4 呼吸理学療法．三輪書店，1999，pp244-250
9) 金子断行，村山恵子：呼吸リハビリテーション．金子芳洋（監）：障害児・者の摂食嚥下リハビリテーション．医歯薬出版，2005，pp80-95
10) 古澤正道：ボバース概念による治療．柳澤健（編）：DVDで学ぶ理学療法特殊テクニック．南江堂，2007，pp181-205
11) 聖路加国際病院呼吸療法チーム，蝶名林直彦（編）：NPPVハンドブック．医学書院，2006
12) John RB，石川悠加：神経筋疾患の呼吸管理—小児期からのM/NIPPVマニュアル．日本小児医事出版社，1996
13) 金子断行，村山恵子，北住映二：重症心身障害児の呼吸障害に対する肺内パーカッションベンチレータの効果の検討．脳と発達　37：262-264，2005
14) 和田直子，村山恵子，金子断行，他：肺内パーカッションベンチレータ使用により持続する肺浸潤影の改善を得た重症心身障害者の1例．脳と発達　38：332-336，2005
15) 金子断行，直井富美子，村山恵子，他：呼吸障害を呈する重症心身障害児・者に対する肺内パーカッションベンチレータと呼吸理学療法の短期効果の検討．理学療法学　37：456，2005
16) 金子断行，村山恵子：重症児・者に対する呼吸リハビリテーション—陽圧換気療法および肺内パーカッションベンチレータの紹介．MEDICAL REHABILITATION　78：104-111，2007
17) 金子断行，村山恵子：肺内パーカッションベンチレータとメカニカルインエクスサフレータの使用方法．小児内科，2008（掲載予定）

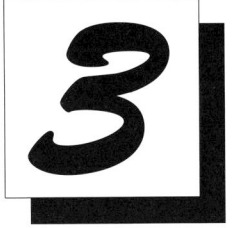

3 摂食・嚥下機能の評価と理学療法アプローチ

本吉美和*

◆ Key Questions ◆
1. 摂食・嚥下機能の評価のポイントとは
2. 児の摂食・嚥下パターンの特徴とは
3. 摂食・嚥下障害に対する具体的な理学療法アプローチとは

Ⅰ. 摂食・嚥下機能の評価のポイントとは

　重症心身障害児の摂食・嚥下機能は，以下に示すような種々の要素が密接に関連し合い，複雑な臨床像を呈している．そのため，各要素の相互の影響を常に考慮しながら評価を行う必要がある．

1. 解剖学的形態

　摂食・嚥下機能における先天的な解剖学的形態異常として，小顎症，喉頭蓋欠損，後鼻腔閉鎖症などがあげられる．二次的な形態異常としては，非対称な姿勢・運動パターンによる顎関節の脱臼，過剰な舌突出による上顎前突，投薬の副作用としての歯肉増殖，下顎後退に伴う舌根沈下などがみられる．これらは顎関節運動を障害し，咬合不全・閉口障害の原因になる．また，口腔内形態・口腔内容積の異常により，口唇・舌の運動にも影響を及ぼすため，口腔・顔面運動機能の発達を阻害する．さらに，口腔・咽頭の解剖学的形態異常は，姿勢の変化に伴い上気道通過障害を引き起こしやすく，摂食・嚥下機能の準備として重要な安静呼吸を阻害する．

2. 呼吸機能

　摂食・嚥下機能と呼吸機能は，両者とも密接な関係にあり，常に同時に評価しなければならない．通常，嚥下時は閉口位で呼吸を停止する必要がある．喉頭蓋により気道が閉鎖されるため，食物は喉頭蓋後方に位置する食道に入っていくが，もし誤って喉頭や気管へ入ると呼気により咳嗽反射で異物を排出する．このように嚥下時は，呼吸の安定および呼吸との調整が重要となる．重症心身障害児では，さまざまな要因により常時開口位で口呼吸を行っている児が多く，このような児が嚥下時に口呼吸を行うと，口腔と気道が直結し，容易に誤嚥・流入を引き起こす．摂食・嚥下機能の実現には，閉口位での安静鼻呼吸の獲得が重要であり，摂食・嚥下機能へのアプローチが可能かどうかを判断する必要がある．

　常に上気道喘鳴が聴取され陥没呼吸を呈している場合は，摂食前準備の安静鼻呼吸が獲得されておらず，さらに口角より絶えず流涎がみられる場合は，嚥下運動が不十分で唾液・分泌物・食物などが咽頭に残留していることが多い．こ

---
* Miwa MOTOYOSHI/地方独立行政法人 神奈川県立病院機構 神奈川県立こども医療センター

のような場合，努力性の吸気で咽頭内の残留物が喉頭内に流入している危険性が高い．

また，日常的に努力性の吸気で換気不十分な状態では，誤嚥時に有効な咳嗽の実現が困難で，気道の浄化が図れない．このような日常的な上気道閉塞による努力性呼吸は，下部食道・胸腔胃への陰圧を増強させ，胃食道逆流を生じさせる原因ともなる．加齢や全身的運動機能の低下など，その後の経過で誤嚥をきたし経口摂取を中止せざるをえない児も多い．唾液の流涎が多く，常に努力性呼吸を呈している児では，唾液嚥下の評価と誤嚥・流入を予防する姿勢管理が摂食・嚥下機能のアプローチともいえる．重症心身障害児では誤嚥，特に咳嗽反射の低下による不顕性誤嚥（silent aspiration）が高頻度にみられ，経口摂取可能なレベルの重症心身障害児での呼吸器感染症の反復原因も，この不顕性誤嚥であることが少なくない．重症心身障害児の誤嚥による呼吸器感染症の反復は，慢性気管支炎や誤嚥性肺炎につながり，生命予後にも影響する．

3．全身的運動機能

摂食・嚥下機能は，姿勢筋緊張に起因する全身的運動パターンの影響を強く受ける．姿勢筋緊張に異常がみられる場合，特に随意運動である口腔相における食物の捕食から食塊形成，食塊の移送に多くの問題を呈する．頸部から肩甲帯にかけての筋緊張の亢進は，肩甲骨を挙上・前突，後頸部を短縮させる．下肢からの筋緊張の亢進は股関節の屈曲・内転，骨盤後傾を生じさせ，股関節の分離的屈曲を伴った骨盤の垂直位保持，体幹の対称的な伸展を阻害し，さらに後頸部を短縮させる．これにより頭部が上方を向き，開口位で下顎が突出し喉頭や舌の運動性を困難にする．

4．感　覚

摂食・嚥下機能障害をもつ児の多くは，口腔・顔面の感覚異常をもっている．重症心身障害児の多くは，口腔・顔面の感覚異常として過敏性を示すことが多い．摂食・嚥下機能において問題になるのは，この感覚の過敏性が異常姿勢筋緊張をより増悪させ，異常な運動反応に結びつくことである．そのため，捕食時の全身の反り返りや過剰な下顎の運動などを誘発し，食物の量・物性に応じた下顎・舌・口唇のコントロールが得られず，安全な食事場面をつくることが困難となる．

また，反対に発作などの影響から適度な覚醒状態の調節が困難で，視覚・嗅覚・味覚・触覚といった感覚入力に対し反応性の乏しい児もいる．このような児では，捕食時開口・咀嚼運動の不十分さや持続の弱さがみられ，食物の咽頭への送り込みに時間がかかることがある．

5．口腔・顔面運動機能

摂食・嚥下機能を適切に行うためには，頭部の安定は重要である．頭部はそれ自体によって安定を得ることはできず，頸部・体幹のコントロールによって安定する．頭部の安定をもとに，下顎・口唇・舌それぞれの安定性と運動性が獲得される．下顎は固形物捕食時の上下運動と咀嚼時の上下・側方・回旋の運動性，コップからの水分摂取，嚥下運動時の安定性が必要である．口唇はコップ，スプーンからの捕食時に上唇の運動性と下唇の安定性，嚥下時には口唇をしっかり閉じる安定性が必要である．舌は捕食時の口腔内での抑制的安定性，咀嚼時の上下・側方への運動性と送り込み，嚥下時の蠕動運動が必要である．これら口腔・顔面運動機能を念頭に置き，それぞれの正常性，異常性，発達の段階を評価し，さらに介助操作を行いながら解剖学的形態，呼吸状態，全身的運動機能，感覚面の相互の影響を考慮し評価・考察をする．

6．嚥下造影検査

嚥下造影検査（VF検査：videofluoro-graphy）

は造影剤を含んだ食物を嚥下させ，透視を行いながら嚥下動態を観察する方法である．これにより，嚥下動態，誤嚥の有無，誤嚥状況の確認が可能である．重症心身障害児においては，咳嗽反射の低下による不顕性誤嚥が高頻度にみられるため，VF検査など，客観的な画像診断による評価が行われることが望ましい．また，通常のVF検査に加え，姿勢による上気道の構築的変化，姿勢による水分（唾液）の処理状況の確認，下顎操作による嚥下動態の変化を評価することで，日常のポジショニングの検討，摂食時の介助法の検討，味見程度の経口摂取の可能性を探ることができる．

以下に当センターにおけるVF検査時の評価項目を列挙する．

1）姿　勢
①後傾座位，前傾座位，側臥位，腹臥位，背臥位など．
②水平からの体幹角，水平からの頸部角．

2）介助法
①使用する姿勢保持装置．
②介助操作の有無，方法．

3）投与物
①造影剤，食品，投与量，投与器具．

4）食形態
①水分，とろみ薄，とろみ濃，固形，その他．

5）口腔・咽頭部の形態
①舌，口蓋，咽頭，喉頭蓋，頸椎，上気道，下気道．

6）口腔相
①下顎コントロール：開口制限，閉口障害，過剰運動，下顎突出，下顎後退，緊張性咬反射の有無など．
②舌運動：舌突出，舌後退，舌尖挙上，蠕動運動，不随意運動の有無，など．
③食塊処理状況：食塊形成不全，食塊移送遅延，食塊口腔内分散，食塊の口角からの流出，鼻腔への逆流，咽頭流入など．

7）咽頭相
①嚥下遷延，複数回嚥下，喉頭挙上，喉頭蓋の喉頭閉鎖など．
②食物の停滞：咽頭壁，喉頭蓋谷，梨状窩．
③食物残留：咽頭壁，喉頭蓋谷，梨状窩．
④喉頭侵入．
⑤誤嚥：嚥下前，嚥下中，嚥下後．

8）咳　嗽
①誤嚥時，誤嚥後，不顕性誤嚥．

9）食道からの逆流

以上の項目につき評価を行う．以下に具体例を示す．

図1～3は姿勢を変えて施行したVF検査である．30°座位では，下顎・喉頭挙上の運動が不十分で，咽頭残留物が気管に流入している（図1）．背臥位では，重力で口腔を下降した造影剤の処理に食道入口部の開大が遅れ，嚥下前に誤嚥がみられる（図2）．腹臥位は，上気道が開大し安静呼吸が得られ，舌・咽頭の蠕動運動が効率的に出現し，誤嚥なく嚥下が可能である（図3）．

Ⅱ．児の摂食・嚥下機能の特徴とは

前述した評価の5項目の要素より，おのおのの代表的な特徴を以下に述べる．

1．解剖学的形態異常に起因する摂食・嚥下機能障害への影響

重症心身障害児に多くみられる小顎症では下顎・舌の運動不全，舌根沈下により食物の捕食・食塊移送に困難性を示し，咽頭通過障害や複数回嚥下がみられる．顎関節脱臼も同様に食塊移送が阻害される．不整咬合を伴う上顎前突では，下顎・口唇閉鎖が不十分となり，食物の口角よりの流出や口腔内での分散を示す児が多く，効率的な嚥下運動を阻害する．

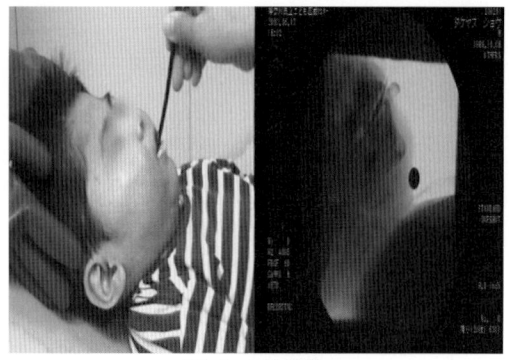

図1　30°座位

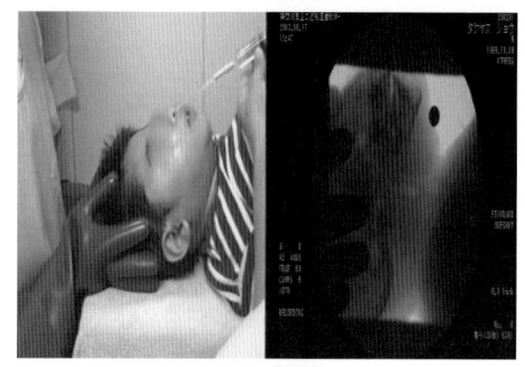

図2　背臥位

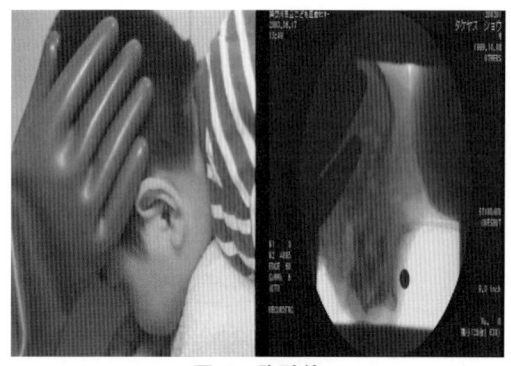

図3　腹臥位

2．呼吸機能障害に起因する摂食・嚥下機能障害への影響

　呼吸機能の安定は，経口摂取を開始できる前提条件であり，また摂食・嚥下機能障害により引き起こされる最大の弊害は誤嚥性肺炎であるため，相互の影響に常に細心の注意が必要となる．呼吸窮迫状態を示し，常に開口位で上気道喘鳴が聞かれ，絶え間なく流涎がみられるような児では，嚥下機能が不十分なことが推測され，直接的アプローチは慎重に進める必要がある．摂食・嚥下機能に最も必要なのは閉口位での鼻呼吸による安静呼吸の準備であるが，上述した児においても下顎操作（oral control）により，鼻呼吸が可能となり，安静呼吸が準備された結果，嚥下運動が改善し上気道喘鳴が消失する例もある．

3．全身的運動機能障害に起因する摂食・嚥下機能障害への影響

　重症心身障害児の摂食・嚥下機能は，姿勢筋緊張に起因する全身的運動パターンの影響を強く受ける．

　全身的に強い屈曲パターンを示す過緊張の児では，顔面筋も過緊張を示し，顎関節の運動性が阻害されて開口が困難となり，下顎・舌の後退や口唇の引かれがみられる．そのため，顔面・口腔内は全体的に運動性に乏しく，開口制限による捕食が困難で，その後に続く咀嚼運動や食塊移送がスムーズに行えない．また，頸部の短縮は嚥下時にみられる喉頭挙上を物理的に阻害し，効果的な食塊の咽頭通過を困難にする．

　全身的な伸展スパズムを伴う伸展パターンの児では，非対称な頸部の過伸展とともに下顎の突出と一側への偏位による顎関節の亜脱臼を引き起こし，閉口困難と上口唇の上方への引かれや舌突出がみられる．また，頸部前面の皮膚が過剰に伸張されることにより喉頭が後方に押しつけられ，喉頭挙上を妨害する．さらに，頸椎の過伸展が咽頭後壁を前方に押し出すため上気道の狭小化により通過障害が増悪し，安静呼吸を困難にするため伸展パターンをさらに強める結果となる．

　全身的な低緊張を示す児では，抗重力方向への運動性と空間での安定性の獲得が阻害されるため，頸部・体幹の不安定性により抗重力方向

への運動である閉口や咀嚼運動，舌の抗重力伸展活動である舌尖挙上や蠕動運動が困難である．

4．感覚障害に起因する摂食・嚥下機能障害への影響

通常，口腔・顔面の感覚障害は過敏性を示すことが多く，全身的姿勢筋緊張の異常性を増悪させ，過剰な下顎・口唇の閉鎖や，逆に舌突出を伴った過剰な下顎の開口位固定を示す児が多い．よって，口腔相における捕食・食塊形成・食塊移送のすべてを阻害するため，安全で効率的な嚥下運動が困難となる．また，嚥下反射の遷延や過剰な嘔吐反射を示す児もいる．特に，知的発達遅滞を有する児では，感覚入力の受け入れの幅の狭さより，拒食や偏食を示す児もいる．

5．口腔・顔面運動機能障害に起因する摂食・嚥下機能障害への影響

口腔・顔面機能で最も重要なのは舌の運動性である．つまり，捕食した後の抗重力伸展活動である舌尖挙上，およびそれに続く蠕動運動が困難で，食塊形成・食塊移送に影響を与える．しかし，その機能を実現するために，下顎閉鎖を伴う口輪筋による口唇閉鎖，頬筋による口腔の側方からの安定性の準備が必要である．口唇閉鎖が不十分な児では，舌尖挙上と蠕動運動が困難となり，さらに頬筋による側方の安定性が障害されると，舌の側方への運動性低下や食物の歯槽堤外側への落下により，固形物の咀嚼機能が困難となる．また，新生児・乳幼児期にみられる未熟な吸啜・嚥下反射が残存している児では，下顎と舌の分離運動が困難で，食物の性状が制限され，安全な嚥下機能にも影響を与えやすい．

III．摂食・嚥下障害に対する具体的な理学療法アプローチとは

摂食・嚥下機能障害に対するアプローチは，姿勢コントロール，安静呼吸の準備，口腔・顔面運動機能治療を中心とした間接的アプローチと，実際に食物を使う直接的アプローチに分けられる．特に，重症心身障害児では間接的アプローチによる摂食前準備が重要であり，また，直接的アプローチ施行中は，誤嚥や嘔吐による呼吸器への侵襲に十分注意を払う必要がある．

以下に，評価項目に則ったアプローチの留意点を示し，次に具体的なアプローチを紹介する．

1．解剖学的形態異常への配慮

理学療法士が解剖学的形態異常に直接的にアプローチをすることは不可能であるが，機能的改善や摂食時の環境調整により，構造上の不利な点を補うことはある程度可能である．咬合不全により常に下顎が開口位を示す児は，姿勢や介助器具の工夫，下顎操作による下口唇の代償的運動の実現により，口角からの流出予防や食塊移送の援助に影響を与えられる．顎関節脱臼や下顎の後退による運動制限に対しても同様のアプローチは可能である．

2．呼吸機能へのアプローチ

前述したとおり，閉口位を保ったうえでの鼻呼吸による安静呼吸の実現が第一義的な必須課題である．同時に下顎操作により体幹・頸部のアライメントを整え，上気道狭窄が最も軽減する姿勢を選択する．また，誤嚥してむせ込んだ時は，まず下顎操作を行いながら頭部を低く保持し，できる限り鼻呼吸で呼吸の安定を図りながら，気管・喉頭の食物を重力で咽頭・口腔内へ移動できるように促す（図4）．障害が重度で嚥下反射が不十分であったり，消失している児では，呼吸器感染症の罹患予防目的のため，腹臥位による姿勢管理が第一選択となる（図5）．

図4 咳込みへの対応

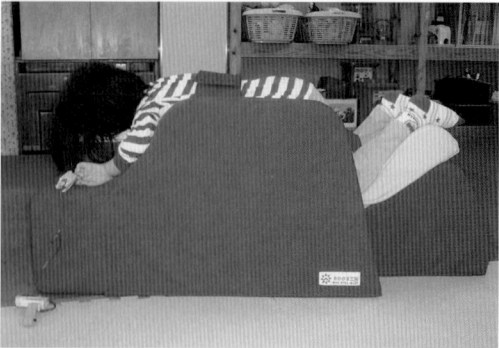

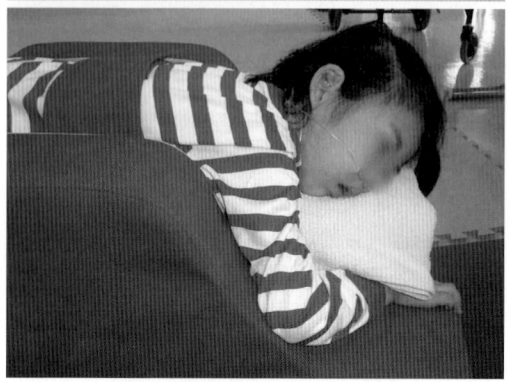

図5 腹臥位器での姿勢管理

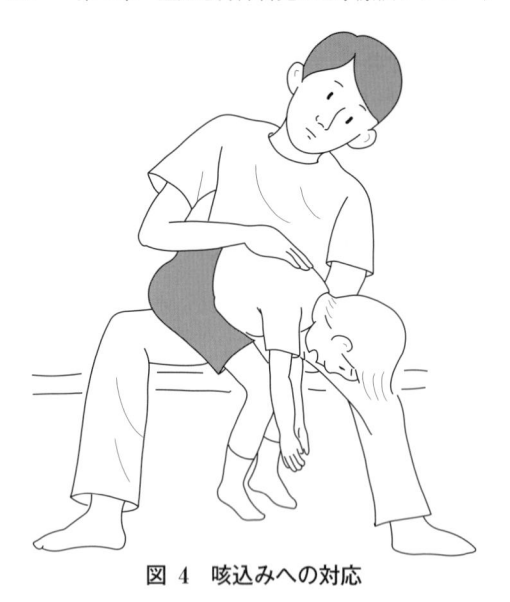

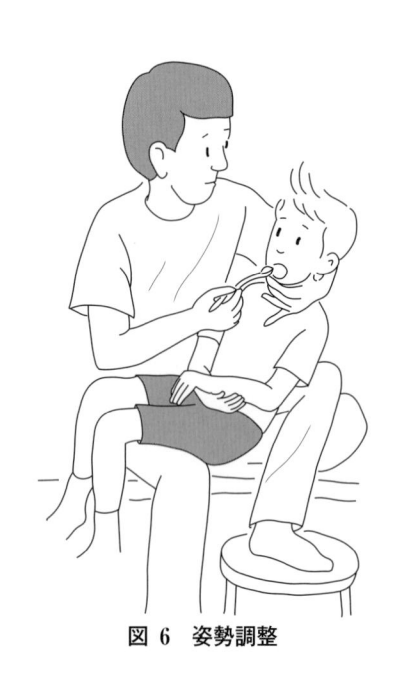

図6 姿勢調整

3．全身的運動機能に対するアプローチ

摂食前準備が重要な重症心身障害児では，摂食・嚥下指導における姿勢の検討は重要である．全身的運動機能障害が摂食・嚥下機能に与える最も大きな影響は，通常とられる摂食姿勢である座位保持が困難な点であり，下肢-骨盤，体幹-上肢を含んだ全身的安定性を保った座位の実現が基本となる（図6）．まず，股関節の分離的屈曲の改善により，できる限り対称的で伸展位を保持できる体幹のアライメントを準備する．上肢もできる限り対称的な前方へのプロトラクションが図れることが望ましい．その上でのみ，頸部の中間位での保持実現が可能であり，口腔・顔面運動機能へのアプローチを開始することができる．全身的に強い屈曲パターンを示す過緊張の児では，体幹・後頸部の伸張性の増大が必要不可欠である．逆に全身的に強い伸展パターンを示す児では，股関節分離的屈曲を伴う頸部の中間位保持の準備が重要となる．

4．感覚に対するアプローチ

口腔・顔面領域の感覚過敏性に関しては脱感作を行う．感覚の過敏性は，前述したように異常な運動反応に結びつきやすいので，治療的には感覚刺激入力に対し，正常な自発運動が導か

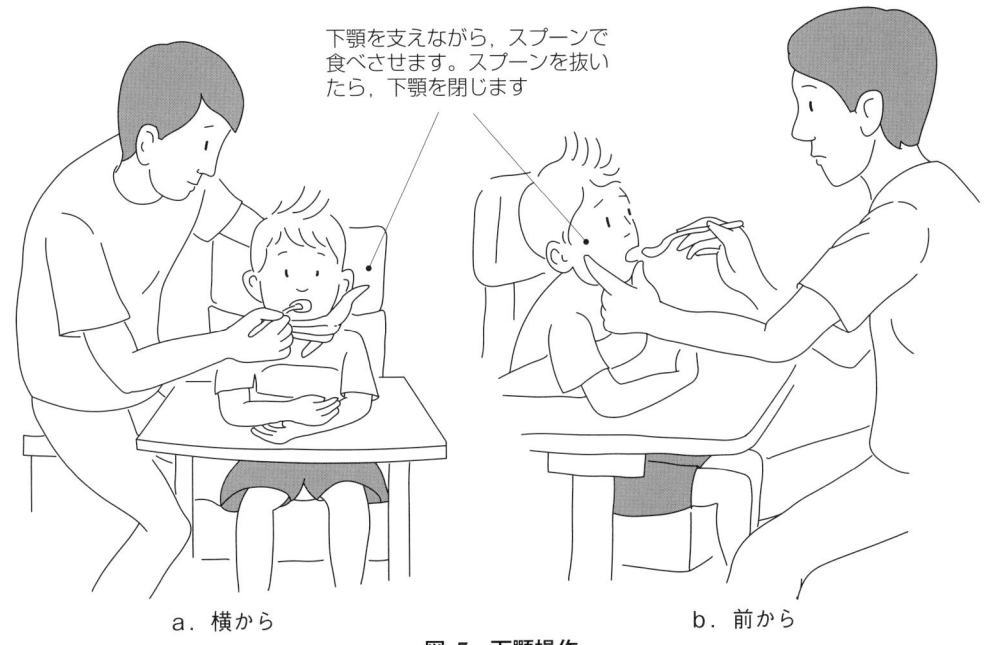

図 7 下顎操作
a．横から
b．前から
a．比較的頭部のコントロールの不安定な子どもに適しています
b．比較的頭部のコントロールのよい子に適しています

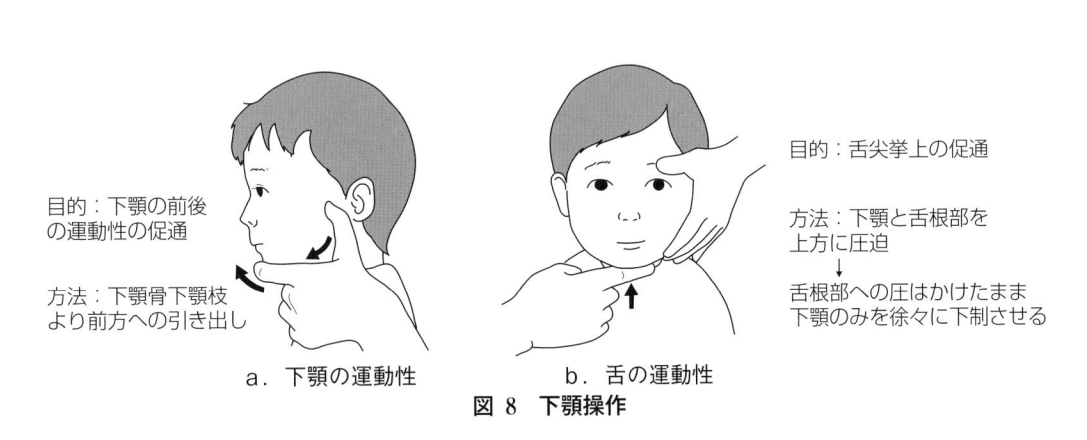

下顎を支えながら，スプーンで食べさせます．スプーンを抜いたら，下顎を閉じます

目的：下顎の前後の運動性の促通
方法：下顎骨下顎枝より前方への引き出し

目的：舌尖挙上の促通
方法：下顎と舌根部を上方に圧迫
舌根部への圧はかけたまま下顎のみを徐々に下制させる

a．下顎の運動性
b．舌の運動性
図 8 下顎操作

れるよう促し，両者は同時に行われる必要がある．アプローチは，覚醒状態を整えた後，まず全体的に遠位よりしっかり圧をかける刺激から開始する．柔らかいタッチの「触れる-離す」を頻回に繰り返すと，過敏性の増悪がみられる．全身的に強い過敏性を示す場合は，下肢-体幹-上肢と圧刺激を加え，同時に筋の引き伸ばし操作を加えながら運動性も促す．感覚鈍麻を呈する場合は，しっかり保持し，強めの触覚・運動覚刺激を与え，自発的な運動の発現を導く．

5．口腔・顔面運動機能に対するアプローチ

機能的な摂食動作の実現が困難な場合，全身的アライメント，呼吸状態，感覚過敏性，口腔・顔面運動機能障害の悪循環を同時に改善する目的で，児の体格・機能レベルに合わせて，前方または側方より介助する下顎操作を行う（図7）．下顎操作は下顎を中指で支えて安定性を助けながら，同時に舌底部より上方への圧刺激で舌尖挙上と舌の蠕動運動を促し，また母指また

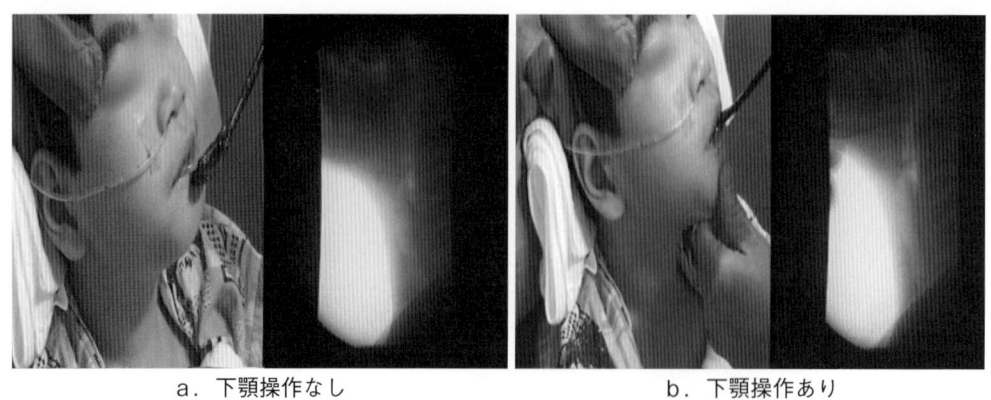

a．下顎操作なし　　　　　　　　b．下顎操作あり
図9　下顎操作の有無による嚥下状況の変化

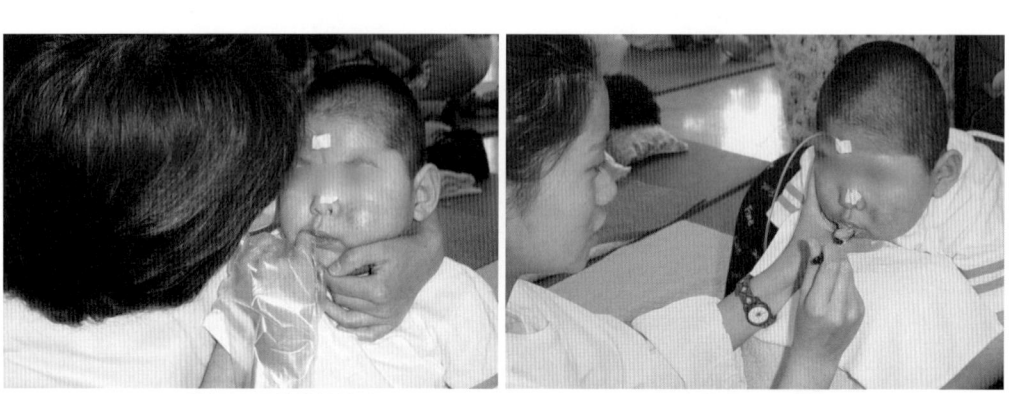

a．口腔顔面運動機能治療　　　　b．腹臥位での食事介助
図10

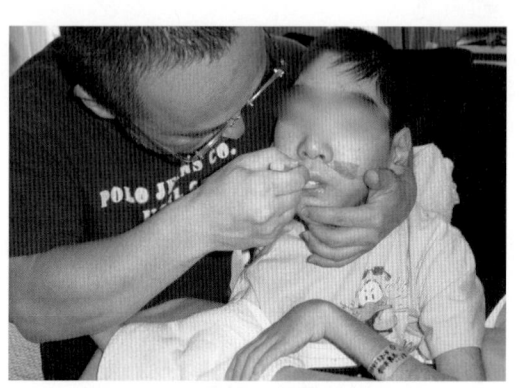

図11　下顎操作（伸展パターン）

は示指で口唇閉鎖を介助することが可能である（図8）．呼吸状態の準備なしで感覚・姿勢筋緊張の安定は得られないので，まず下顎操作しながら頭部・体幹のアライメントを調整し，閉口位が保て，安静鼻呼吸が可能となる姿勢の保持を実現する．その後に，感覚過敏性の軽減と口腔・顔面運動機能の改善を図る．閉口位の実現により，口唇・舌・咽頭の運動性向上が期待で

きる．図9は下顎操作の有無に伴うVF所見の差異であるが，下顎操作なしでは一回量嚥下終了まで24秒かかり，食塊移送も不明瞭で複数回嚥下がみられたが，下顎操作中は食塊形成が可能となり，一回量嚥下が5秒に短縮された．

図10は感覚過敏性を伴い，強い屈筋痙性により捕食・食塊移送・嚥下運動に強い困難性を示し，慢性的な呼吸不全状態を呈していた児である．図1〜3のVF検査の結果から，腹臥位で最も呼吸状態の安定が得られ，嚥下運動も可能であったため，座位で口腔・顔面運動機能治療を行い，口腔内より感覚過敏性の軽減を図り，咬筋・口輪筋・舌を刺激し，運動反応を導いた後，腹臥位器を使用し下顎操作にて経口摂取を行っている．

図11は頸部の非対称な伸展パターンに伴い下顎の後退と舌突出がみられる児である．捕食時，下顎操作で頸部を含め下顎の安定性を実現することで捕食が容易になり，経口摂取が可能であった．

重症心身障害児が呈する摂食・嚥下機能障害の原因は多岐にわたる．問題点は各児によって異なり，これまで述べてきた評価を基に治療アプローチを考える必要がある．また，特に重症心身障害児の摂食指導を行う場合，常に誤嚥による呼吸状態の急変への対応に配慮し，医師の十分な安全管理のもとで行うことが望ましい．

文　献

1) 平井孝明：理学療法士のかかわり．小児看護 **29**：1087-1091，2006
2) 平井孝明：脳性麻痺児の摂食・嚥下機能障害へのアプローチ．PTジャーナル **39**：309-318，2005

理学療法士に望むもの

重症心身障害児・者と家族にとって理学療法とは

下山　郁子　Ikuko Shimoyama／横浜重心グループ連絡会～ぱざぱネット～

Ⅰ．重症心身障害児・者と家族に必要な理学療法

　重症心身障害は，身体的にも，知的にも最重度の障害を合わせもつ状態のことであり，生きていくうえで必要なすべてに介助が必要な状態です．重症心身障害児・者の約40％が吸引や，注入・導尿などの医療的ケアを必要としています．以前は病院の中でしか生きられなかった重度の障害のある子どもたちが，現在は家庭で家族とともに暮らしています．重度の障害のある子どもたちが生きていくためには，いろいろな支援を必要としています．理学療法は，重症心身障害児・者と家族にとって，重要な支援の一つです．幼少期には，ゆっくりではあるが，成長していく子どもたちの育ちに関わる支援，成長期以降は，できるだけ状態を維持していくための支援が必要です．理学療法は，重症心身障害児・者にとってよく生きるための支援であると考えます．

　障害が重度であるからこそ理学療法を必要としている状況があり，「障害を治したり，軽くしたりする」ものではなく，「よい状態で生活する」ことを目的とする，「暮らしていくための理学療法」が支援として必要です．障害をなくすことを目指す「医療モデル」の理学療法というより，よりよい状態で暮らすための「生活モデル」の理学療法の支援があることによって，日々の生活が支えられると感じています．呼吸の状態をよくしたり，緊張を和らげたり，側弯や拘縮を防ぎ，本人が快適に，できる限りよい状態が保たれるような支援が得られればと思います．呼吸が苦しくて，今とっている姿勢が苦痛な状態の中では，何かを楽しんだりする余裕はもてなくなってしまうことでしょう．重度の障害があっても，物事に興味をもち，関心をもち，楽しんだり感動したりする心豊かな暮らしができればと願っています．そのためにも，体がよい状態に保たれることが必要です．理学療法はQOL（quality of life）を大切にするために，重症心身障害児・者を支えていくものであると思います．以下，重症心身障害児・者が理学療法を必要とする状況について，また家族の思いについて，ライフステージごとに述べたいと思います．

Ⅱ．ライフステージごとに必要な理学療法の支援について

1．乳幼児期

　障害のある子どもたちは，病院で生まれた後，多くの場合，治療や検査のために入院しますが，今はかなり重度の障害があっても，必要な治療が終われば，家庭に帰されていきます．家庭での暮らしが始まる時，家族全体がどういうふうに暮らしていくのか，また障害のある子どもを

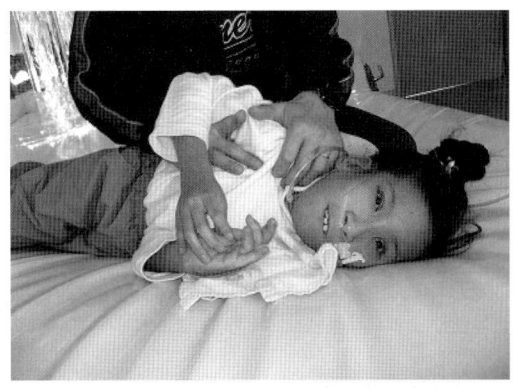

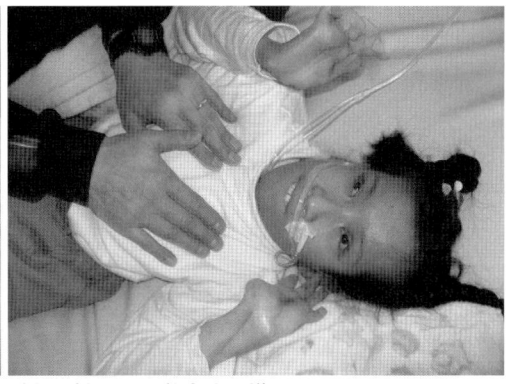

図 1　重症心身障害をもつ子どもに対する理学療法の様子
右肩が前に出ているので，後ろに引くことによって肩を広げ，呼吸介助をしている

どういうふうに育てていくのかという，基本的なあり方が徐々に決まり，家庭での暮らしの基盤をつくっていく時期になります．子どもが家庭で適切な介助を受けて，よい状態で過ごせるように，理学療法の視点から家族への助言や支援が必要です．また，家族が子どもの障害について理解し，受容することができていない初期の混乱期には，理学療法士によるマンツーマンの支援によって，気持ちの上でも支えられることが多いと思います．障害のある子どもをはじめてもった親への支援ということも意識して，理学療法の立場から支援に取り組んでいただければと思います．子どもへの基本的な介助の方法，子どもの体に必要な配慮について，親にもしっかり伝えてもらいたいと思います．障害のある子どもの笑顔がたくさんみられるような，暮らしができるようになればと思います．

2．学齢期について

子どもの体の育ちとともに，興味の幅が広がり，好きなことを楽しんだり，取り組んだりできるようになることを願っていますが，そのために子どもの体がその子どもなりによい状態で過ごせるように，理学療法の支援が必要です．また，成人期に起こってくるであろう問題をできるだけ防ぐための支援は，この時期においても大切なことであると思います．子どもの人生全体を考えたうえでの援助ということが，常に考慮されていく必要があると思います．体が成長していくので，介助も幼児期とは違う方法に変えていく必要があります．専門家の意識では，当然わかっていると思われることも，家族の側にはわからないこともあります．家族に伝えるということも大切に考えてもらいたいと思います．

学齢期は，学校で過ごす時間が長いので，学校生活の中に理学療法の支援が入って，学校での過ごし方についてよい状態が保たれることが必要です．姿勢の保持や，体の動かし方，摂食の問題など，専門の立場からみて，その子どもに必要な介助が適切に行われることが望まれます．養護学校・特別支援学校では複数の専門職が関わり，それぞれ専門の立場からの視点があって，連携をもった状態で子どもの育ちに関わってもらうことが可能になれば，子どもにとって，より適切な援助が可能になると思います．ある養護学校では，学校の中に理学療法士が配置され，学校生活のあらゆる場面で理学療法士の視点が生かされているとのことでした．現在，養護学校・特別支援学校には，看護師が配置されているところが多くなりましたが，障害のある子どもたちの学校生活では，教職だけでなく，多職種の専門家がお互いに密な連携をとって，その子どもに必要な支援をチームで支

表 1 理学療法についての家族への聞き取り調査

	ケース1	ケース2	ケース3	ケース4
年齢	7歳女児 父35歳，母35歳	15歳女子 父46歳，母44歳	17歳男子 父47歳，母46歳	27歳女性 父56歳，母54歳
本人の状態	寝返り不可能，股関節変形がある，経管栄養，吸引が必要	寝返り半身可能，座位と歩行不可能，酸素吸入，経管栄養，たまに吸引，睡眠時のみエアウェイ	寝返り，座位可能，独歩不可能，医療的ケア不要，問題行動（自傷行為）あり	寝返り可能，座位不可能，健康状態良好
理学療法について家族が思うこと	理学療法を受けることで，今の子どもの体の状態を把握することができる．専門家以外ではわからない股関節の状態や，緊張の状態について，現状を把握できることが，生活に役立っていると思う．痛がっていることが，どういう状態でそうなっているのか，専門家と定期的に会って，子どもの状態を知り，相談できることが助かる	目にみえて進歩がわかるような子どもではない．現状維持のための理学療法は，日々の生活の中にあるのではないかと思う．家庭や学校で親以外の人の力を借りて行うにしても，親がある程度の技術を知ることは必要だと思う．もっと親にも指導してほしいと思う．呼吸のことなどを相談できるので助かっている	問題行動（自傷行為）があり，それにどういう対処をしたらよいのか，常に理学療法士に相談することができるので，気持ちの上でも支えられている．自傷行為はしばしば違う形に移行していき，一つが解決したら，また次の行動に対処しなければならないので，そのことについての支援が得られることは心強い	自分が家庭であまりできなくなったので，理学療法を受けに行くことで安心感が得られている面がある．側弯予防の取り組みがあり，効果が得られていると感じている．姿勢保持や，介助器具製作上の指導や助言が得られることで，日常生活が支えられている部分があると思う
家庭練習について	普通の生活の中で，ちょっと気遣って取り組める範囲を超えて求められると負担になる．ボイターを1日4回やらないと意味がないといわれて，一生懸命やっていた．先生が代わって，「1日3回でもよい，0回でなければ効果はありますよ」といわれてほっとした	日ごろからやっていないと意味がないと思うが，親がその時間をとるのはかなりの負担だと思う．もっと，訪問理学療法や，訪問看護，学校などと連携してできるようになってほしいと思う	はじめのころは，1回10分の練習を日に5回やるようにいわれて，必死にやっていた．その後，徐々に子どもの障害がかなり重度であり，努力で克服したりできるものではないと感じるようになった．今は子どもの体が大きくなって，通常の介助だけで精一杯なので，家庭練習はほとんどできないが，理学療法士の支援があるので過ごせていると思う	週1回通うより，自分でやったほうがよいと考え，静的弛緩誘導法を勉強しに行って覚え，自宅で子どもに行っていた．今はどの練習でも効果が感じられず，目にみえる効果がないと，続けるのは難しいと感じている．側弯を防ぐためなどに練習に求めるものがかわったが，可能な範囲で取り組んでいる
理学療法士に望むこと	親にとって方法にこだわりはなく，子どもがよりよい生活ができればと願っているので，一つの方法にのっとっての指導だけでなく，もう少し幅を広げて，この方法はどうかというようなことを，広い視野で捉えて，一緒に考えることを望みたい	子どもが豊かに生きていくために，子どもを真ん中において，理学療法士，作業療法士，言語聴覚士，学校，看護師，ヘルパーなど，それぞれの専門性を生かして，お互いの連携をとりながらしてもらえることがあると思う．連携の中心的役割を理学療法士にもっとお願いしたいと思う	子どもの体が大きくなり，母親が介助して，理学療法士の場所まで通うことが負担になってきている．理学療法は続けたいが，通うことができなくなったら，諦めるしかないのだろうか．通えなくなっても，理学療法の支援を得たり，相談にものってもらえるように望みたい	子どもの状況をよく把握して，マニュアルどおりではなく適切な支援をしていただきたい．経験を積まなければわからないことなども，新人に指導をしたり，お互いに連携をとり，事例研究などを行って，高めていってほしいと思う．新しい方法なども取り入れてもらいたいと思う

3. 養護学校卒業後の理学療法について

　重症心身障害児・者は，成長期を過ぎると早い時期から二次障害が現れてくる場合が多く，側弯や拘縮，呼吸障害などの問題が起きてきます．成長期には呼吸の状態がよかったのに，吸引が必要になったり，側弯が進んだり，食事も経口摂取が可能だったのに，経管栄養が必要になったりというように，今までできていたことが失われてきます．医療的ケアの対応が必要になる場合は，その時期への支援が本人にも家族にも必要となります．例えば，食事を経口摂取から経管栄養に切り替えなければならない場合などは，家族の気持ちとしては，どうしても子どもに口から食べさせたいという願いがあるために，適切な時期に経管へ移行することが難しくなるというケースもあります．成長期よりむしろ切実なところで理学療法の支援を必要としていると感じます．

　理学療法の効果について評価する場合，目にみえる形で効果がわかることが求められるとすると，「現状維持」することに対しては，評価されなくなってしまうのかもしれません．しかし，重症心身障害児・者やその暮らしを支える家族にとって状態が悪くならないようにすることも，たいへん大きな理学療法の効果であると考えます．そのことを理解してもらうことが，重症心身障害児・者に必要な理学療法の支援を得られることにつながるのではないかと思います．

　養護学校卒業後の通所の場においても，理学療法の支援があって，側弯や呼吸状態の悪化，咀嚼嚥下機能の低下などが進まないよう，日常的に姿勢保持や適切な介助が行われる必要があります．

　また，親が高齢になると成人した子どもを連れて出ることが大きな負担になります．継続的に理学療法が得られるように，家庭に理学療法士が訪問することが可能になるとたいへん助かります．理学療法室から「出向く」ことが，これからの理学療法に望まれると考えます．

Ⅲ．最後に

　ライフステージのあらゆる時期において，体ができるだけよい状態で保たれ，充実した時間が少しでも多くもてるようになることが重症心身障害児者にとって大切なことだと考えます．そのためには，暮らしていく中に，理学療法の支援が続けて得られることが必要だと思います．また，訓練室で行う理学療法だけでなく，子どもの生活の中に入ってもらいたいと願っています（図1）．

　保護者が子どもを連れて理学療法が受けられる場所まで行かれるような家庭ばかりではありません．障害が重く，外出が不可能な場合もあります．重症心身障害児・者は理学療法の支援を必要としているので，本人を連れていくことができなければ支援が受けられないのではなく，子どもがいる場所，通園，通学，通所，そして家庭において，支援が受けられるようになることを願っています．

　なお，表1は，理学療法について家族からの聞き取りをまとめたものです．家族のさまざまな思いについて理解してもらえればと思います．

第 **5** 章

小児の外科的療法および装具療法

　小児の外科的療法，特に変形矯正や運動機能の獲得に向けた外科的療法の適応，および術後の標準的なアプローチを理解し，同時に ADL や運動機能の維持・向上のための装具療法について述べる．

1. 肢体不自由児の外科的療法の適応とそのアプローチ
2. 脳性麻痺児の装具と理学療法アプローチ
3. 脳性麻痺児の日常生活用具の活用

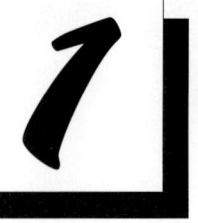

1 肢体不自由児の外科的療法の適応とそのアプローチ

平塚和人*

> ◆ Key Questions ◆
> 1. 下肢機能,変形に対する外科的療法とは
> 2. 外科的療法の適応の基準とは
> 3. 外科的療法の術後管理と理学療法アプローチとは
> 4. 外科的療法の効果とは
> 5. 外科的療法の長期的効果とは

I. 脳性麻痺児に対する外科的治療と理学療法アプローチ

　脳性麻痺の治療において主に外科的治療の対象となるのは痙性麻痺を主体とするタイプである.不随意運動を主体とする麻痺に対しては,二次性の頸椎症性脊髄症に対する手術が主なものとなる.本稿では痙性麻痺の下肢に対する手術と,その前後の理学療法アプローチを中心に述べる.

1. 脳性麻痺手術の総論
1) 脳性麻痺手術の目的

　脳性麻痺においては異常な筋緊張や代償運動,連合反応などにより二次障害である変形や拘縮が出現する.従来,整形外科手術はこれら二次障害そのものの治療を目的に行われてきた.すなわち,変形や拘縮によって喪失した機能や介護性の再獲得が主たる目的であった.近年では,より積極的に二次障害出現の前に痙性をコントロールし,術後の理学療法による介入を容易にする目的で手術が行われるようになっており,手術施行時期が低年齢化する傾向にある.

　しかし,手術治療は過誤を除いたとしても,手術創感染や出血など多少なりともリスクを伴うものである.したがって,手術は安易に行われるべきでなく,その適否や術式の決定に際してはリスクとともに目的や想定される術後機能を十分検討する必要がある.術後に立位・歩行がまったく期待できない症例に対して足部変形矯正手術を行うことは,多くの場合,意味をもたないであろうし,術式の選択にあたっても,例えば股関節亜脱臼に対する股周囲筋腱の延長手術の場合では,術後に立位や歩行を期待する場合と,寝たきり症例でおむつ交換の容易化を目的とする場合で延長すべき筋腱が異なることがある.

　したがって,手術計画に際しては,術後の身体機能や移動形態について関係職種でイメージを共有化することが術後プログラムの遂行のうえでも重要である.術後機能の目標を設定するにあたって,筆者は術前の経過における粗大運動能力分類システム[1] (GMFCS:gross motor function classification system)による機能評価を一つの目安にしている.これが Level I,II では独歩,Level III では杖などの歩行補助具を用いた歩行,Level IV では車いすなどの移乗が

---

* Kazuhito HIRATSUKA／横浜市総合リハビリテーションセンター 整形外科

可能になることを期待する．Level Vでは，座位姿勢の安定や脱臼による疼痛の軽減が手術目的となることが多い．

2）脳性麻痺手術の種類

痙性麻痺による下肢の障害は**図1**のように示すことができよう．すなわち，筋の痙性が長期に持続すると，筋は二次的に短縮し四肢の可動域を低下させる．下腿三頭筋が短縮した際の尖足変形などがこの例である．また，痙性は拮抗筋の筋力を弱めることにより筋力の不均衡を生じる．例えば，後脛骨筋や前脛骨筋の痙性は外反筋である腓骨筋の筋力低下とともに足部を内反させる．

これらの筋短縮や筋力不均衡は次第に関節の拘縮を生じさせ，適合の悪化や骨変形を引き起こす．不適切な肢位での荷重が骨変形を助長することもある．足部内反位での荷重が内反変形をさらに強めるのはその例である．

麻痺に対する手術も**図1**の各相に応じて分類することができる．さまざまな手術を各相に応じて分類してみる．

a．痙性の低減

脳神経外科領域では機能的脊髄後根切断術[2]（FPR：functional posterior rhizotomy）や末梢神経縮小術が行われる．FPRは，下肢の脊髄反射弓を形成する腰髄部において，感覚神経が脊髄に入る後根部で神経を分割，部分的に切断す

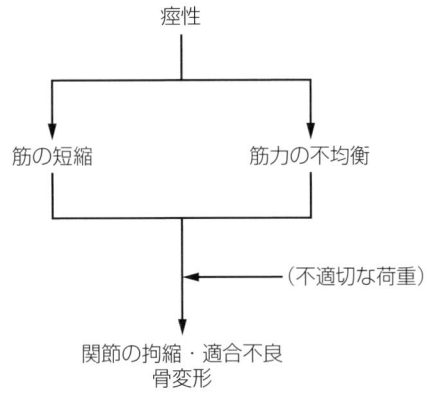

図1 脳性麻痺による運動器障害の成因

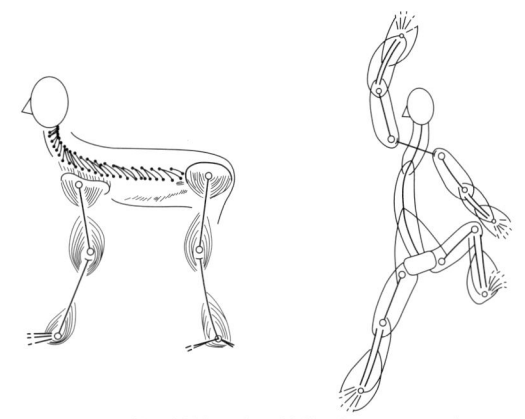

図2 単関節筋と多関節筋（松尾による）
単関節筋（左）は抗重力支持筋，多関節筋（右）は推進筋とされる

ることで運動ニューロンを損傷することなく脊髄反射を減弱，すなわち痙性を弱めようとするものである．1990年代から欧米では広く行われており，近年わが国でも広まりつつある．末梢神経縮小術はこれに対し，痙性筋を支配する運動神経を末梢部において部分的に切断し，痙性の減弱を図る[3]．脳神経外科領域では，これらのほかにも筋弛緩剤であるバクロフェンを，体内に埋入させたポンプを用いて脊髄髄腔内に持続散布することで広範囲の痙性をコントロールできる髄腔内バクロフェン療法（ITB：intrathecal baclofen therapy）も欧米において行われており，わが国への導入が図られている．

整形外科的には腱を延長することによって筋の痙性をコントロールする，整形外科的選択的痙性コントロール手術（OSSCS：orthopaedic selective spasticity-control surgery）が松尾ら[4]によって提唱されている．これは骨格筋を多関節筋と単関節筋に分類し（**図2**），痙性麻痺においては多関節筋がより強く痙性に支配され，かつ単関節筋が抗重力支持作用を強く有することに着目して，単関節筋を可及的に温存し，主として多関節筋を延長することで支持筋力を低下させることなく痙性を軽減しようというものである．

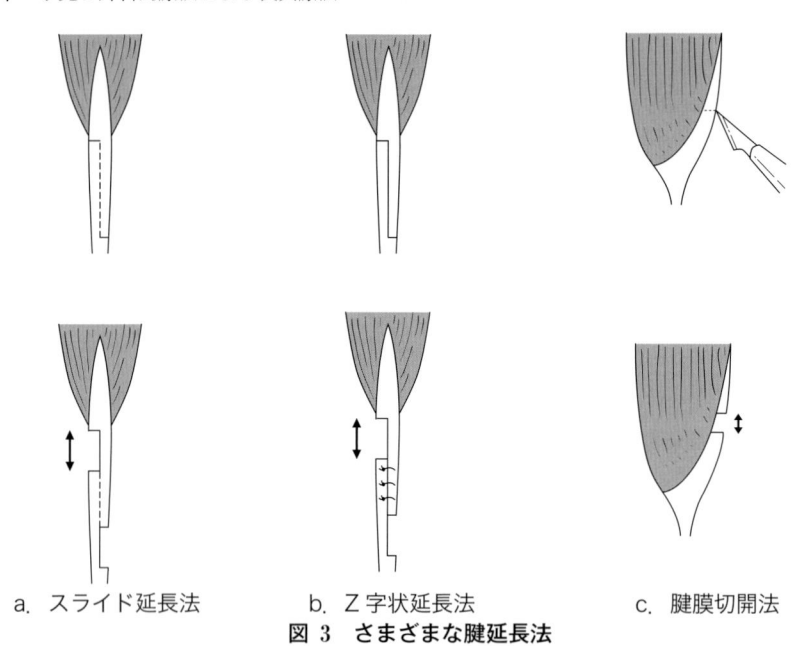

a. スライド延長法　　b. Z字状延長法　　c. 腱膜切開法
図3　さまざまな腱延長法

また，手術以外では持続的な筋弛緩効果をもつボツリヌスA型毒素製剤（BTX-A）を標的となる筋内に直接注入し，痙性を減弱させる治療も欧米では広く行われ，わが国でも使用が開始されている[5]．

b．短縮した筋腱の延長

FPRをはじめとする痙性コントロール手術では，すでに短縮してしまった筋の延長を図ることは困難で，術後にストレッチやギプス矯正を行っても可動域の改善には限界がある．OSSCSを含む腱延長手術では，短縮した筋腱を延長することにより痙性の低減と同時に関節可動域を拡大することも可能である．例としては，下腿三頭筋が重度に短縮した尖足変形に対するアキレス腱延長術による矯正があげられる．

腱をその起始と終止のいずれで延長するかについては，緊張による問題を有する関節の近くで行うほうがより有効とされている．例えば，筆者はハムストリングの延長の場合，立位時の膝関節屈曲改善目的には遠位で，股関節脱臼の予防目的には近位で延長することを原則としている．

延長術の方法は筋の形状によって決まってくる（**図3**）．腱部分が十分に長い場合はZ字状延長法やスライド延長法を行う．腱部分が短く，これらの方法が不可能な場合は，硬い腱膜を切開することで筋を延長する腱膜切開法が行われる．また，術後に筋力の発揮を期待しない場合，すなわち起立不能児における股関節脱臼の予防を目的に，腸腰筋や薄筋を延長したい場合などは，腱を完全に切離する方法もある．

腱延長術で注意するべきことは不必要な筋を延長したり，いたずらに延長量を大きくすることであり，その場合，関節支持性の低下や筋力バランスの変化から逆の変形を生じることがある．

c．筋腱の移行によるバランスの改善

筋腱移行術は，筋腱の走行を変えることによりその作用を変化させ，関節運動に及ぼす筋力バランスを改善しようとする手術である．例としては，股関節の屈曲内転拘縮においては伸展筋力が低下していることに着目し，痙性を有する股関節内転筋群の起始部を恥骨から剥離し

て，坐骨結節付近に移行することで股関節内転筋力を弱めると同時に，伸展作用強化を期待する股関節内転筋群移行術などである．筋腱移行術においては，移行した筋が想定どおりに機能しているか疑問を呈する意見もある一方で，腱延長術同様に逆変形を生じるという報告もある．

d．関節適合性・骨アラインメントの改善

筋短縮や筋力不均衡が長期に放置されると，関節自体が拘縮を起こしたり，骨の成長障害による変形を生じることもある．この場合，筋腱の延長や移行術のみで拘縮や変形を改善することは不可能であり，関節包そのものの切開・解離を含む関節形成術や，矯正骨切り手術によって関節の適合性や骨のアラインメントを改善する必要がある．前述した，股関節脱臼の場合に行われる観血的脱臼整復術や，大腿骨の減捻内反骨切り術などがこれに相当する．足部の内外反変形においても，重度の場合は，距骨下関節や踵立方関節など足根関節を矯正位で部分的に固定する手術が行われる．これらの手術においては足部形状の改善と同時に，荷重に対する安定性を得ることができる．

e．その他の手術

上記に分類されない手術としては，股関節脱臼において手術的にも整復困難で，かつ関節不適合による疼痛を生じている場合に行われる大腿骨頭切除術などがあげられる．

実際には，これらの手術はおのおの単独で行われるとは限らず，いくつかの手術を組み合わせて行われることが多い．例えば，股関節脱臼の整復においては，観血的整復術のほかに股関節周囲筋の延長術や大腿骨骨切り術などが同時に行われる場合がある．

2．脳性麻痺手術の部位別各論

1）股関節・大腿骨

a．股関節脱臼に対する手術

痙性を伴う脳性麻痺において股関節の亜脱臼や脱臼を生じやすいことはよく知られており，特に重度麻痺においてその可能性は高い．股関節が脱臼した場合に生じる問題点としては以下のものが考えられよう．

①疼痛：脱臼例の5〜20％に発生するといわれている．筆者の経験では，6〜7歳以前に脱臼したものには疼痛を訴える症例は少なく，それ以後に脱臼したもので比較的多い印象である．また，疼痛を訴えるのは脱臼直後のことが多く，脱臼後長期が経過し，骨頭が臼蓋の上方に移動すると疼痛を訴えなくなることが多い（図4）．

②座位不安定：片側脱臼の場合，下肢肢位の非対称が強まってwind-swept変形を生じ，座位時の骨盤側方傾斜・回旋から座位が不安定になりやすい．

③介護性低下：脱臼後は外転可動域が一段と狭少化し，両側脱臼の場合は，オムツ交換や下衣更衣が困難になる場合が多い．

④荷重性低下：麻痺のない先天性股関節脱臼例では，脱臼後も実用歩行が可能な例もある．しかし，脳性麻痺児の場合は，脱臼前に歩行が可能であっても，脱臼後は股関節の支持性低下をほかの筋活動により代償することができず，脱臼側の荷重性は著しく障害される．片側脱臼の場合は，非脱臼側下肢での立位保持は可能でも，移乗動作や歩行は困難となる．

脱臼後長期を経過した股関節の整復やその維持は困難な場合が多く，また脱臼整復後は数週間のギプス固定を要するため，筋力が低下し後療法がより困難となる．したがって，可及的に亜脱臼の段階で関節適合性の改善を図り，脱臼への進行を防ぐことが重要である．股関節脱臼・亜脱臼は腸腰筋や内転筋，ハムストリングの緊張によるという意見が多く，脱臼防止のためにはこれらの筋腱延長手術が第一選択となる[6]．この場合，術後に立位・歩行を期待できる症例では，単関節筋で関節支持筋である内転筋群を可及的に温存する．腸腰筋についても単関節筋部分である腸骨筋の温存を図る．FPR

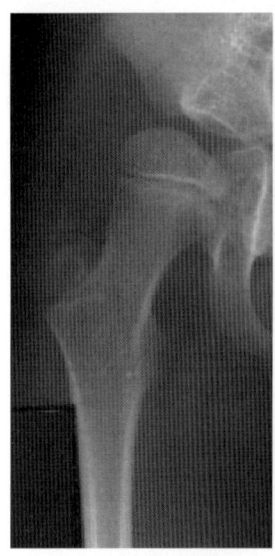

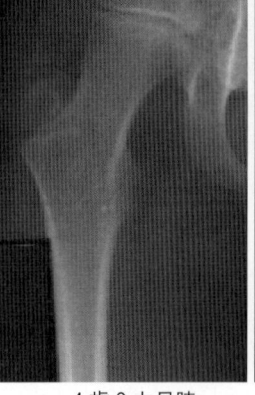

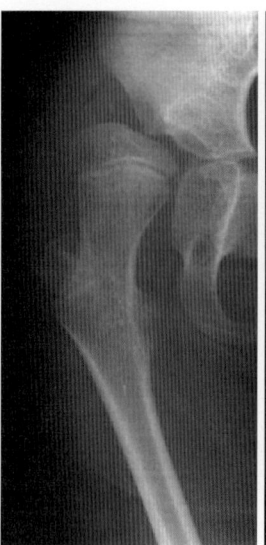

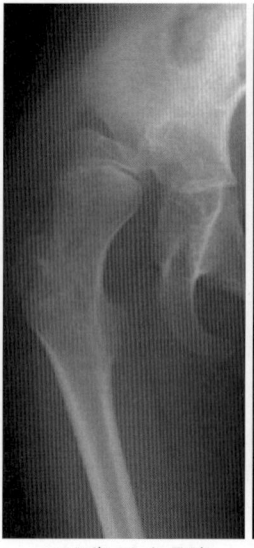

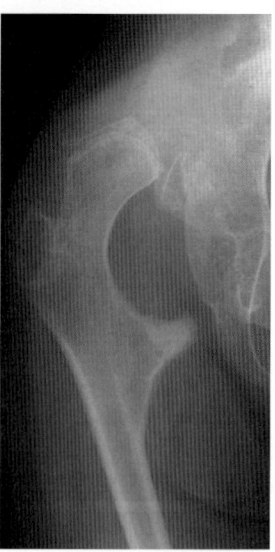

図4 股関節脱臼と疼痛
a. 4歳9カ月時　b. 6歳0カ月時　c. 6歳10カ月時　d. 11歳時

脳性麻痺による四肢麻痺症例．6歳前後で脱臼が進行したが，全身状態不良で手術を断念した症例である．6歳10カ月の時点から約半年間は疼痛を訴える様子があったが，その後消失した．11歳時のX線像では右大腿骨頭は完全脱臼し，高位に移動している．

などの痙性軽減手技による股関節脱臼防止の効果も検討されている．

大腿骨の前捻や外反，臼蓋形成の不良など，骨変形の要素が大きく，股関節周囲筋の延長のみでは防止が困難な場合や，股関節周囲筋の緊張が低いにもかかわらず脱臼に進行する場合は，大腿骨減捻内反骨切り術（**図5**）やSalter法などの臼蓋形成手術により関節適合性の改善を目指す[7]．

股関節完全脱臼後に行われる手術としては，観血的整復術に筋腱延長術，さらには大腿骨減捻内反骨切り術や大腿骨短縮術，臼蓋形成手術を組み合わせることが多い．起立・歩行が見込まれる児では，機能の維持改善のために脱臼の整復は必須であるが，起立不能の重症児の場合は，当初から整復を断念し，可動域確保を目的とした腱延長術や除痛目的の大腿骨頭切除術のみ行われる場合もある[8]．

b．立位・歩行姿勢の改善を目的とした手術

立位・歩行時に下肢が交差してしまう鋏み脚肢位に対しては，内転緊張の軽減を図るため，股関節内転筋およびハムストリングの延長術が行われることが多い．股関節の屈曲拘縮を伴う場合には腸腰筋，特に大腰筋の延長が追加されることが多い．この場合も，関節支持筋の過延長には注意が必要である．

痙性両麻痺の症例では歩行時に股関節が内旋し，膝や爪先が内側を向く「うちわ歩行」を呈する場合がある．これに股関節内転筋や膝関節屈曲筋の緊張を伴う場合は，歩行に際して両膝が接触し転倒する機会が増す．この場合も，内側ハムストリングなどの筋腱延長が行われることが多いが，年長児で大腿骨がすでに著しく前捻変形している場合は，大腿骨減捻骨切り術[9]を追加する．わが国では小転子直下で骨切りを行う場合が多いようである．

2）膝関節
a．膝関節屈曲に対する手術

痙性を主体とする脳性麻痺児においては，ハムストリングの高緊張と短縮を伴っていることが多く，起立・歩行が可能な児では膝関節屈曲拘縮から姿勢の悪化や運動効率の低下，ひいて

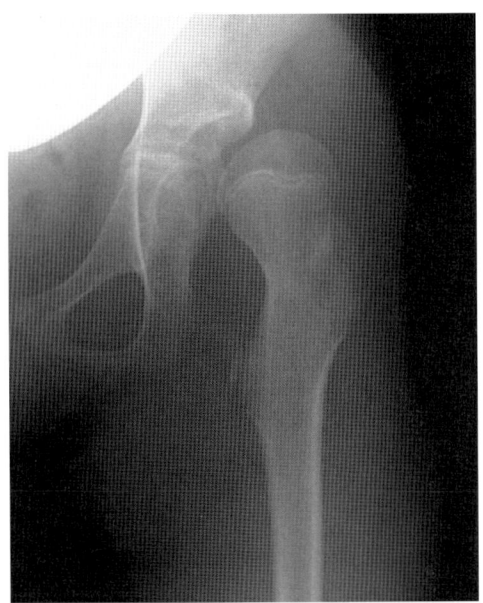

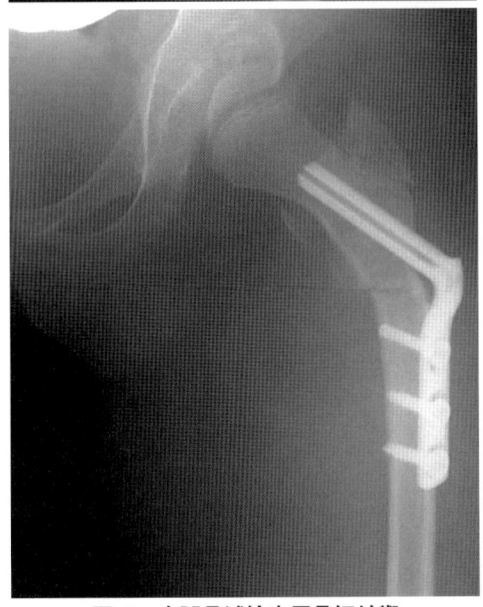

図 5　大腿骨減捻内反骨切り術
11歳，女子．術前（上）では大腿骨頭はその直径の1/2以上が臼蓋の外方にあり，亜脱臼の状態である．術後（下）では骨頭の大部分が臼蓋内にあり，適合が改善している

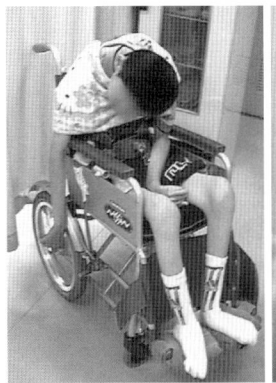

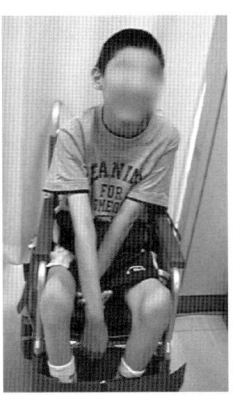

図 6　座位姿勢改善のための筋腱延長術
13歳，男子．術前（左）ではハムストリング短縮により骨盤が後傾し，体幹の伸展が困難である．両側股関節内転筋群，ハムストリングの延長術後（右）では，股関節が外転し，座面が安定するとともに体幹の伸展が容易になった

は鵞足部や膝蓋靱帯付着部の疼痛を起こすこともある．この場合には，ハムストリングの延長術が多く行われる．筆者は年少児の場合には，膝関節屈筋力の過剰な低下を避けるため内側ハムストリング（半腱様筋・半膜様筋・薄筋）のみの延長にとどめ，短縮が高度な小学校高学年以上の児の場合は，外側ハムストリング（大腿二頭筋）の延長を追加するようにしている．腓腹筋近位の延長術を追加する場合もある．より積極的に，膝関節伸展筋力の有効な発揮を図るため，膝蓋靱帯を短縮したり靱帯付着部を下方に移動して膝蓋骨の位置を適正化する方法も報告されている．

　起立・歩行が不能の児においても，重度の短縮の場合は椅子座位や長座位においてハムストリングが坐骨を牽引するため骨盤が後傾し，体幹支持性の低さと相まって円背を呈して座位姿勢が不良になりやすい．またさらに，重度の屈曲拘縮の場合は車いす上の座位が困難となることもある．このような場合はハムストリングの延長が適応となりうる（図6）．

b．棒脚歩行に対する手術
　膝関節伸展筋，特に大腿直筋の痙性が高い場合は，歩行時遊脚相において膝関節が屈曲しづらく，歩容がスムーズでなかったり転倒しやすかったりするために，大腿直筋の延長術や移行術が行われる場合がある．

c．反張膝に対する手術

脳性麻痺児における反張膝の原因としては，下腿三頭筋の短縮による足関節背屈制限や，膝関節伸展筋の痙性・短縮などが考えられる．前者に対しては下腿三頭筋の延長術（後述），後者に対しては大腿直筋の延長術や移行術が適応になる．重度の変形に対しては大腿骨顆上部での骨切りが行われる場合もある．いずれにおいても術前から膝の支持筋力低下を伴っていることが多く，術後には膝関節伸展筋力の強化を図るが，回復が不十分な場合は術後に膝装具を必要とする．

3）足関節・足部
a．足部手術の原則

起立・歩行時において，尖足変形では前足部，内反変形では第5中足骨基部や外果，外反変形では第1中足骨頭や距骨頭に荷重が集中し疼痛の原因となる．足底の荷重面積を増し，これらの疼痛を予防・改善することが足部手術の目的となる．また，荷重面積を拡大することは，立位・歩行の安定性を増すことにもなる．したがって，筆者は足部手術のタイミングは，原則的に装具による足部接地の安定が破綻した時と考えている．

足部に対しても，軽度の変形では痙性のコントロールと拘縮の改善を目的に筋腱の延長・移行手術が行われる．しかし，重度の場合は足根骨の変形とともに距腿関節や距舟関節，踵立方関節の不適合を生じている．足根骨は，その形状からおのおのの骨単独での矯正骨切りは困難であり，距骨下関節や踵立方関節など足根関節を部分的に固定する手術を行うことが多い．足関節（距腿関節）で固定を行うという報告もある．

これらの手術においては，足部形状の改善と足根部・足関節の荷重に対する安定性を得ることができるが，同時に可動域が減少するために正座や四つ這い移動などの床上動作が困難になる場合もあり，これらの動作を日常生活で行っ

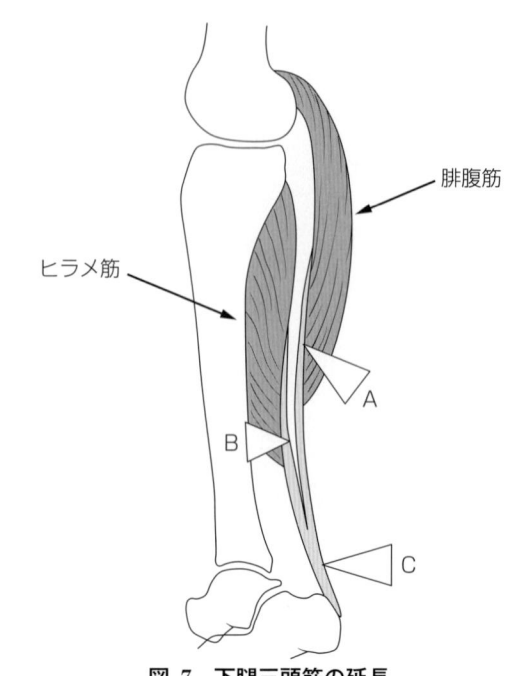

図7　下腿三頭筋の延長
まず，図中Aにおいて腓腹筋のみ腱膜切開によって延長する．術中所見で可動域の改善が不十分な場合は，ヒラメ筋の腱膜切開（図中B）やアキレス腱のZ延長（図中C）を行う

ている症例では適応に注意が必要である．

b．尖足に対する手術

脳性麻痺においては内反・外反変形が単独に起こることは少なく，多くは尖足の要素を伴っている．下腿三頭筋の痙性により起立・歩行時に尖足を呈する場合は，装具療法のほか，下腿三頭筋の痙性をコントロールするための治療が行われることが多い．FPRや脛骨神経縮小術などが行われる場合もあるが，整形外科領域では下腿三頭筋の延長術が行われている．特に前述のとおり，下腿三頭筋が明らかに短縮している場合は，延長術により可動域を改善する必要がある．

この際に注意すべきことは，下腿三頭筋が体重の支持に必須の筋であるため，過度の延長により筋力が低下すると足関節の支持性が低下することである．下腿三頭筋は図7のとおり，単関節筋であるヒラメ筋と多関節筋である腓腹筋

から構成されている．尖足歩行症例の多くは腓腹筋が優位に緊張しているため，腓腹筋のみの延長が優先されることが多い．筆者らは，尖足変形に対してはまず腓腹筋のみ腱膜切開法によって延長し，術中の所見で足関節可動域の改善が不十分な場合にのみヒラメ筋の腱膜切開法やアキレス腱のZ字状延長を行うようにしている．

このような工夫を行っても，術後には底屈筋力がある程度低下することによって支持性が減弱し，荷重時の足関節背屈とそれに伴う膝関節屈曲が起こりやすい．そのために下腿三頭筋を延長する際は原則的に膝窩部でのハムストリング延長術を同時に行う．

c．内反に対する手術

足部を内反させる筋としては，前脛骨筋・後脛骨筋が主にあげられる．したがって，足部の骨変形が軽度な場合，具体的には筋緊張低下時に足部を良好な肢位に矯正可能な場合は，これらの筋延長術が行われる．

後脛骨筋の延長に際し注意すべきことは，この筋が足部アーチの保持に重要な役割を担っており，過度の延長によって術後に外反変形をきたす場合があることである．そのため，後脛骨筋の延長を行う場合は，腱膜切開法などを用いて延長量を可及的控えめに設定すると同時に，後に外反変形に対する手術の必要を生じる場合があることを常に念頭におく．

前脛骨筋の痙性により内反変形を生じている場合は，筋の停止を第1中足骨基部から第3楔状骨に移行する前脛骨筋腱外方移行術が行われる．

すでに足部の骨変形や関節の不適合が進行し，筋腱の延長や移行のみで矯正困難な場合は，足根骨の矯正骨切り・固定術が行われる．

d．外反に対する手術

外反変形は腓骨筋や長趾伸筋の痙性による場合もあるが，多くは足部縦アーチの支持機構が破綻している状態を伴っていると考えられる．

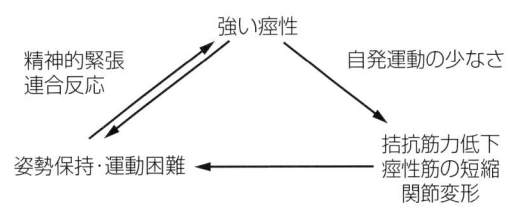

図8 脳性麻痺運動障害における悪循環

したがって，腓骨筋などの筋腱延長のみで矯正が可能な症例は少なく，支持性の強化を目的に後足部での矯正骨切り・固定術を必要とする場合が多い．

3．手術前後の理学療法的アプローチ

1）手術前の評価

多くの場合，脳性麻痺児の医療に関わるチームの中では理学療法士は児と関わる時間が最も長い職種である．また，前述のように近年では運動療法による介入を容易にする目的で手術が行われることもある．したがって，練習の場においては児の運動発達段階や拘縮・変形などの二次障害，代償運動や連合反応のほか，日常生活における動作や装具の使用状況についても評価し，児の有する諸問題についてほかの職種と意見を交換する機会が必要である．そして，手術の方針や後療法を含むスケジュールについてもスタッフ間や家族と調整し，チームとして計画していくことが求められる．

2）手術後の運動療法と機能維持

痙性を主とする脳性麻痺児の運動障害においては**図8**のような悪循環の存在が想定される．これらの要素のうち手術で解決できるのは，あくまで痙性の部分的な低下や筋短縮，脱臼を含む骨関節の変形のみである．したがって，適切な後療法が行われなければ，いずれ代償運動などの誤った運動パターンを再獲得することになり，手術の効果は失われてしまう．

このような障害の再発を防止し，手術効果を継続するためには，術後の運動療法によって筋力を増強するとともに，望ましい運動パターン

表 1 術後計画表（クリ

	手術当日	1日目	2日目	3日目
日程	10月3日	10月4日	10月5日	10月6日
処置	術後左下肢膝上ギプス			
安静	ベッド上安静 bed-up30°まで		痛みのない範囲で bed-up リクライニング車いす試乗 ベッド上での自主練習	
練習(PT)	PT なし		PT 再開 筋セッティング	股可動域練習 股周囲筋強化 体幹筋強化
装具	作製装具（歩行用支柱付き AFO，夜間用プラスチック AFO） 業者（○○義肢） 制度（健康保険）			
入浴	なし			
排泄	術中よりバルーン留置	朝バルーン抜去以後ベッド上にて排泄	リクライニング車いす可ならトイレ利用可（患肢免荷，移乗介助）	

当センターにおいて，左下肢のアキレス腱・長趾屈筋腱延長，前脛骨筋移行，足根骨矯正骨切り・固定術を

を獲得する必要がある．

術後の安静臥床期間が長いと筋力低下をまねくため，手術箇所がギプスなどで固定されている場合でも，全身状態が許す限り可能な部位から早期に運動療法を開始する．特に脳性麻痺の場合は，下部体幹の筋力が減弱していることが多く，術後早期から体幹伸展や体軸内回旋，バランス反応の促通を行う．

経過とともにギプスなどの外固定が除去されれば，手術箇所のモビライゼーションや筋力強化を開始し，骨癒合などの状況から荷重可能となれば，立位・歩行練習へと進めていく．看護部門とも連携して病室での練習や日常生活活動（ADL：activity of daily living）動作の導入も進めていく．

参考として当センターでの運動療法を含めた術後計画（クリティカルパス）の一例を表1に示す．

II．二分脊椎児に対する整形外科的治療と理学療法アプローチ

1．麻痺レベルと整形外科的問題

二分脊椎は腰仙部に多く発生し，その麻痺レベルによってさまざまな二次障害を生じる．麻痺レベルは脊髄神経（運動神経）の残存下限によって分類され，Sharrard による6群分類などが知られているが，外傷性の脊髄損傷と異なり神経根の形成異常を伴うため，麻痺レベルが明確に区分できないことが多い．ここでは4群の分類から，予想される運動機能と整形外科的な諸問題について概略を述べる（表2）．

1）胸髄レベル

下肢の自動運動はまったくみられない．座位の保持も困難で脊柱変形を生じやすい．床上での座位や仰臥位では下肢開排位をとりやすいため，股関節の外転・外旋，膝関節の屈曲拘縮を生じることがあり，重度な場合は車いす上の座位に困難を生じることもある．

ティカルパス）の一例

2週間目	4週間目	6週間目	7週間目	8週間目	10～11週間目
10月17日	10月31日	11月14日	11月21日	11月28日	退院予定
抜糸 膝下ギプスに巻き替え	腱固定ワイヤー抜去 ギプス巻き替え	抜釘 ギプス巻き替え		ギプス終了 日中：支柱付き装具 夜間：プラスチック装具	
普通型車いす可 病棟内膝歩き練習については状況をみてPT/Drと相談			病棟内立位訓練についてはPT/Drと調整	病棟内歩行練習についてはPT/Drと調整	徐々に屋外歩行取り入れ
膝可動域訓練 膝周囲筋強化 膝立ち・膝歩き	足趾可動域訓練	ティルトテーブル荷重	ギプスのまま1/2部分荷重可	装具にて全荷重可	
		採型	仮合わせ	完成	
シャワー可（患肢防水処置）	抜釘後，経過をみて入浴可				
膝下ギプス後，普通型車いすにてトイレ可（患肢免荷　移乗介助）	抜釘後，移乗時toe-touch可（要介助）	PTで安定したら移乗時立位可（要監視）			自立

行った両麻痺症例のクリティカルパスの一部

2）上部腰髄レベル

第1腰髄レベルでは股関節の屈曲・外転・外旋拘縮をとり，立位・歩行は不能である．それ以下のレベルでは股関節の屈曲・内転は可能だが，膝関節伸展筋力は弱く，長下肢装具と松葉杖により大振り歩行や4点歩行が原則可能である．しかし，実用移動の方法は筋力や体重，知的能力などに左右され，車いす利用となる症例もある．股関節の麻痺性脱臼や，骨盤の傾斜，腰椎部の脊柱変形などを生じやすく，車いす移動を主とする症例では坐骨部の褥瘡を生じることもある．

3）下部腰髄レベル

股関節屈曲・内転，膝関節伸展筋力は保たれ，膝関節屈曲筋力や足関節周囲筋力は種々の程度に低下する．短下肢装具による実用歩行が見込めるが，足部変形を生じやすく，装具の不適合や足部褥瘡が問題となることが多い．

4）仙髄レベル

足部変形を有し，手術的矯正を必要とする場合もあるが，多くは実用歩行可能である．下部仙髄レベルの麻痺では補装具を用いないこともある．

以上のように二分脊椎においては，将来の機能予後が麻痺レベルからある程度予測可能であるが，先天的に重度の変形を有し，これが予想される機能獲得の障害となっている場合も少なくない．このような場合には，早期に手術的介入を行い，障害となっている変形や拘縮をとり除くことが求められる．例としては，下部腰髄レベルの麻痺で将来的に実用歩行の獲得が期待されるものの，先天性の内反尖足変形が重度で立位練習が開始できない場合には，1歳前後で矯正手術を行い，立位練習の導入を図る．

2．整形外科的手術

1）脊柱変形に対する手術

二分脊椎における脊柱変形は前述のように上部腰髄レベル以上の麻痺の症例に多く，先天性の脊椎変形を伴う例もある．特に腰椎部の側弯

表 2 二分脊椎の麻痺レベルと筋の神経支配

麻痺レベル(残存下限)	胸髄	上部腰髄			下部腰髄			仙髄		
神経	Th	L1	L2	L3	L4	L5	S1	S2	S3	
股関節		腸腰筋								
			内転筋群							
						中・小殿筋				
							大殿筋			
膝関節				大腿四頭筋						
						半腱・半膜様筋				
							大腿二頭筋			
足関節足部					前脛骨筋					
						後脛骨筋				
							腓骨筋			
							下腿三頭筋			

に股関節の亜脱臼・脱臼を伴う症例では，骨盤の傾斜と相まって坐骨部褥瘡を生じ，座位保持が困難となる場合もある．また，特発性側弯症と比較して重度の変形を生じる割合が高く，呼吸や循環機能の障害を伴う場合もある．

座位保持が困難な症例や呼吸・循環機能障害例に対しては，成長の終了前後に脊柱の矯正・固定術が行われることが多いが，固定範囲が広いと脊柱の可動性低下から自己導尿などの動作が困難となることもあり，治療計画には注意が必要である．

2）股関節に対する手術

a．股関節拘縮に対する手術

外転・外旋拘縮では，大腿筋膜張筋や中殿筋の短縮があり，車いす上の座位が困難な症例に対しては，これらの延長術が行われる．拘縮は広範囲に及ぶことが多く，筋間中隔や股関節関節包の解離を要する場合もある．

b．股関節脱臼に対する手術

上部腰髄レベルの麻痺に生じることが多いが，脱臼が起こる時期はさまざまで，生下時すでに脱臼しているものや，立位・歩行獲得以前の幼少時に脱臼を生じるもの，歩行獲得以後にしだいに脱臼してくるものもある．

麻痺の状態から実用的な下肢荷重機能が期待できる症例は積極的な手術の対象となり，観血的整復術のほか，股関節内転筋群の恥骨起始部を後外方である坐骨結節近くに移行し，内転筋力減弱と同時に股関節伸展筋力としての作用を期待する股内転筋群後方移行術も行われている．大腿骨の前捻や外反，臼蓋形成の不良などにより，関節の適合が不十分な場合は，大腿骨減捻内反骨切り術や臼蓋形成手術も行われる[10]．

3）膝関節に対する手術

胸髄レベルや上部腰髄レベルの症例で，床上での胡座位をとることが多い場合は，膝関節の屈曲拘縮を生じることがある．膝関節屈曲が重度で車いす座位が困難な場合や，拘縮を除去しても麻痺レベルから実用的歩行の獲得は見込めないまでも，長下肢装具を用いての移乗動作獲得などが期待できる場合は手術治療の対象となる．手術は，ハムストリングを含む膝関節周囲組織の解離術が行われるが，拘縮が重度で大腿

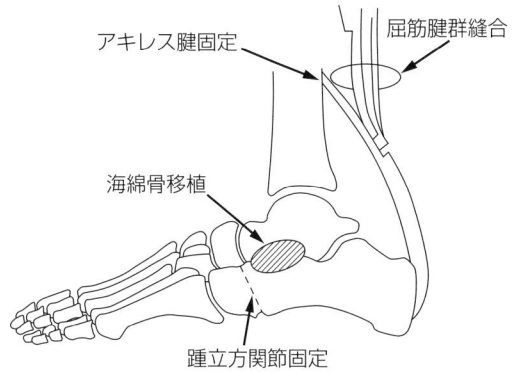

図9 二分脊椎足部に対する組み合わせ手術の一例
アキレス腱はZ字状に切離し，その遠位を脛骨に開けた骨孔に固定する．後脛骨筋や長趾屈筋腱も固定腱に縫合する．踵立方関節・距骨下関節も矯正位で固定する

骨顆上部での骨切りを要する場合もある．

4）足部に対する手術

前述のとおり，下部腰髄レベルの麻痺においては，足変形から補装具装着の障害や褥瘡を生じ，歩行不安定や歩行不能となる場合が多く，これらが手術の適応となる．股関節脱臼同様に足部変形が起こる時期も先天的なものから，歩行獲得後に筋力のアンバランスのために変形が出現するものまでさまざまである．

二分脊椎の場合，脳性麻痺と異なり，基本的には筋力が弱く支持性の低い足部であることから，筋腱延長や移行のみでなく，足部の筋腱や関節を固定し，支持性を高めるため，手技を組み合わせた術式が必要となることが多い[11]（図9）．

3．手術前後の理学療法的アプローチ

二分脊椎では，麻痺レベルによって機能予後がある程度予測可能とはいえ，麻痺レベルの決定は必ずしも容易ではなく，術前に身体機能などを詳細に評価し，それに基づいて医療チームとしての方針を策定することが重要であることは論を俟たない．

術後には脳性麻痺同様に，長期臥床による筋力低下を防止するため，可及的早期から運動療法を開始する．残存筋力の促通・強化から開始し，外固定の除去とともに患部のモビライゼーションや荷重練習を進めていくが，二分脊椎の場合は下肢の骨粗鬆症を有する症例が多いこと，知覚の障害により過度の負荷によっても疼痛を訴えないことから，理学療法において骨折や手術箇所の損傷などを起こす危険性があることに注意を要する．

III．障害児に対する手術の効果とその長期的維持

脳性麻痺や二分脊椎などの症例においては，手術や術後の理学療法によって一時的に身体機能が向上しても，その維持に対するアプローチなしでは，長期的に機能が低下し手術効果が失われてしまうことが多い．

特に注意すべきは10歳から15歳にかけての成長期である．この時期には脳性麻痺では旺盛な骨成長から相対的な筋短縮が起こりやすく，また二分脊椎では成長とともに脊柱と脊髄の成長速度の差から脊髄神経が牽引され，麻痺の悪化を生ずる脊髄係留症候群（TCS：tethered cord syndrome）が起きることがある．また，この時期には体重が増加することで起立・歩行などの動作も困難になりやすく，いったん動作が困難になると，運動量の減少から肥満やさらなる筋力低下を招く．

同様に生活環境の変化も機能低下につながることがある．特に学校を卒業すると運動量が減少し，機能が低下する場合が多い．例えば，装具と松葉杖を使用し，かろうじて屋外歩行が可能である脳性麻痺や二分脊椎の症例が，外出機会が増すとともに，移動速度の速さから車いすや電動車いすを使用することが増え，下肢筋力が低下してしまうこともある．

逆に運動量が過度に増大しても，脳性麻痺の場合では，筋疲労から連合反応などの望まし

ない運動パターンが誘発されたり，痙性が高まったりすることが考えられるし，二分脊椎の場合には，痛覚の障害による骨関節の破壊や足部の褥瘡を生じることもある．さらに二分脊椎の場合には，骨折などの外傷を契機として機能の低下が起きることが多い．なお，成人例では加齢による体力の低下から運動機能が低下しやすい．

このような機能低下を防止し，手術の効果を長期に維持するためには，栄養面の配慮とともに，日常での定期的な理学療法や適度なスポーツ活動・余暇活動を含めた規則的な生活パターンの確保が必要である．さらには補装具の適切な使用のほか，外傷を防ぐべく安全な動作の維持が重要となる．

しかし，加齢や就労環境の制約などから，これらの努力にもかかわらず機能の低下を避けえない状況もありうる[12]．その場合は，再手術により機能を再び獲得することも考慮されるが，車いす・電動車いすなどの導入や居宅の改造など，生活パターン全般を見直すことも必要である．

文献

1) Palisano R, Rosenbaum P, Walter S, et al：Development and reliability of a system to classify gross motor function in children with cerebral palsy. *Dev MedChild Neurol* **39**：214-223, 1997
2) 師田信人：機能的脊髄後根切断術．総合リハ **30**：1274-1278, 2002
3) 横畠由美子，堀 智勝，他：痙性内反尖足に対する選択的脛骨神経縮小術施行例の下肢機能　アンケート調査より．臨床リハ **12**：1118-1123, 2003
4) 松尾 隆：【小児整形外科　最近の動向】脳性麻痺における筋解離術．整・災外 **44**：1039-1045, 2001
5) 山田和孝，鈴木康之：脳性麻痺や不随意運動に対するボツリヌス毒素療法．小児科 **44**：1335-1341, 2003
6) Miller F, Cardoso DR, Dabney KW, et al：Soft-Tissue Release for Spastic Hip Subluxation in Cerebral Palsy. *J Pediatr Orthop* **17**：571-584, 1997
7) 的野浩士，松尾 隆，他：脳性麻痺股関節脱臼・亜脱臼に対する整形外科的選択的痙性コントロール手術・観血的整復術・大腿骨減捻内反骨切り術の合併手術の治療成績．日本小児整形外科学会雑誌 **15**：39-44, 2006
8) Widmann RF, Do TT, Doyle SM, et al：Resection Arthroplasty of the Hip for Patients with Cerebral Palsy. *J Pediatr Orthop* **19**：805-810, 1999
9) 則竹耕治，他：痙直型脳性麻痺児の股関節内旋歩行に対する大腿骨減捻骨切り術．日本小児整形外科学会雑誌 **11**：147-151, 2002
10) 野寄浩司，亀下喜久男，他：二分脊椎麻痺性股関節脱臼に対する手術成績．*Hip Joint* **26**：313-316, 2000
11) 野寄浩司，亀下喜久男，他：二分脊椎麻痺足に対する組み合わせ手術の治療成績．日本小児整形外科学会雑誌 **8**：59-63, 1999
12) 安藤徳彦，上田 敏：成人脳性麻痺の諸問題—身体機能低下に関する実態と原因の検討．脳と発達 **30**：233-237, 1998

2 脳性麻痺児の装具と理学療法アプローチ

和田照美*

◆ Key Question ◆
1. 下肢装具の適応とは
2. タイプ別の装具の特徴とは
3. 装具療法における留意ポイントと理学療法アプローチとは

I. はじめに

 脳性麻痺児の理学療法を行ううえで装具は，その子の発達段階に応じて変形の予防，立位・歩行の補助などに有効な手段と考えられる．いつ，どのような装具を作製するのかについてはいつも悩むところである．脳性麻痺児の装具の装着率は決して高くないといわれており[4]，あまり使用しないうちに小さくなったということもよく起こる話である．例えば，装具を着けることで足部の変形が修正でき，立位保持時間が持続できるという反面，床上動作では座りにくい，這えない，動きにくい，着脱が面倒，外見が悪いなどといった問題が起こってくる．年少の子どもの場合，親が装具の着脱を行うため，親の協力なくしては有効に使用することは難しい．親がこの装具は着ける価値があると認めることが大事で，さらに着け外しが簡単となると使用頻度は上がるようである．また，子どもは成長に伴い装具の適合が変化してしまうので，装具の耐用期間は年齢が低いほど短くなっている．表1に下肢装具の種類と耐用年数を示す．
 以下，よく使用する装具とその適応について述べていく．

II. 下肢装具の適応と種類

1. 足底装具

 足底装具は，外反母指や偏平足に対するアーチサポート，ラテラルウェッジなどのシューズインサートで単独使用されることは少なく，靴の中に入れて使用し，靴型装具とともに処方されることが多い（図1）．市販の靴を使用する場合は，靴の高さが浅いと脱げやすく，柔らかい素材のものでは型崩れしやすいので，靴をよく吟味する必要がある．踵部分が硬めで深いものが望ましい．医療用ではニューバランスのケアフィットシリーズのキッズジュニアモデルがあり，市販のものではアシックスのスクスクシリーズのハイカットシューズ，ミズノのバスケットシューズなどが価格的にもお勧めである．

2. 靴型装具

 靴型装具は足部の変形矯正や疼痛の除去，脚長差の補正に使用する．靴にはスチールシャンクが入っている．靴の高さは，半長靴，チャッカ靴，短靴があり，外果上縁の高さのチャッカ

---

* Terumi WADA／兵庫県立のじぎく療育センター
（平成20年3月31日閉鎖）

表 1　下肢装具の種類と耐用年数

名　称	型　式	耐用年数					
		0歳	1～2歳	3～5歳	6～14歳	15～17歳	18歳～
足底装具		4 M	6 M	10 M	1 Y	1.5 Y	1.5 Y
靴型装具		4 M	6 M	10 M	1 Y	1.5 Y	1.5 Y
短下肢装具	支柱あり	4 M	6 M	10 M	1 Y	1.5 Y	3 Y
硬性	支柱あり	4 M	6 M	10 M	1 Y	1.5 Y	3 Y
	支柱なし	4 M	6 M	10 M	1 Y	1.5 Y	1.5 Y
軟性		4 M	6 M	10 M	1 Y	1.5 Y	2 Y
膝装具	両側支柱	4 M	6 M	10 M	1 Y	1.5 Y	3 Y
	硬性	4 M	6 M	10 M	1 Y	1.5 Y	3 Y
	スウェーデン	4 M	6 M	10 M	1 Y	1.5 Y	2 Y
	軟性	4 M	6 M	10 M	1 Y	1.5 Y	2 Y
長下肢装具		4 M	6 M	10 M	1 Y	1.5 Y	3 Y
股装具	金属	4 M	6 M	10 M	1 Y	1.5 Y	3 Y
	硬性	4 M	6 M	10 M	1 Y	1.5 Y	3 Y
	軟性	4 M	6 M	10 M	1 Y	1.5 Y	2 Y

(M＝月，Y＝年)

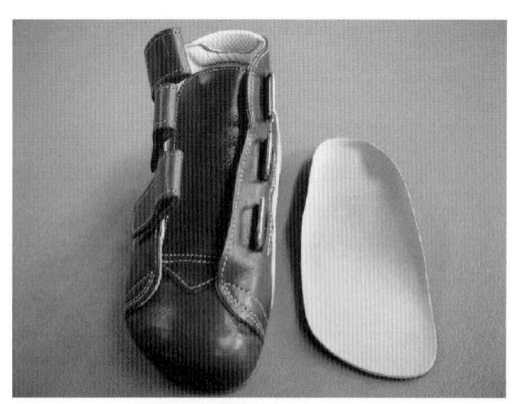

図1　靴とインサート

靴がよく使用されている．「べろ」は足の先まで広く開けると脱着しやすい．足部の内反・外反変形には外側ウェッジ，内側ウェッジ，偏平足にはアーチの補高など靴の補正が行われる．足指が曲がりやすく履きにくい場合は，5本指の靴下を使用すると指が伸びやすくなる．5本指靴下は，外反母趾にも効果があるが，小さいサイズは手に入りにくい．

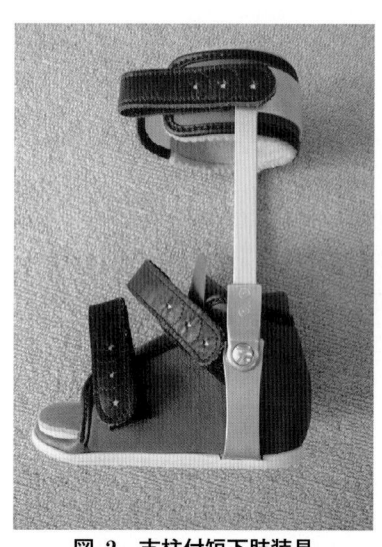

図2　支柱付短下肢装具

3．短下肢装具

　短下肢装具は，下腿部より足部に及び足関節の動きを制御するもので，支柱付きのものとプラスチック型のものとがある（図2）．支柱の種類は両側，片側などで靴型装具がついているのが一般的であるが，市販の運動靴を使用し，軽くすることもできる（図3）．足関節の動きを制

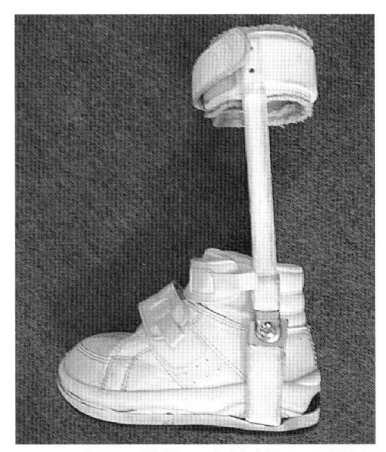

図 3　市販の靴使用支柱付短下肢装具

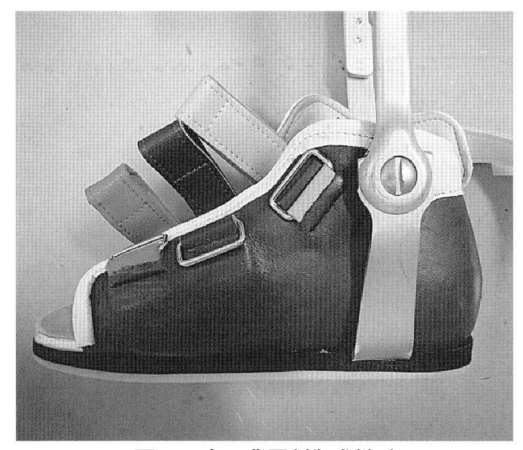

図 4　底・背屈制御式継手

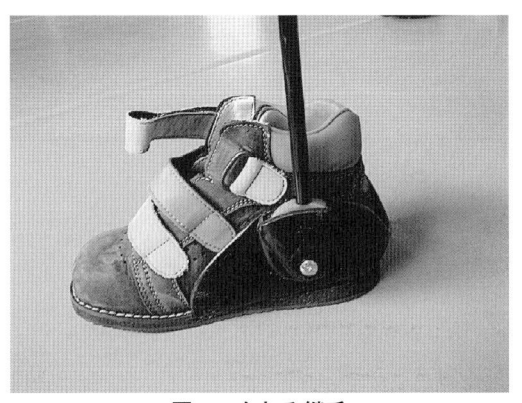

図 5　たわみ継手

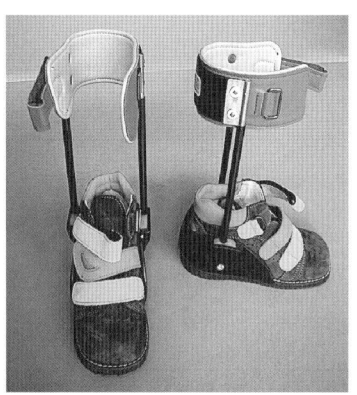

図 6　アドフィット AFO

動する足継手には，遊動式，底・背屈制御式，クレンザック継手，たわみ継手などがある（**図4，5**）．尖足や反張膝には底屈制御で対応する．クレンザック継手は痙性のある場合使用しない．たわみ継手は不安定な関節に適応するが，痙性の強い場合には不適応である．低年齢で軽さを希望する場合，カーボンファイバー芯の樹脂製の支柱に樹脂製のあぶみ，支柱のたわみで可動性を確保するアドフィット AFO（**図6**）がある[8]．

内・外反の矯正には，内・外反矯正バンドが使用される．内反の矯正にはＴストラップを使用し，外側より内側へ水平方向の圧迫を加え，外果を内側へ牽引し，外反の矯正にはＹストラップを内側より上外方へ引き上げ，陥没している内側アーチを引き上げる効果がある（**図7～10**）[1]．

靴の中で踵が浮く場合には，甲ベルトが使用される（**図11**）．足関節の背屈の可動域がない場合には，かえって舟底足変形を引き起こすので，足関節の可動域を確保しておくことは重要である．当然のことながらベルトが増えるほど脱着には時間がかかる．

プラスチック型は素材の厚みやカットによって可動性が変化する．また，支柱の位置によっても可動性は変化し，一般に靴ベラ式（シューホーンタイプ）と呼ばれる後面支柱式は底屈の運動が，前面支柱式は背屈の運動が制御され，側方支柱は側方の運動が安定する．近年では，足関節の運動の制御がしやすい足継手のあるプ

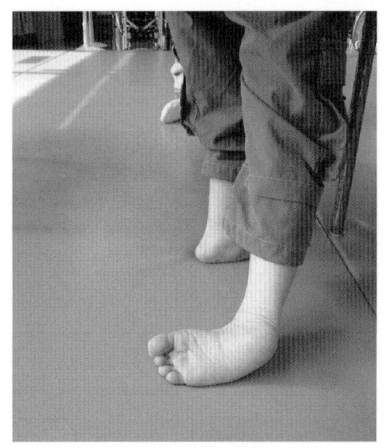

図7 内反変形

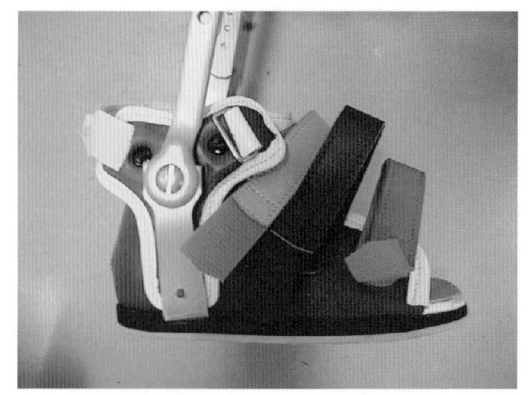

図8 Tストラップ

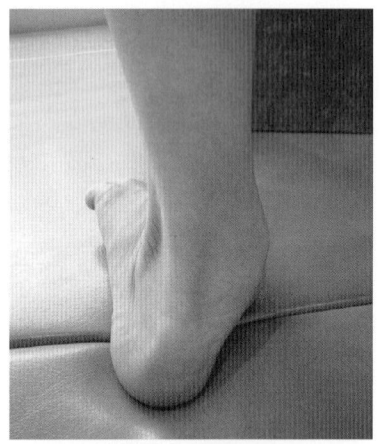

図9 外反変形

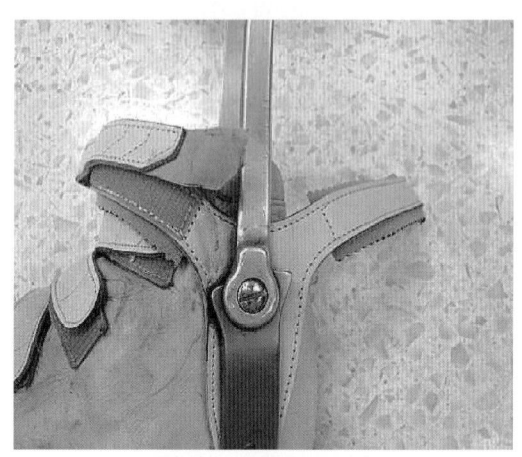

図10 Yストラップ

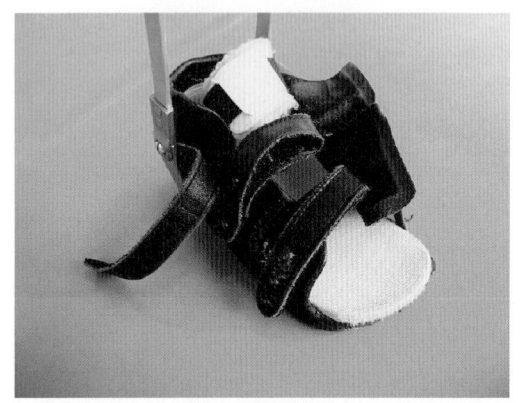

図11 甲ベルト

　ジレットは特殊なウレタンを使用し，その曲がりで関節の役目をはたし，スマートな形状に仕上がるが，ねじれに弱く亀裂が入り破損することがある[5]．オクラホマ，ジレットとも後方のバンパーで底屈制限ができる．プラスチック装具の素材はポリプロピレン，ポリエスチレンなどで，品名にはサブオルソレン，ポリプロピレン，コポリマー，レストラなどがある[5]．
　主流はサブオルソレン，ポリプロピレンで，サブオルソレンのほうが柔らかく，形の修正が容易である．色もカラフルになり，貼り付けの可愛い柄も増えてきている．
　夜間装具として使用する場合は，弱い肌の保護のために内張りをするとより安全であり，下腿三頭筋の短縮を遅延する効果がある（図15）．

ラスチック型のほうが多く使用されている．足継手の種類には底屈ストップ，ジレット，オクラホマなどがある（図12〜14）．

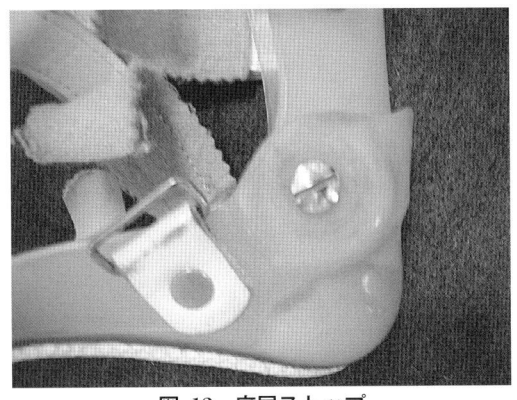

図 12　底屈ストップ

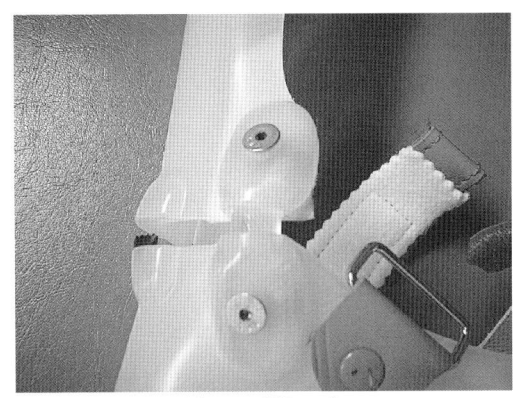

図 13　ジレット

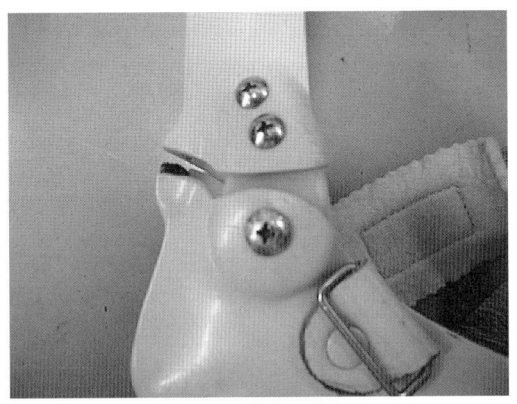

図 14　オクラホマ

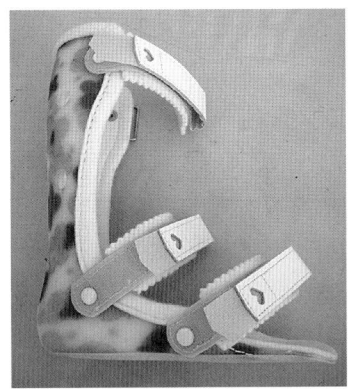

図 15　夜間用

　プラスチック型短下肢装具は支柱付のものより軽く，外見もよく，オーバーシューズを履かせることで，屋外と屋内の使い分けができ使用しやすい．しかし，通気性が悪く，傷をつくりやすいなどの欠点もあり，特に内反・外反の矯正を必要とする場合は金属支柱付きが適応となる．

4．長下肢装具

　長下肢装具は大腿から足部に及び，膝関節と足関節の動きを制動するものである．金属支柱付き長下肢装具は，金属支柱付き短下肢装具に膝継手と大腿部（支柱と半月）が加わったもので，膝の不安定性や筋力低下に適応する（**図 16**）．

　一般的な膝継手は，屈曲フリーで過伸展ストップの制限が付いている．リングロック付き膝継手は輪止めを下ろすと伸展位でストップする（**図 17**）．これ以外ではタウメル膝継手はターンバックルと同様に角度の調整ができ，必要な角度でロックすることができる[8]（**図 18**）．ダイヤルロックは 10°間隔で伸展・屈曲の制限をすることができ，足関節などにも使用できる（**図 19**）．高さ調節は成長に伴って延長することができ，作製時の配慮で長下肢装具を短下肢装具にすることもできる．

Ⅲ．目的別での装具使用

1．変形・拘縮の予防

　年齢が低いほど筋緊張は低く，定頸も不十分で自発的な動きの乏しい低緊張児は，臥位で過

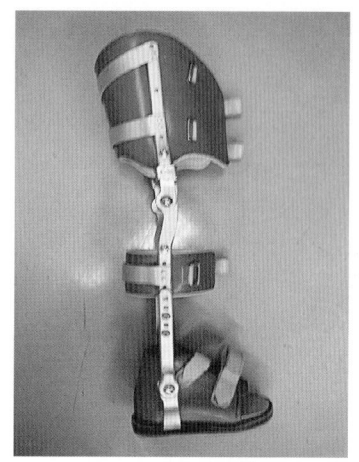

196　第5章　小児の外科的療法および装具療法

図16　長下肢装具

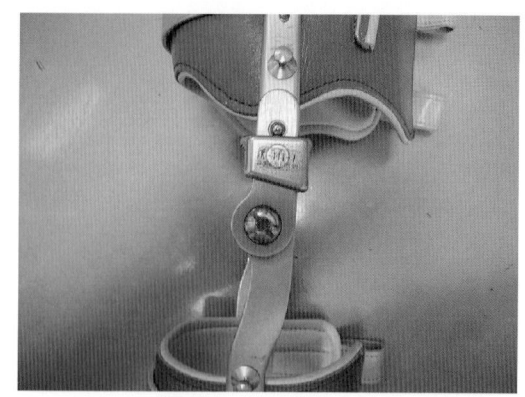

図17　リングロック

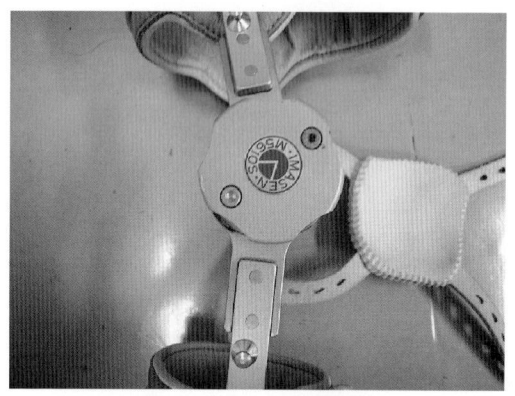

図18　タウメル膝継手

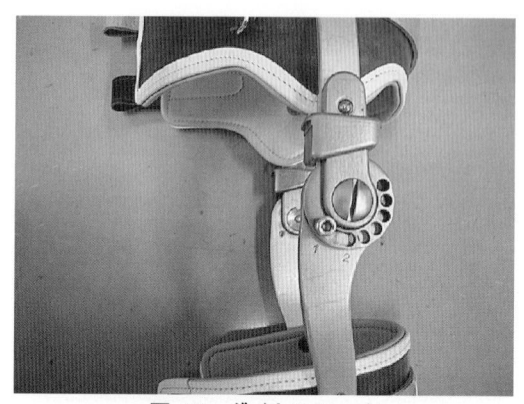

図19　ダイヤルロック

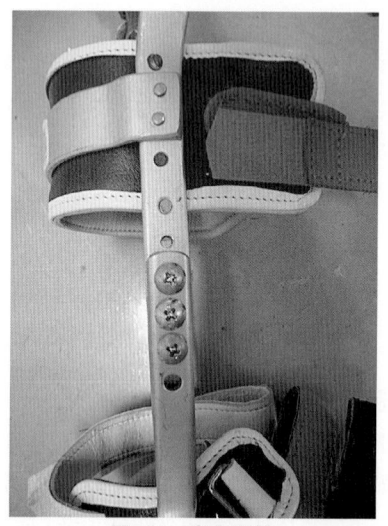

図20　高さ調節

ごすことも多く，下肢はフロッグポジション（股関節外旋・外転，膝関節軽度屈曲，足関節背屈・内反位）をとりやすい．ベビーカーに乗っても同様の形になり，変形・拘縮の原因となる（図21）．ポジショニングの指導はもちろんであり，軽いプラスチック硬性の短下肢装具を使用し，良肢位を保持できるようにすることが可能である．なお，移乗時の足部の保護にもなる．

　反り返りが強く，発作で緊張が上がる筋緊張の強い子どもの場合には，装具を着けることが緊張の誘因にもなるので，触覚刺激を入れ過敏性を低下させ，緊張を下げていくことが大事である．緊張が下がると変形・拘縮の危険性も少なくなる．装具を装着している間は動きを制限してしまうことになるので，長時間着けたままにならないように考慮する必要がある．

2. 変形・拘縮の矯正

乳幼児期は筋緊張も低く拘縮は少ない．成長とともに筋緊張も上がり，浅層の2関節筋は痙性が強く短縮を起こしやすい．下腿三頭筋は足関節の底屈，膝関節の屈曲に関与し，ハムストリングスは膝関節の屈曲，股関節の伸展に関与し拘縮を起こす．足関節背屈の可動域維持・改善には短下肢装具，膝関節伸展の可動域維持・改善には長下肢装具を使用する．

学童期も後半の年齢になると成長も伴い筋の短縮は，徒手矯正では対処しきれなくなる．また，家での関節可動域（ROM：range of motion）訓練にも限界があり，装具を使用することで持続的に，容易に筋の伸長を行うことができる．拘縮のある膝関節には，タウメル膝継手を使用するとよい．

3. 体重支持機能の代用

立てるが膝の伸展力が弱い，足部の形が気になる，立位時間が持続しないといった場合には短下肢装具を使用し，膝の伸展が十分できない場合には長下肢装具を使用して立位をとらすことができる．足関節の可動域は，背屈5〜15°で少し動きを制限したほうが立ちやすい．特にアテトーゼ型の場合は，緊張が起こった時，足関節の動きが制限されるので，屈曲方向への崩れを止めることができる．支えになるものの高さをいろいろ変えて体幹・股関節の伸展を誘導し持続させることができる．下肢への体重負荷は成長にとっても大事なことである．長時間，座位姿勢で過ごすことは円背・側弯の誘因にもなりうるので，抗重力伸展の出やすい立位は積極的に試みるほうがよい．座位が不安定な場合でも，骨盤帯付き長下肢装具であれば立位をとることができる．直接歩行には結びつかないとしても，車いすへの移乗，トイレへの移乗など，立位をとれたほうが動きやすくなる．自力で移乗できると行動範囲はさらに広がる．また，子どもが小さい間は抱いてもさほど負担ではない

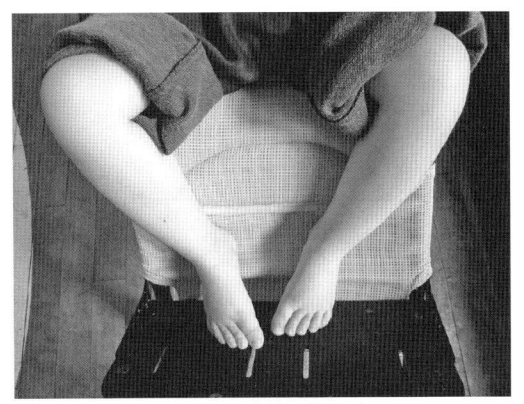

図21　バギー使用時

が，成長し大きくなると立位がとれるかとれないかで介助の負担が大きく違ってくる．長下肢装具を装着し，立位をとらせることでベッド↔車いす，車いす↔車の移乗が楽に行えれば，介助者の負担も少なくなる．具体例を示すと，症例Aさんは，視力障害を合併し16歳初診時，座位保持は可能だが，下肢の伸展力は弱く立位はまったく不可の状態であった．「立ってほしい」との親の希望にそって，長下肢装具を作製し立位訓練を開始した．1年後，前傾位の体幹が伸展し，長下肢装具を装着すれば立位保持可能となり，移乗時，母一人で楽に動かせるようになった（図22，23）．

4. 歩行の補助

1）独歩群

片麻痺児の多くは，1歳半から2歳ごろで歩きだす[3]．歩きはじめは低緊張で，患側下肢は少し外旋し，振り出し時は引きずり傾向になるが，両側とも踵接地できている．両麻痺児の歩行時期は，3歳前後である．歩きはじめの足部は外反扁平状態で踵がつくかつかないかである．片麻痺児・両麻痺児とも歩きはじめから装具を装着していることは少ない．走り出し，行動が活発になるにつれて踵が浮いてくる．尖足位歩行になると，転びやすい，歩容が悪いという問題が起こってくる．左右差の強い片麻痺の

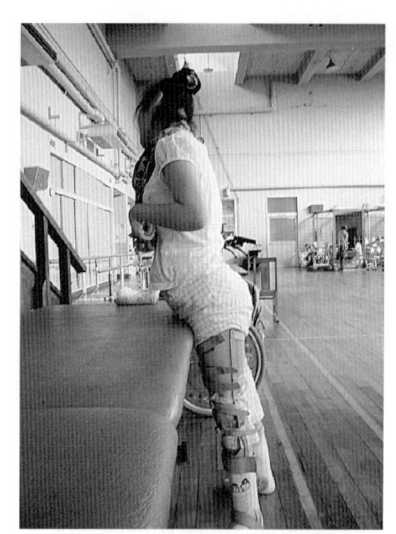

図22　長下肢装具を装着で立位（症例Aさん）

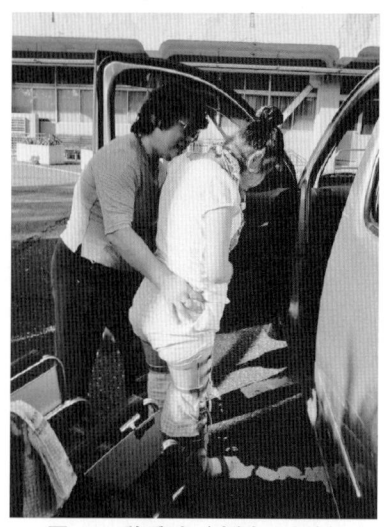

図23　移乗時（症例Aさん）

場合では，健側の筋力が増し，患側と健側の差が開き，患側への十分な体重負荷が課題となってくる．患側上肢のリーチ，伸展支持能力は患側下肢への体重負荷に大きく関与するので，歩行までに上肢へのアプローチも必須である．左右差は，周径はもちろん脚長にも現れてくる．さほど痙性が強くない場合でも脚長差から尖足が起こり始めることがあるので，脚長差に留意する必要がある．就学時には5〜10 mmの差になることもあり，患側の足底を補高して患側へ体重負荷しやすくなるよう配慮することも大事である．痙性の強さと尖足変形の程度は相関していることが多く，尖足は内反・外反を引き起こし，さらに不安定な歩行となる．内反尖足を矯正し，踵を接地させ，支持性を確保し，歩行を安定させるためには底屈制限付き装具が適応となる．低年齢ではプラスチック装具やたわみ継手でも制動は可能だが，内反変形が強い，反張膝がある，装具の中で踵がうくといった場合には，金属支柱付き装具に移行していくことも多く，手術適応となるのもこの時期である．具体例を示す．

症例Bさん（6歳，両麻痺）は，つかまり立ち時期より強い尖足で外反変形もあり（2歳），プラスチック装具を使用し独歩開始となった（3歳半）．幼稚園入園後，行動が活発になり，金属支柱付き短下肢装具でも接地せず，つま先歩行となった（5歳）．心臓の手術の既往があり，切腱術保留の状態である．踵への体重負荷と，体幹の伸展を目的にハイヒール装具を作製し，歩行時に使用してもらった．症例Bさん自身が歩きやすいと嫌わずに装着し，3カ月後には再び股関節が伸展し，歩容は安定した．足関節の背屈ROMも改善がみられ，プラスチック装具も再び装着できるようになった（図24, 25）．

2）非独歩群

歩行器や杖など手を支持性の補助として使用し歩行する子どもたちは，独歩できる子どもより下肢の支持性が弱く，股・膝関節とも屈曲位で不十分な伸展のまま歩くことが多い．足部は低緊張から外反変形になる．上肢の伸展支持能力は，立位姿勢に大きく影響するので，肘関節伸展の動き，伸展位での支持も準備しておく必要がある．L型歩行器やロフストランド杖は上肢の支持性も要するので，体幹の伸展もでやすくなる．低年齢ではプラスチック装具でも支持できるが，膝関節の伸展力が弱く，足部の外反変形が強い場合には，金属支柱付き装具のほう

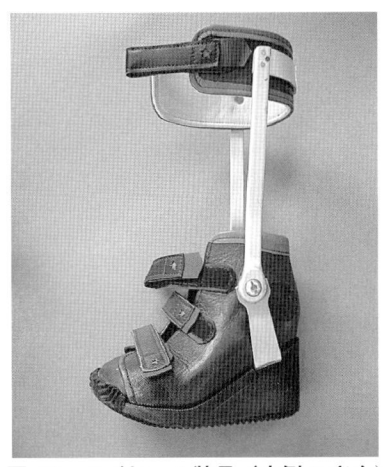

図 24　ハイヒール装具（症例 B さん）

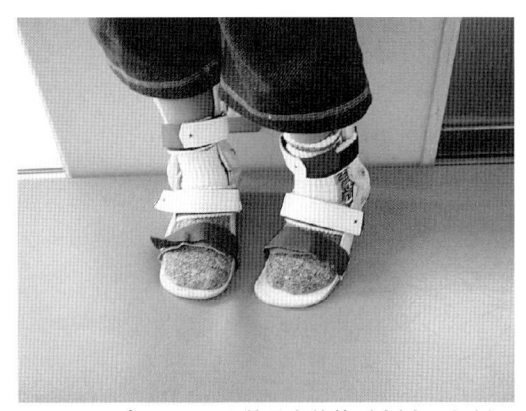

図 25　プラスチック装具を装着（症例 B さん）

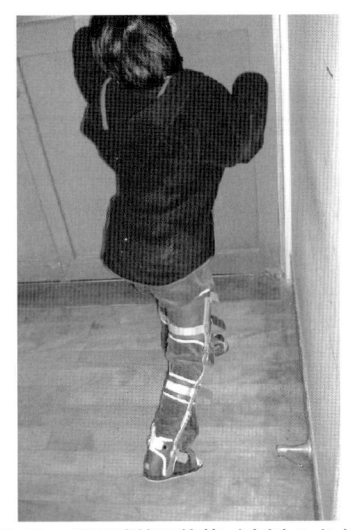

図 26　長下肢装具装着（症例 C さん）

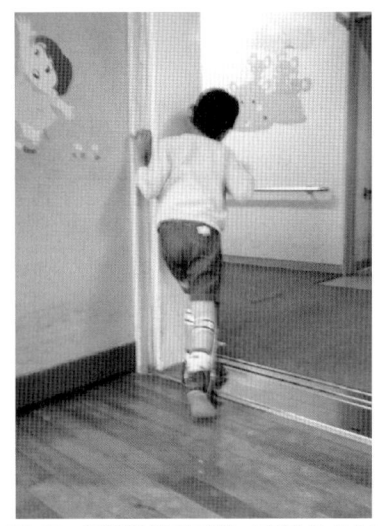

図 27　短下肢装具装着（症例 C さん）

が立位時支持性がよくなる．膝関節の伸展力が弱い場合は，背屈フリーより背屈可動制限をしたほうが膝関節伸展がしやすくなる．それでも膝関節伸展力が弱い場合，長下肢装具が適応となる．以下，具体例を示すと．

　症例 C さん（6 歳，片麻痺）は，つかまり，立ち上るまでは可能だが患側支持ができず，座り込み，立位を持続することができないので，患側にダイヤルロック付き膝継手使用の長下肢装具を作製し，歩行練習を開始した．膝関節は屈曲 30°でストップされるので座り込めないが，30°屈曲できるので振り出し可能で歩行でき，立位・歩行がしやすくなった．5 カ月後，片手手すり使用で歩行できるようになり，装具も短下肢装具になった（図 26，27）．

　独歩にしろ，杖歩行にしろ，装具を装着して歩行を獲得できたなら，次の段階は装具がなくても歩けるようステップアップを考えていく．下肢の支持性の補助として装具を使用するのであるから，装具がなくても歩けるということは，下肢の支持力がついたということになる．

　逆に加齢に伴い歩行能力が低下した場合には，装具の検討ということになる．

Ⅳ. おわりに

　以上，よく使用する装具について述べてきた．装具作製にあたっては，プラス面とマイナス面の考慮が必要であり，装具を着けることで自発的な動き・活動性が阻害されるなら装具は外したほうがよい．脳性麻痺児の運動能力の予後としては，2歳までに座位が安定すると独歩可能，4歳までに座位が獲得されると杖歩行，8歳までに座位ができなければ歩行不可といわれている[6]．このように就学前は，運動能力が伸びる時期であり運動能力獲得の時期であるが，以後はその獲得した運動能力を落とさないよう維持する時期，そして加齢に伴い能力低下の時期に推移していく．理学療法士が生涯にわたって関わり，そのときどきの必要に応じて装具が活用されるのがよいと考える．

文　献

1) 加倉井周一，飛松好子，高嶋孝倫，他：装具学　第3版．医歯薬出版，2003
2) 加倉井周一，初山泰弘，渡辺英夫，他：装具治療マニュアル．医歯薬出版，2000
3) 柳迫康夫：脳性麻痺の装具療法．日本義肢装具学会誌　**19**：327-332，2003
4) 鈴木伸治：脳性麻痺児に対する短下肢装具の適応と効果における矛盾．日本義肢装具学会誌　**18**：142-147，2002
5) 鈴木明宏：脳性麻痺の装具製作の実際．日本義肢装具学会誌　**18**：146-151，2002
6) 君塚　葵：脳性麻痺の装具療法．日本義肢装具学会誌　**18**：120-123，2002
7) 山本澄子：短下肢装具を中心として生体力学の観点から．日本義肢装具学会誌　**18**：136-141，2002
8) 根本明宣：下肢装具―小児．総合リハ　**33**：915-918，2005
9) 賀好宏明，大峯三郎，舌間秀雄，他：理学療法士に求められる義肢・装具の知識と技術―1．装具療法．PTジャーナル　**40**：809-813，2006
10) 彦田龍兵：小児領域の療育における装具使用の実際．PTジャーナル　**40**：837-843，2006

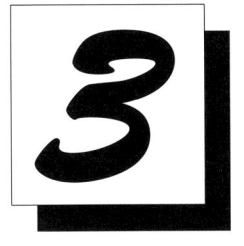

3 脳性麻痺児の日常生活用具の活用

眞保　実*

◆ Key Questions ◆
1. 児のADLの評価とは
2. 移動用の日常生活用具とは
3. 姿勢保持用の日常生活用具とは
4. 車いす，その他の適応とは
5. ADLを高める日常生活用具の活用とは

I. はじめに

理学療法士が脳性麻痺児に関わる時，児の直接的な理学療法のほかに，生活環境の調整の一つとして移動具や姿勢保持具などの用具作製やその活用に対しての助言がある．しかし，用具作製や活用については児の能力に対してパターン化されたマニュアルがあるわけでなく，理学療法士の今まで習得してきた知識や作製の経験に委ねられることが多い．これは脳性麻痺児の運動機能が多種多様であり，さらに作製目的や生活環境が加味されることにより，個別に対応する要素が強くなってくるからである．本稿では，それぞれの用具に対してどのような視点から関わり，作製物を決定するにあたっての留意点やその配慮などを示し，今後の用具作製や活用の一助になればと願っている．

II. 日常生活用具という用語

日常生活用具という用語は，各市町村において購入にあたっての補助として実施されている，日常生活用具等給付事業の中で目にする．

* Minoru SHIMBO/茅ヶ崎リハビリテーション専門学校

日常生活用具は現在，障害者自立支援法に規定されており，用語の定義として身体障害者，重度障害児・者の日常生活の便宜を図るためのものとなっている．また，厚生労働省は2005年6月「補装具等の見直しに関する検討委員会中間報告書」において補装具と日常生活用具の種目範囲を見直している[1,2]．

本稿においては，脳性麻痺児の日常生活の中で活用される用具として座位保持装置や車いすなどを幅広くとらえるため，本来規定されている日常生活用具の範囲を超えている．そのため用語の使用において混乱を避けるため，「用具」という言葉にまとめて使用していくことをご容赦願いたい．

III. ADL能力と用具

用具の作製や活用に際しては，脳性麻痺児の運動機能評価と同様に日常生活活動（ADL：activity of daily living）評価は重要である．小児分野のADL評価を考えるにあたっては，そのADLに影響を及ぼすものとして個人的要因と環境的要因に分けて把握できる．

個人的要因は，児の疾病や障害に関するところが多く，すなわち姿勢・運動および知的機能

の評価と強く関連したものとなる．環境的要因は，保護者の養育，しつけ，生活習慣などの家庭環境や，成長に伴い変化する保育環境や教育環境などの社会環境があげられる．

個人的要因に対しては，子どものための機能的自立度評価法（WeeFIM：functional independence measure for children）やリハビリテーションのための子どもの能力低下評価法（PEDI：pediatric evaluation of disability inventory）が客観的な評価方法として活用されている．WeeFIMは，一般ADL，心理社会ADLの能力の獲得状況を把握するために有用であり[3]，PEDIはセルフケア，移動，社会的機能の3領域において具体的状況下における技能を評価しており，児の能力変化の指標として利用されている[4]．

環境的要因としては，保護者の養育態度などのスクリーニング評価や，用具作製に関連して理学療法士は脳性麻痺児やその家族を含めた生活パターンの把握などに努めるべきである．生活パターンをより現実的に，詳細に情報収集し，その生活パターンに組み込まれた用具の活用を具体的なイメージとして捉えられることを意識していかなければいけない．

それは，理学療法士がイメージするだけでなく，実際の使用者である本人や家族がイメージできるように説明をし，理解されるようにする必要がある．特に用具の導入により生活パターンが今までと変わる場合は，その変更したパターンの中での用具活用の具体的なメリット，デメリットを提示し，本人・家族とも納得したうえでの用具の作製を行い，活用に対しても具体的なイメージができるようにすることが大切である．

筆者もこのメリット，デメリットの説明には作製前から本人，家族と何回も話し合い，お互いがなるべく共通のイメージができるよう努力している．しかし，それでもうまくいく場合とそうでない場合があり，作製を進めることの難しさを痛感したことが多々ある．用具作製の過程において，理学療法士や本人，家族の間で共通のイメージづくりが，その後の用具完成に影響を与えることを考慮すると，作製前の作業をていねいに進めることに留意してほしい．

脳性麻痺児の能力に対応した用具の選択，作製のうえで，用具は生活目標達成のための一つの手段であることは忘れないでほしい．そのためにも，児のADL能力の評価や家族を含めた生活パターンの情報収集があらためて重要だということを強調しておきたい．

IV．移動具について

移動手段の獲得は，小児の発達段階において非常に重要なことであり，運動機能だけでなく知的機能や社会生活を広げるきっかけとなる．脳性麻痺児は運動障害により移動様式が制限されるため，何かしら移動補助となる用具の使用を検討する場面がある．ここでは脳性麻痺児の自発運動を補助する移動具について考えていきたい．

移動は目標物に向かってより円滑に，より早く到達することが要求される．その達成のために効率のよい移動手段として歩行動作がある．その歩行獲得に向けて正常運動の発達過程は，腹臥位をベースにした抗重力活動の獲得が重要となる．しかし，移動手段をもたない重度の状態や，移動手段を獲得したとしても，寝返りや肘支持での移動などに限られている脳性麻痺児は抗重力活動を獲得しにくい．

繁成ら[5]は，抗重力活動の要素を促し，さらに移動につなげた移動具としてSRCウォーカーを開発した（図1）．このウォーカーの出現が重度で移動手段をもたない脳性麻痺児に移動する楽しみや興味の拡大を促すきっかけとなった．家族も知らなかった能力を，児が動けることによって発見できるなど，児への周囲の評価に変化がみられたのである．

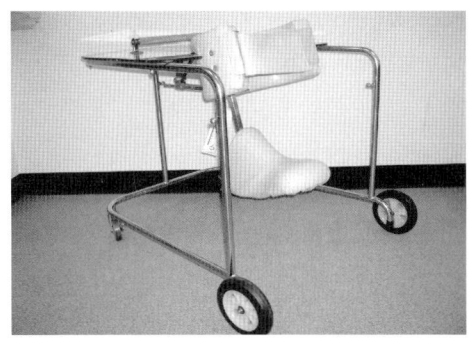

図 1 SRC ウォーカー

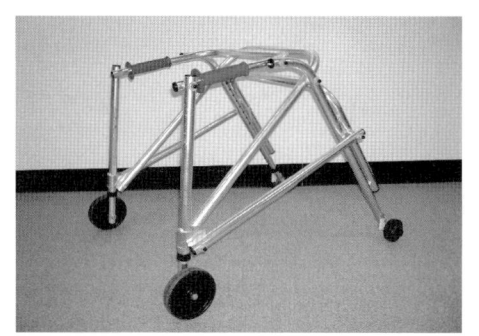

図 2 PCW

また，このウォーカーの特徴として，体幹が前傾姿勢であり，下肢の伸展により後方へ蹴りだしやすくなっていることから，自発運動によって前進する意識を高めたという点でも効果があった．しかし，繁成ら[5]は長時間・高頻度の使用により筋緊張の亢進や非対称性姿勢の助長を懸念しており，留意点の中でも実用的な移動手段の獲得が目的ではないことを強調している．

児は目的物への到達から次の対象物への興味，そしてまた到達というプロセスを繰り返しながら成長する．移動具はそのプロセスを補助する役割となるが，脳性麻痺特有の運動機能を勘案しながら選択しなければならない．移動手段が未獲得またはゆっくりで限られた移動の児にとっては，新しい世界が提供されることでさまざまな効果が期待できるメリットと，移動の推進力を全身的パターンの使用により異常筋緊張を高めたり，非対称姿勢の継続により変形を強めるなどのデメリットと対比して考えなければいけない．このことは，家族に対して移動具の作製や活用する際に十分説明するべきである．児の新しい能力の発見の喜びと行動範囲の拡大への期待がある中での説明であるため，言葉を慎重に選びながらデメリットの部分の説明に配慮したい．

軽介助にて歩行が可能な児に対しての移動具として姿勢制御歩行器（PCW：posture control walker）が活用される（図2）．PCWは後方支持型歩行器の一つであり，体幹前傾，下肢屈曲位で前方に寄りかかった歩行になりやすい従来の前方支持型歩行器の欠点を改善するために開発された．PCWは立位姿勢をより直立に近い状態へと促し，足底への体重負荷や頸部・体幹の抗重力活動への刺激を与えることができる．そのため，治療場面において立位・歩行を促す手段としても用いられる．実用的な移動においてPCW操作時は，上肢の伸展支持および方向転換の操作が必要となるため，上肢機能が良好な者が対象となる．脳性麻痺においては痙直型両麻痺タイプに活用されることが多く，下肢装具と併用して使用される．

上肢機能の良好な脳性麻痺児には，車いすを自走する移動手段の選択もある．しかし，幼少期においては車いす全体の総重量を推進するだけの上肢機能が整っておらず，実用的ではない場合が多い．さらに，車いす移動による歩行者への追突などの危険認知も不十分という理由も加わる．また，運動能力や危険認知などの獲得が得られたとしても，脳性麻痺の場合，軽度の上肢機能障害の残存や視空間認知の把握などの考慮が必要となってくるため，詳細な評価のうえで判断することが重要である．

また，自走での車いす移動が困難であっても，運動機能をコントロールできる部位があれば電動車いすも選択できる．ただし，操作にあたっての危険認知や回避などは前述の自走用車いすよりもさらに厳しい基準で判断しなければいけ

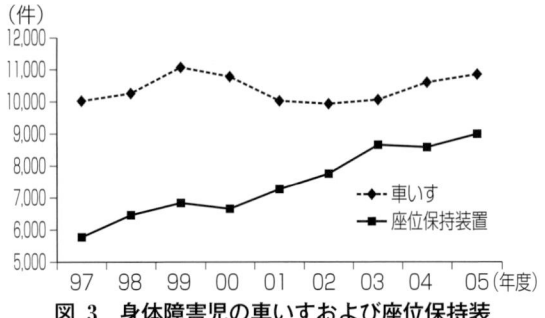

図3 身体障害児の車いすおよび座位保持装置の交付件数
厚生労働省資料より作成（2004～05年度は基準内外を合わせた件数）

ない．児によって差はあるが，小学校高学年以降から操作コントロールや判断能力を見極めながら電動車いすの活用を考えていく．

電動車いすの使用にあたっては，施設や学校など職員が常駐する場所においても暴走や追突による事故の可能性があるため，本人への教育はもちろんのこと，使用場所での安全確保を目的とした電動車いす専用の交通ルール作成など，環境整備を進めていくことも大切である．

車いす，電動車いすについては両者とも使用するうえで長時間の座位姿勢を保持するため，座面や背もたれの形状の配慮も必要となってくる．座位姿勢に対する配慮や座面，背もたれの工夫については以降の項を参照されたい．

V. 姿勢保持具について

姿勢保持具に関することとなると，数々の文献，資料から座位保持に関するものが非常に多くみられる．筆者自身は姿勢保持具については脳性麻痺児の運動機能や発達過程を主に考え，必ずしも座位姿勢にこだわる必要はないと考えている．しかし，現実的に日常生活の場面や社会生活をみると，座位姿勢で活動する場面が多くみられるため，姿勢保持具として作製する時は座位保持具が多くなってくる．

座位保持具については，厚生労働省の報告する身体障害児の補装具交付件数からみても座位保持装置の交付件数（基準内，基準外）は年々増加している（図3）．これは，座位によって身体的・知的面に効果が期待されることや，さまざまな座位保持具が開発され，製品の選択範囲が拡大するなどにより，作製件数の増加が考えられる．理学療法士として座位保持具の作製に関わる時，脳性麻痺児の運動機能に対応するものをつくればよいのではなく，児の日常生活や児をとりまく環境にも配慮したものでなければならない．これらのことを踏まえて脳性麻痺児の座位保持具を作製するにあたっての留意点などを述べる．

1. 座位保持に関連して

座位保持具の作製に限らず，姿勢保持具全般に関して重要なことは，作製にあたっての使用目的を明確にすることである．脳性麻痺児の身体状況に合わせた座位保持具を作製することは当然であるが，どんなに理想に適合した座位保持具を作製しても，実際に使われなかったらまったく意味のないものとなる．筆者自身も経験の浅い時期に失敗し，猛省し，作製にあたっては常に使用目的を保護者や本人，そして製作業者と確認しながら進めることに注意を払っている．

使用目的については大きく2つに分けられ，機能的姿勢動作の獲得と安楽性のある座位姿勢の確保になる．前者は安定した座位の獲得や目的遂行のための上肢操作性の向上などであり，後者は筋緊張亢進による非対称姿勢を誘発しないようリラックスできる肢位の確保となる．この目的は脳性麻痺児の運動障害の状態によって割合が変わってくる．さらに，座位保持具が家庭においての使用となる場合，保護者の介助の様子や各家庭の生活習慣によって目的の捉え方が変わってくることも確認しておかなければならない．

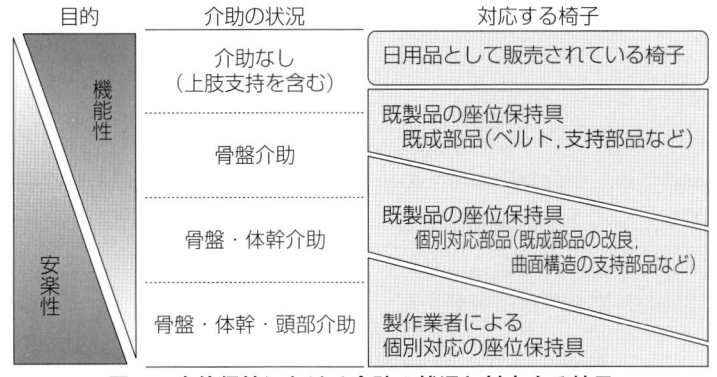

図4 座位保持における介助の状況と対応する椅子

目的	介助の状況	対応する椅子
機能性 ←→ 安楽性	介助なし（上肢支持を含む）	日用品として販売されている椅子
	骨盤介助	既製品の座位保持具　既成部品（ベルト，支持部品など）
	骨盤・体幹介助	既製品の座位保持具　個別対応部品（既成部品の改良，曲面構造の支持部品など）
	骨盤・体幹・頭部介助	製作業者による個別対応の座位保持具

2．運動機能と座位保持具の選択

　脳性麻痺児の運動障害の様相は多種多様であり，麻痺や筋緊張による分類などで座位保持具の選定をすることはできない．むしろ，座位保持における介助の状況により，大枠でありながらも座位保持具の選別が可能である．座位保持における介助の状況として，①臥位から座位までの姿勢変換が可能であり，座位保持が自立しているタイプ，②座位までの姿勢変換はできないが，他動的に設定した座位の保持または骨盤介助での座位保持が可能なタイプ，③体幹および骨盤介助での座位保持が可能なタイプ，④頭部介助まで必要なタイプに分類することができる（図4）．

　座位の自立および骨盤介助で行うタイプである①，②については上肢および体幹のコントロールが可能な群として捉え，座位保持機能や上肢操作性の向上などにより機能性を高めることが目的となる．座位保持具への具体的な対応としては，骨盤の安定性を主眼においた座面の角度や形状に配慮することである．ただし，②のタイプは，座位保持具の作製初期には体幹ベルトなどの補助用部品を付属させることも必要である．両タイプとも成長に伴い運動機能の向上がみられれば，①の場合，支持部分を少なくするとともに，日用品として市販されている椅子や既製品の座位保持具への移行を考える．②の場合，体幹や骨盤の支持を少なくし，自発的な体幹・骨盤の可動性を誘発できるように変化をつけていくことができる．

　座位保持の介助が多くなる③，④については，機能獲得を目的とする要素よりも異常筋緊張の誘発を防ぐ肢位の確保が優先されてくる．特に筋緊張に左右差があり，将来，非対称姿勢になることが予測される児には，支持する部品の位置やその形状に気を使わなければならない．例えば，脊柱の側弯などがみられ始めると，なるべく対称的な姿勢を確保しようと支持部で矯正しがちである．しかし，部品で強い矯正をすると，その抵抗として筋緊張はさらに亢進し，非対称性姿勢を増強させてしまうといった悪循環に陥ってしまう危険性がある．

　理学療法の場面においても，理学療法士が徒手で非対称性姿勢を矯正することがみられるが，これはただ対称的な姿勢に矯正して固定しているのではなく，児から発せられる筋緊張の変化を徒手で感じとり，それらに対応した刺激量の調節を随時行っているのである．このことから，この刺激の調節を座位保持具の部品に求めることは無理な話であり，理学療法士は徒手と同等の役割を求めてはならないのである．部品の役割はあくまでも姿勢の崩れが増大することを防ぐことであり，部品の位置の選定には，ある程度の非対称性姿勢を許しながら，児の筋緊張が増大しない位置を確認していくことも一つの手段として考えてほしい．

さらに、④のタイプの場合は、head controlが獲得されていない重度の状態であり、より安楽な肢位の確保を優先させていく。このような児の場合、呼吸障害・嚥下障害などを重複していることが多い。そのため、座位姿勢の中での背もたれの角度により、バイタル状態の悪化や唾液などの誤嚥の危険性もあり、部品の位置だけではなく、座位姿勢の角度を慎重に考慮しなければならない。

このように座位保持具の作製について、部品の位置の変更は既製品によって段階的に変更が可能なものがあるが、脊柱の変形や座位姿勢角度の限定などをもつ、重度の脳性麻痺児には部品の位置の微調整や、背もたれ、支持部品が曲面構造となっている変形肢位に対応できる座位保持具が有効である。これらはオーダーメードとなり、座位保持具の支持部のほかに、背もたれなどの角度調整や保護者の細かな要求にもこたえられるなど自由度の高いものとなる。

3．使用場面・使用方法

脳性麻痺児の運動機能によって座位保持具の構造や支持部の選定、各種機構の取り付けの有無など、作製に向けての方向性が確認できたところで、次の段階として座位保持具の使用場面や使用方法を具体的なイメージとして認識する必要がある。使用場面については、家庭内なのか施設内での使用なのか、外出の際にも利用するのかなど、日常の生活パターンの中でどの場面、どのタイミングで使用するかを想定する。

例えば、食事を家族全員が椅子に座って一緒にとる時、家族の目線に合わせるため座位保持具全体の高さを上げる必要がある。しかし、座位保持具に座って遊ぶ時やテレビをみる時は低い位置にしたい。このような場合、状況によって高さを調整する機構を座位保持具に取り付けることが必要となる。

ここで誤解してはならないのは、すべての場面で対応できる座位保持具を作製しようとしてはいけないことである。汎用できる座位保持具のほうが便利ではあるが、その使用場面ごとに部品の取り付けや交換、さまざまな調整が必要となる。当然それらを可能とするためには必要な部品が多くなり、重厚な座位保持具となってしまい、かえって使用しにくいものとなってしまう危険性が高い。生活パターンの中で使用頻度が高い場面での設定を基本とし、他の場面に汎用するならば、座位保持具の構造に大きな変化がない程度にとどめておく必要がある。

施設・学校での使用にあたっては、その施設・学校の職員との調整が必要となってくる。施設・学校で使用する際の具体的イメージを聴取し、職員から座位保持具について利用のねらいを引き出していく。しかし、そのねらいのすべてに応じていくと理学療法士の本意でない座位保持具の作製の方向をとることがある。例えば、姿勢変形が強い児の場合、職員側からその変形の矯正に重点が置かれる場合がある。しかし、座位保持具による変形の矯正については前述のとおり、必ずしもよいとはいえず注意が必要である。このような時は施設・学校職員と十分に連絡をとり、児の身体状況を平易に説明し、お互いの共通認識として理解できるよう努力することである。

4．家族との調整

基本的な座位保持具のスタイルはできあがり、最後に保護者の要望とのすり合わせが必要となってくる。保護者の要望は本来最初に聞いておくべきものであるが、作製にあたっては作製物にすぐに反映するべきではない。その要望が熟考されたものかというと、そういうものばかりではなく、親同士の情報交換の中で、自分の子どもにとってよいのではないかという思い込みで発することがある。そのため、ときには一貫性がなく、さまざまな視点からの要望や、一度要望したことをすぐにとり消すなど、その内容に翻弄されることがないように注意しなけ

ればならない.

理学療法士としては，それらの意見を鵜呑みにするのではなく，意見の一つとして受け止めて，作製物の向かう方向性とどのように関連があるのかを精査することである．要望に対してのメリット，デメリットを整理することにより，保護者に対しての説明内容に一貫性をもたせることができる．保護者も購入にあたっては自己負担が発生するわけであり，要望に対応する，しないを含めて，納得した説明がなされなければ，高い買い物をしたという負担感だけが残ってしまうことも考慮に入れるべきである．

また，脳性麻痺児を担当した理学療法士は，児の治療や家族との相談に，より近い立場となるだけに具体的な要望などを受けやすい．理学療法士個人で抱えるのではなく，チームでの対応ということを忘れずに担当医師やソーシャルワーカーなどと連携していくことが重要である．

VI. 介助用の移動用具について

自発運動による移動具の操作が困難な場合や，操作ができたとしても，長時間・長距離の移動が困難な場合は，介助用の移動用具を考えていく．作製や活用にあたっては，脳性麻痺児本人の状態を基準にすると同時に，実際の使用者である家族や介護者が使用する状態も考慮して検討しなければいけない．

使用する目的や手段は，屋外移動や施設内を効率よく移動するなど，比較的限定されている．しかし，家族や介護者から移動用具の操作や自家用車への積み下ろしなどの用具管理，さらに外見，用具のアフターサービスなどさまざまな方向から要望が出てくるため，それぞれに対して納得できる製品を検討しなくてはいけない．

ここにおいては，脳性麻痺児の介助用移動用具の代表的なものとして乳幼児用の市販ベビーカーやバギー，車いすを取り上げて，その選択の目安や工夫について述べる．

乳幼児用のベビーカーはさまざまなメーカーから売り出されている．デザインも豊富で，機能やオプションもメーカー独自の工夫がなされており，選ぶ側も自分の好みに合わせた商品を選択できる．

ベビーカーはどの種類もおおむね3～4歳までの使用をうたっており，脳性麻痺児においてもその年齢までベビーカーを使用することが多い．最近はリクライニング機構やベルトの補強がされているベビーカーもあり，児に重篤な変形がなければ使用できるものもある．移動用具として選択するメリットとしては，前述のとおり，デザインを含めた選択の幅が広いことや，軽量であり，収納を含めて管理がしやすいことがあげられる．しかし，加工すると製品保証が無効になることもあり，注意する必要がある．また，給付制度についても自治体により扱いが異なるため，事前に問い合わせをすることをお勧めする．

ベビーカーは機種によって年齢制限があり，それ以降の使用では別の機種への買い換えが必要となる．この年齢制限にあたる3～4歳の時期になると児の運動能力や，家族，介護者の屋外移動のパターンなどがほぼ確立することもあり，それらに合わせた機種の選択となる．すなわち，ベビーカーを，大きくしっかりしたものでバギーと呼ばれる製品（**図 5**）にするか，車いすにするかのどちらかを選択することになる．とりわけ選択の基準となるものはないが，大きく分けて，座位保持が困難な場合は初期にバギーを使用し，体が大きくなりバギーの容量が超えた時に車いす（リクライニング機構付き）へと移行する．

なお，移行する時期は頭部保持の可否や脊柱の変形の程度により変わってくるが，ポイントとしては身体の成長のほか，既製品よりもオーダーメード作製の要素が増えることや，また姿勢保持機能の要素を強くもたせたいもの（例：

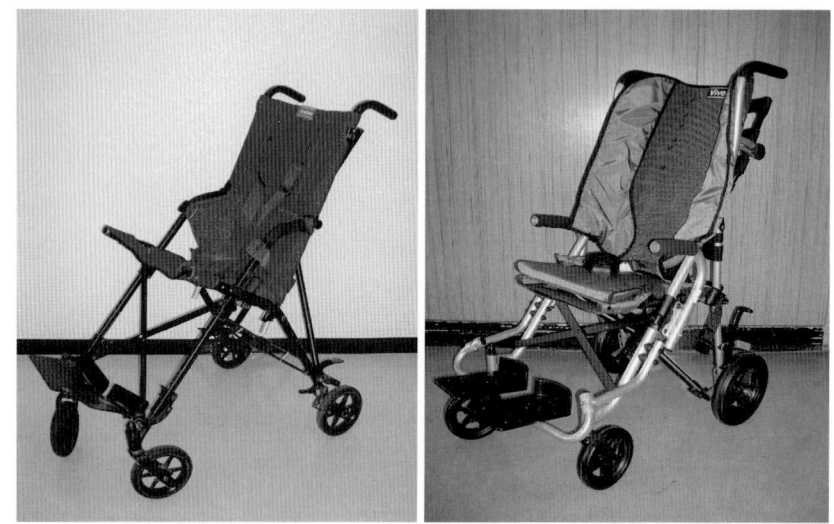

図5 バギー（左：クルーザー，右：ビーボ）

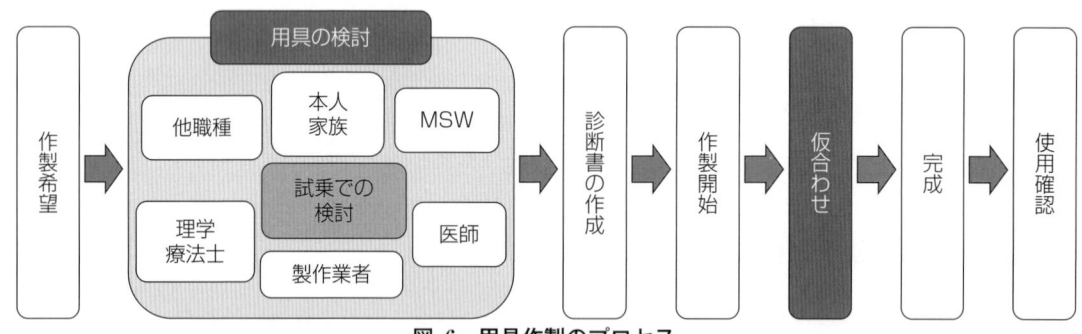

図6 用具作製のプロセス

曲面状の座面や背もたれの取り付け）が必要となるといったことなどがあげられる．

座位保持可能な児に対しては，ベビーカーからバギーか車いす（普通型）のどちらかに移行する．どちらを選択するかについては，家族や介護者の使用状況によって決められることが多い．

Ⅶ．用具と制度利用

移動具，姿勢保持具および車いすなどの用具について述べてきたが，作製にあたっては当然費用がかかる．これについては障害者自立支援法により定率負担への移行から原則1割負担が発生する（所得によって自己負担額の上限が決められている）．理学療法士としても，本人や家族が作製した用具にどれくらい自己負担が発生しているかを情報収集すべきである．基本的には，製作業者と本人家族の契約なので理学療法士が金銭を取り扱うことはないが，自己負担額を知ることによって本人家族が納得できる作製物であるかどうかを作製途中でも常に留意し，本人家族の感情に配慮することができる．それだけに理学療法士も用具の導入についてのメリット，デメリットを熟考し判断しなければならない．

図6は筆者の経験の中で用具の導入，作製からその活用までの理想的なプロセスを示す．こ

の中で注意しなければいけない部分は用具の検討である．用具の種類も豊富になっており，本人や家族は用具の最終決断をする時にはおおいに迷う．やみくもにたくさんの用具の中から選択するより，理学療法士が各用具のメリット，デメリットを整理した中で選択できるように配慮すると，決定までに多くの時間を要することもない．

また，本人や家族が選択できない場合は，可能な限り試乗品の活用をお勧めする．製作業者によっては1週間程度貸出が可能なところもあり，本人・家族により現実に使用するイメージをつくることや，実際の使用によって問題点が発見できることもあるので積極的に活用していきたい．

用具作製のため事務手続きが行われ，製作業者が作製にとりかかるという流れの中で，理学療法士としていちばん注意しなければいけない部分が用具の仮合わせの場面である．

補装具全般にいえることであるが，座位保持具に関しては，特に製作業者によるオーダーメードにおいて数カ月時間がかかることがあり，仮合わせでは児の成長とも相まって身体的な変化が出現していることがあり，採寸時とずれが生じている場合がある．当然，採寸時にはある程度計算に入れる必要はあるが，修正は仮合わせで綿密に行わなければいけない．そのためにもできる限り仮合わせ場面での理学療法士の同席を強調しておきたい．

VIII．まとめ

脳性麻痺児本人やその家族の生活をより豊かにするために，用具の活用をまとめると以下の3点があげられる．

①用具は生活空間の一部になること．
②用具は本人の姿勢運動の適合はもちろんのこと，家族や介護者が使いやすいことに配慮すること．
③用具の限界を知ること．

理学療法士はこれらを念頭において考えていくことが大切である．

文　献

1) 厚生労働省障害保健福祉部：補装具等の見直しに関する検討委員会中間報告．2006
2) 伊藤利之：障害者自立支援法と補装具の支給．臨床リハ　**16**：482-487，2007
3) 問川博之，里宇明元，関　勝，他：こどものための機能的自立度評価（WeeFIM）による小児のADL評価―発達検査法との比較．総合リハ　**25**：549-555，1997
4) 里宇明元，近藤和泉，問川博之（監訳）：PEDIリハビリテーションのための子どもの能力低下評価法．医歯薬出版，2003，pp11-23
5) 繁成　剛，高松鶴吉，千代丸信一，他：重度脳性麻痺児を対象としたウォーカーの開発．日本義肢装具学会誌　**8**：51-57，1992

理学療法士に望むもの

障害をもった理学療法士として伝えたいこと

新田　通子　Michiko NITTA／社会福祉法人横浜共生会地域活動ホーム"どんとこい・みなみ"

Ⅰ．はじめに

　筆者の障害名は脳性麻痺・アテトーゼ型．現在65歳，左利き，独歩．主に地方自治体の病院で理学療法士として38年間働き続け，5年前に退職．現在は，障害者地域活動ホームにて週2回のパート勤務，およびNPO法人の手伝いなどで毎日動いている．また，現在も元気に活動できていることを感謝している．

　50歳代になったころからいわゆる二次障害に悩まされはじめ，不安な時期を過ごしたが，職場の同僚に助けられ，また多くの治療者にも恵まれ10年ぐらいを過ごしてきた．この時期を乗り越えられたことは，これからの人生に大きく影響すると思っている．筆者の頸椎のX線像をみた整形外科医が，「これだけ固定されていればもう大丈夫．しかし，1，2番でずれているので転ばないように」といった．おもしろいことに，その診察帰りには，駅の階段が下りられなくなってしまった．手すりにすがるようにして下りる自分に驚いてしまった．"心因性"とわかっていても，身体が緊張して動かない．ほんの2時間前までは，普通にできていた動作なのに！

　筆者は長年子どもの理学療法を行ってきた関係で，乳児期から理学療法を受け続けてきた青少年と接する機会に恵まれている．その中で理学療法を受けたことが当人にとっても，その親にとっても，その人生を送るうえで本当によかったことなのか，と思わずにはいられなくなることが多い．例えば①「歩けるようになる」ことが障害児と親の目的となり，歩けなければ劣っている人間と親子ともに思っている事例，②親の願いを障害児の想いと勘違いしている事例，③すべてのことに受身でいることが居心地よく，自信がもてないで自分から行うこともできず，指示を待つという循環の中にいつのまにかはまり込んでいる事例，などである．

Ⅱ．人生の分岐点

　筆者は家庭分娩で難産で出生した．3歳でも定頸は十分でなく，6歳での歩行は5，6歩で転ぶ状態であった．食事はとんび座りにて，スプーンでこぼしながらの犬食いだった．書字はできなかった．小学校入学は1年間猶予して，次の年に普通校に入った．その年，父が亡くなった．筆者を診察した遠縁の精神科医が，「知能は普通だから普通校に入れなさい」といったので，母は迷わなかったそうである．医者の一言で人生が変わるという見本である．

　学校まで200mぐらいだが，毎日数えきれないくらい転んでいた．1クラス54名の中に知的障害児も2，3人一緒だったような気がする．字を書こうとすると，鉛筆の芯が折れるか紙が破れるかのどちらかで，結局は書けなかった．

そのうち下敷きを使わないほうがよいことに気づき，硬い芯の鉛筆を選ぶようになった．さらに，書こうとする紙と下敷きの間に1,2枚の紙を入れることがもっとよいことに気づいた．黒板を写すことが小学校時代はできなかったので，大事な単語だけ書くようになり，家でその前後を思い出して書いていた．体育も運動会も見学だった．絵も描かなかった．毎日学校まで歩いて通ううちに，けがの回数も減ってきたが，いつしか「こんにゃく」というあだ名がつけられていた．その時はわからなかったが，歩行状態を表しており，うまいものだと感心する．学校の先生は自分の味方と思っていたらしく，何かあるとすぐ先生にいいつけたらしい．昔は先生に権威があったので，自分を守る手だてだった．

6年間，毎年学年終了時に「努力賞」をいただいた．このことは筆者を励まし，認めてもらえたことで自信につながっていったことに違いない，と確信している．よく転びよく遊び，あまりよくよく考えた記憶もなく，ぼっとんトイレに落ちたり，お風呂やさんの湯舟で溺れたり，コンロの上で煮えていたスープをかぶり上半身に大やけどをしたり，と．それでも今思えば，不思議なほどに母から注意されたり，慰めてもらったり，勉強をみてもらったりした記憶はない．高学年になってくると，好きな先生の教科はがんばって勉強したり，たまに仮病を使って学校を休んだりした記憶がある．ジャングルジムから落ちて気を失ったり，ブランコにぶつかったりしたが，大けがの記憶はない．今，両膝に残っている傷跡は毎日転んでいた記録である．

中学校までは歩いて40分で，手提げかばんをもって友だちと楽しく通った．右手にかばんをもつと歩きやすいことは現在も変わっていない．高校受験に失敗した時，私立へは行かず浪人生活をした．自分の行きたい高校があったので母も許してくれた．大学も浪人したが失敗に終わる．その時は本当に行き詰まったが，母は何もいわず見守っていたようだった．小学生に勉強を教えるアルバイトをしたり，家の用事をしたりして2年間ぐらい過ごした時に，2カ所から就職の話がもち上がった．一つは家から通える福祉施設，一つは寮生活をする福祉施設だった．家から離れたくなっていたので，喜んで寮生活を選んだ．今まで何を決めるのも筆者にまかせていた母が，はじめて「家から通ったら」といったが，筆者の意思を認めてくれた．

Ⅲ．子どもの持てる力

筆者は高校卒業後，肢体不自由児施設で働き，講習を受けた後に国家試験を受け理学療法士の資格をとった．今も系統だった基礎知識がないことに，また治療手技が十分でないことに悩むことは多い．はじめて働くことになった肢体不自由児施設は温泉の出る山の中にあり，120名の子どもたちが入所していた．そこで訓練助手として働くことになった．自分も障害者だが，こんなに多く障害児のいることに驚き，訓練士という職業に就けたことは自分に与えられた使命のような気持ちになっていった．

子どもたちの介助もほかの職員と同じようにできるようになっていき，言語障害のある子どもの聞きとりは，誰にも負けないほどになっていった．朝の時間帯は人手が足りなくて大忙しだった．食事介助の状態はとても考えられないような状態で，車いすに乗せた子どもを5人並べ，食事の盆を5つ並べ，順番に一口ずつ食べさせ，子どもたちも職員も必死だった．一対一でも困難なことを，筆者もやらなければならなかった．「できません」といえばその5人の子どもは1時間以上は待たねばならず，学校へ行くのも遅れてしまう．やろうと思えばできるもの．子どもと筆者の呼吸が合うようになると，緊張が高くて口をなかなか開けることができない子どもでも，なんとか時間内に終えることさ

え可能になったものだった．おつゆを配ることも，1個ずつはできなくてもいくつかをお盆にのせれば重みがついて安定することを学んだ．自分がやらねばならないところに追い込まれると，できるようになることを学ばされる毎日だった．

入浴でも介助者は浴槽の縁に腰かけて，子どもの頭だけを支えているだけで安定し，子どもが伸び伸びと湯に入れることを学んだり，洋服のボタンを留める時は，筆者がやりやすいように子どものほうが体幹に力を入れてくれたりと，お互いに精一杯の共同作業で毎日を送っていたように思う．ときどき筆者ができなくて困っていると，必ずそこに子どもたちのみつめる目があって，その目にどれだけ筆者の能力を引き出してもらったことか，どんなに感謝してもつきない思いが残っている．この子どもたちとの出会いが，筆者が理学療法士として歩むことができている原点だと思っている．

筆者が訓練助手になったころは，治療開始時期が早くて2～3歳ごろで，多くの子どもは入所するまで治療を受けた経験がなかった．特別な治療法もなかった．しかし，子どもたちには"ちから"があり"意欲"に満ちていた．子ども同士が刺激を受け合い，成長・発達していくのがはっきりみえた．動かせるところが出てくると，いつの間にかその動きを使ってできることが増えていく．そのことがまた意欲につながっていく．その中で筆者も子どもたちの気持ちに応えたいと，夢中に取り組んでいた．よりよい技術や知識をつけたいと思い，多くの施設を訪ねて学んだり，ドクターの回診につかせてもらったり，入浴の介助，食事の介助，ナースと当直や夜勤もした．子どもたちは手が使えなければ口や顎や足を使うことになんの抵抗もなく，できることを喜んだ．また，職員も素人ながらいろいろと工夫を凝らし，椅子式便器や，口とスプーンを使って食べる器セットなどをつくった．子どもたちが自由に発想して自分のや

りたいことを決める．その目標に向かってどうしたらよいかを一緒に考え，工夫し，順序をたて，練習していった．子どもたちの日常生活の中から多くのヒントをもらった．子どもたち自身で創意工夫を重ね，できることが増えていき，やり方も新しく編み出していく．とても教えることのできないことだった．考えてみれば，教えることができないのがあたり前だとも思えるのだ．各自が何回も失敗を繰り返しながら諦めないで行っていくからこそ，その子ども独自の方法ができていくのである．そのことが自信につながり，意欲に結びついていくのである．筆者が今あるのは，このたくましく，自分を信じている子どもたちから教えられ，学びとったことが基礎になっているのだと確信している．

近年，早期治療，超早期治療といわれ，次第に理学療法の開始時期が早くなり，今では新生児期から行われている．治療方法も多くの人が研究し，私も取り入れてきた．1975年ごろから子どもたちは治療の名のもとにいつも監視され，指導され，注意され受身にならざるをえなくなった．そのことは，子どもにとってわずらわしく，また不安であり，自信をもてなくなってしまう状況であったのでないかと思うと，実につらいものを感じる．脳性麻痺の特徴である精神的緊張が，身体の筋緊張に大きく影響を与えることは確実である．その特徴から脱却できない子どもにとって，いつもみられ指導されるのは，自分のすることに自信がもてず，自分の気持ちを素直に出せず，チャレンジすることもできず，楽しく満足できる一日を送れているとは思われない．

Ⅳ．母の姿勢

筆者は理学療法士として生きてくることができたが，生まれるのがもっと遅い時期で，早期療育を受けていたら，今の積極的な自分はいず，消極的で自分の意見ももてない自分がいたので

はないかと思ってしまう．小学校低学年ぐらいまでは転んだり失敗したりすることはあたり前であり，不思議と命に関わるような大きなけがや骨折などはなかった．恥ずかしいとか，くやしいとかはあまり思わなかったようである．毎日転んだり失敗したりした経験は成長するにつれてよい意味で生きてくるようである．しかし，そんな筆者でも思春期ごろになると周りの目を気にするようになり，小学校6年生の時，自分が障害をもって生まれたことについて，母に「なぜ私だけ障害者に生んだのか」と問い詰めたことがある．母は何も応えてくれなかった．が，その時の母の気持ちを思うといまだに涙が出てくる．このことをとおして自分で障害を改めて受け止めたのだろうか．負けず嫌いな性格はいっそう強くなったように思う．

筆者の洋服は制服をはじめ，ほとんど母がつくってくれた．少しでも着やすく，きちんとみえるように必ず工夫してくれた．ボタンを大きくしたり，留めやすい位置にしたり，デザインや柄，縫い方などいろいろ工夫してくれた．結婚後に，自分の身体に合った既製服がなく，また身体に合わせて縫ってもらっても着にくくしっくりこないことに，改めて母のありがたさを思わされた．その時，母にいわれたことは「洋服を買ってみて何回も失敗してみることね」であった．母の手縫いの洋服はウェディングドレスまでだった．結婚するにあたり母の強い反対にあった．「どこの馬の骨ともわからない男にあげるような育て方はしてありません」と．筆者はその言葉を聞いてから，結婚に対して大きな責任を感じ，また自分に強い自信がもてるようになったように思う．筆者が勤めはじめてから，週に一度家に帰ると好物をつくってくれたり，洋服の仮縫いをしてくれたり，よく話を聞いてくれた．また，母の意見やものの考え方を教わることも多かった．この時から帰る家があることを大切に思うようになり，どんな疲れも吹き飛ぶような気持ちだった．母は筆者に干渉はしないが，大切なことを身につけさせてくれたと思っている．

筆者を大きく変えたことに受洗がある．気持ちに緊張感や不安感や嫌悪感などがあると，表情や声や動作にたいへん影響したが，ゆだねることで精神的に安定し，動作や言語が滑らかになり楽になれた．自分をよくみせようとする気持ちが薄れ，周りが気にならなくなってきた．生来の根暗から解放されてきた．感謝すべきことである．

V．自分の身体を知るのは自分

脳性麻痺・アテトーゼ型の筆者は，二次障害である頸椎症に50歳代に入ったころから悩まされはじめた．知っているつもりではいたが，いざ自分のこととなると不安感と絶望感とで仕事どころでなくなってきた．西洋・東洋医学を問わず多くのよいと思われる治療を受けてきた．どれもその時には効果があるが，その状態を持続することは困難だった．治療を受けると，筋緊張が落ちすぎて活動時に余計に痛みが増したり，薬の質や量が症状に合わなかったりするといったことなどは自分にしかわからないことであった．そのことを治療者に伝えることでよい結果を得ることができることを実感した．そのためには，自分の身体の状態や特徴を知っていることが大切なことであり，自分の身体は自分で守っていけるようになるということである．

自分で自分の身体を守るという基本は，子どものうちから自分のことは自分で判断し決めていく姿勢を養っていかねば，一朝一夕に養われる力ではない．自分のことは自分しかわからないのだから，親や専門家といわれる人に頼り切るのでなく，一つの考えや方法として受け入れてみることであろう．その結果が自分にとって好ましくなければ，また考えればよいのである．親や専門家といえども責任はとれないのだか

ら，障害者自身が，自分で責任を負っていかねばならない．こんなあたり前のことが今，忘れられているように思われてならない．理学療法士としての自分を振り返ってみても，子どもたちの親に対しもっともっと伝えねばならなかったことだったと後悔の念ばかりである．子どもには，大きな力強い能力が備わっていることは間違いない．親の願いとは違っていても，能力のあることを信じてほしいと強く思う．きっと子どもも，本来は自分を信じてもっている力を尽くして，たくましく生きていくことを望んでいるはずである．その力を奪ってはいけないのだ．私たちは適切な応援者としての力が問われているのではないだろうか．

脳性麻痺の二次障害をなんとかやり過ごせたら，自分の身体の管理がうまくできるようになっていくように思われる．歳をとっても新しく機能を身につけることができることを今体験した．絵筆が使えるようになり，立位にて字が書けるようになったりと……．大切なことは自分から「やってみること」「どうしてもやりたいと思うこと」である．なんとか行えたなら，自分の身体を意識することである．身体のどこに力を入れ過ぎているのか，どこを緩めればよいかを，自分で探すことができるようになれば，もっと動きやすくなり，次にチャレンジするようになれる．

VI．おわりに

最後に，障害児が早い時期から理学療法を受けることが，その人生にとってどのような影響を受けることになるのか．障害児の人生に役に立つ理学療法を行うには何が必要なのか．障害児を育てていくうえで親に大切なことは何か．これらについて歩んできた人生を振り返りながら，筆者は考えてきた．確固たるものは出せないが，筆者のいえることは，障害児はたくましく，伸びる力をもっているということを親も理学療法士も信じること．そのもっている力を引き出すために，乳幼児期には身体を使って遊び，危険なことも，失敗することも，成功することも，経験することである．そして経験させることである．多く経験することで身体感覚を養うことができ，それが将来の自己管理につながっていく．

治療や指導の名のもとに，子どもは常に監視され，注意され続ける．また，親の願いに応えようと頑張るが「もっと，もっと」と要求は続く．子どもの努力はいつ認められるのだろうか．どんな方法であってもできたことは認めることである．それが自信につながることを学んだ．

筆者は障害をもった理学療法士であるのに，治療手技や眼前の治療効果にとらわれていて，子どもの人生にとって役に立つことを伝えてこなかったことを後悔している．この経験を今後の障害者との関わりに生かしていくよう努力していきたい．筆者のつたない40年足らずの経験から，若い人たちに伝えたいことである．

第 **6** 章

地域療育システムと理学療法

　地域社会の中で障害をもつ児を支援する療育の考え方，システムを理解し，同時に児の成長に合わせた保育園・幼稚園などの就学前へのアプローチ，障害児教育について，それぞれ実践的な事例を提示しながら述べる．

1. 地域における母子保健，子育て支援システム
2. 障がい児福祉・障がい児療育の支援システム
3. 障害児の就学支援活動と理学療法

1 地域における母子保健，子育て支援システム

押木利英子*

◆ Key Questions ◆
1. 妊産婦検診・乳幼児検診などの母子保健事業とは
2. 子育て支援システムにおける障害児支援とは
3. 支援システム構築における理学療法士の役割とは

I．子育て支援システムにおいて理学療法士が関わる意義

　多くの人々は，よい伴侶を求め，子どもを産み育て，温かい家庭を築きたいと望んでいる．妊娠し出産に臨むカップルが健康な赤ちゃんの誕生を期待するのはごく自然のことである．しかし，心身になんらかの疾病をもち，生活上に特別の配慮が必要な赤ちゃんとの対面を余儀なくされることがあるのも現実である．

　周産期医療が世界のトップクラスにある日本は，新生児の救命率も毎年世界で1，2位を競っている．「障害なき救命」が周産期医療の目標であるが，救命率が高まるに伴い，特別な配慮が必要な新生児の誕生も増加傾向にある．

　生まれてきた子どもに疾病や障害が診断された場合，その特性に応じた治療やそれに伴う養育上の指導や援助が必要となる．健康な赤ちゃんを待ち望んでいた両親にとってその診断や宣告はほとんどの場合，衝撃や絶望などの否定的感情をもたらし，「この子と一緒に生きていこう！」という肯定的な気持ちに至るまで，個人差はあるものの多くの時間を要する．しかし，この時期に直接的な医療的支援を受けながら，子どもを交えた夫婦関係，家族関係の再構築が行われる．やがて，子どもや家族の状況に応じて障害児支援事業などの社会的資源をうまく活用し，一人の子ども，一つの家族が当たり前に地域や社会の一員として溶け込むことができるようになる．このような社会参加のこの一連の過程を，両親がいかに悩まず苦しまず潔く前向きに歩めるように援助できるかが障害児支援のポイントであろう．

　このような障害児支援システムにおいて理学療法士が関わる意義は，誕生直後から治療と育児の両面から子どもとその家族に関わることができることである．理学療法士は呼吸や姿勢の管理，神経発達学的治療，それに伴う育児指導をマンツーマンで時間をかけて両親に密に行うことができる．また，子どもの誕生から社会参加までのすべてのステージで，疾患に対する治療，運動，遊び，ADLに関する指導に責任を負う．治療や指導をとおして子ども，主な養育者である母親，家族に対する生活支援をするとともに，適宜，社会的支援の必要性を判断し，必要な支援調達ができる．小児に関わる理学療法士は，子どもの運動機能だけでなく，子どもとその家族の参加（participation）を最終の目標

---

* Rieko OSHIKI／新潟医療福祉大学医療技術学部理学療法学科

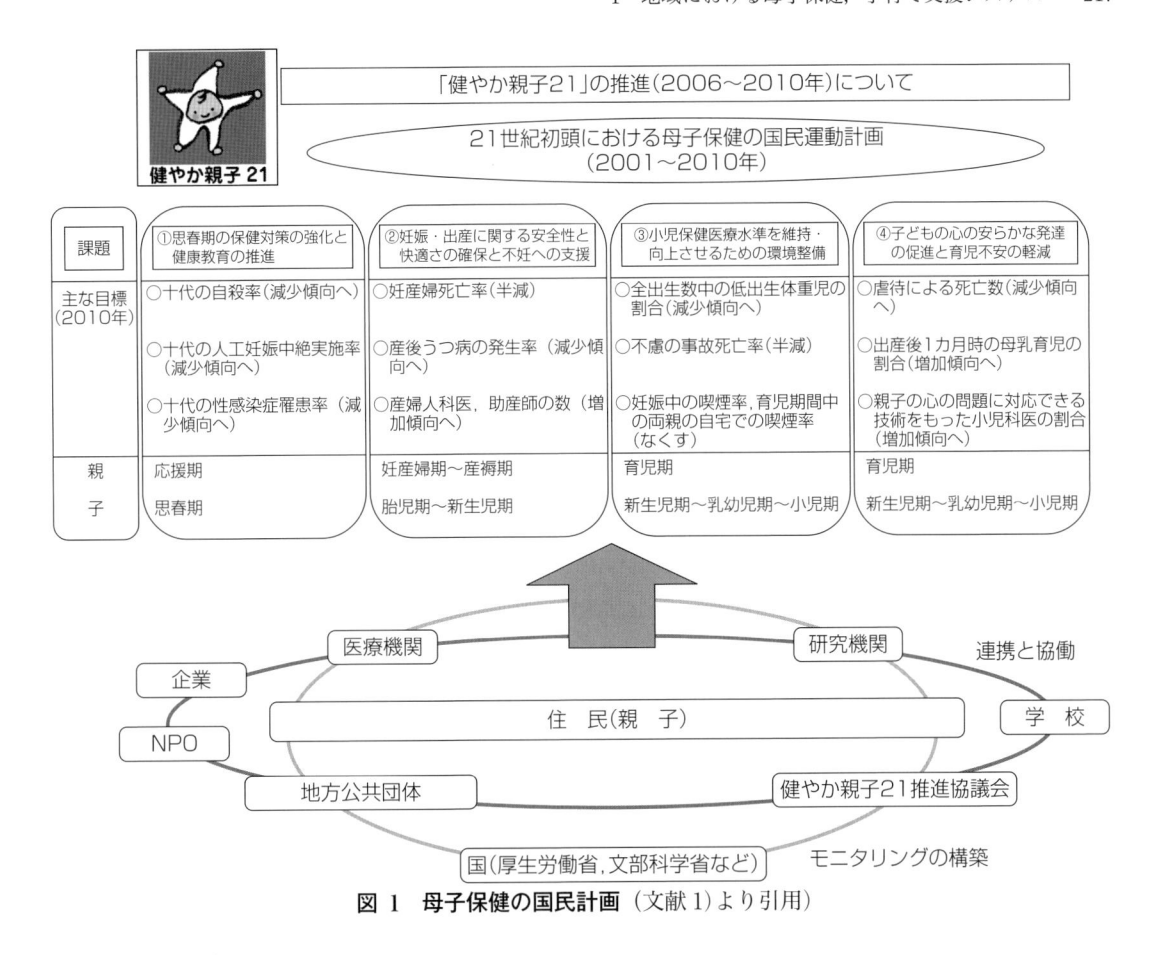

図1 母子保健の国民計画（文献1）より引用

「健やか親子21」の推進（2006〜2010年）について
21世紀初頭における母子保健の国民運動計画（2001〜2010年）

課題	①思春期の保健対策の強化と健康教育の推進	②妊娠・出産に関する安全性と快適さの確保と不妊への支援	③小児保健医療水準を維持・向上させるための環境整備	④子どもの心の安らかな発達の促進と育児不安の軽減
主な目標（2010年）	○十代の自殺率（減少傾向へ） ○十代の人工妊娠中絶実施率（減少傾向へ） ○十代の性感染症罹患率（減少傾向へ）	○妊産婦死亡率（半減） ○産後うつ病の発生率（減少傾向へ） ○産婦人科医、助産師の数（増加傾向へ）	○全出生数中の低出生体重児の割合（減少傾向へ） ○不慮の事故死亡率（半減） ○妊娠中の喫煙率、育児期間中の両親の自宅での喫煙率（なくす）	○虐待による死亡数（減少傾向へ） ○出産後1カ月時の母乳育児の割合（増加傾向へ） ○親子の心の問題に対応できる技術をもった小児科医の割合（増加傾向へ）
親	応援期	妊産婦期〜産褥期	育児期	育児期
子	思春期	胎児期〜新生児期	新生児期〜乳幼児期〜小児期	新生児期〜乳幼児期〜小児期

（関係図：住民（親子）を中心に、医療機関、研究機関、企業、NPO、学校、地方公共団体、健やか親子21推進協議会、国（厚生労働省、文部科学省など）が連携と協働、モニタリングの構築）

として評価、プログラム作成をしなければならない．理学療法士は、運動障害に対する適切な治療手技や的確な指導内容を熟知して、共通の目標をもつことでこの全課程を通じて他のコ・メディカルスタッフと連携して親密な支援ができる．

II．わが国の母子保健，地域医療の現状

人が安心して子どもを産みゆとりをもって健やかに育てるための家庭や地域の環境づくりが国の施策によって行われている．少子・高齢社会において、国民が健康で元気に生活できる社会の実現を図るための国民健康づくり運動が「健康日本21」である．そして、この運動の一翼を担う「健やか親子21」[1]である（図1）．「健やか親子21」とは、国（厚生労働省，文部科学省など）が21世紀の母子保健の主要な取り組みを提示するビジョンであり、関係者、関係機関・団体が一体となって推進する国民運動計画である．計画の対象期間は、2001〜2010年までの10年間で21世紀に取り組むべき課題を設定し、可能な限り具体的な形での方策を提言し、実施していくものである．この運動は中間報告、運動修正が行われ、現在は多くの成果が蓄積され、まとめの段階にはいっている．

「健やか親子21」の主要課題は次の4項目である．

①思春期の保健対策の強化と健康教育の推進．

②妊娠・出産に関する安全性と快適さの確保

と不妊への支援．
③小児保健医療水準を維持・向上させるための環境整備．
④子どもの心の安らかな発達の促進と育児不安の軽減．

このような課題を解決するためには，母親のQOLや健康な子どもの健全育成も視野に入れ，母子保健医療水準を維持・向上させるための環境整備が必要である．以下に母子保健，地域医療の観点からその現状をまとめた．

①わが国の子育て支援は，妊娠・出産・産褥・育児期における妊娠・出産・育児に関して，国が総合的な指針を立て，都道府県や市町村単位で実施している．
②地域保健においては，妊産婦健診より始まる地域医療と，母子健康手帳の交付から始まる母子保健が連携して，出産前から出産後まで連続した検診システムが整備されている．
③医療面では，母子救急医療体制整備，適切な産科・小児医療提供体制の確保を目的に，「母子総合医療センター」が各県に1カ所以上設置されている．母体の管理，小児の入院環境，患児の家族のための支援体制等の在宅医療体制を一本化して総合的に行われつつある．
④地域保健・地域医療に必要な人材（医師・保健師・理学療法士などの技術職）の確保や充実させるための事業が各地で行われている．産科や小児科の医師不足が深刻な問題になっているのが現状であり，医師の確保が大きな課題となっている．
⑤母子保健・地域医療では，対応の目的が早期発見および再発予防だけではなく，近年では児童虐待の急増に伴いその予防の役割をもって継続的観察や介入が行われている．

Ⅲ．妊産婦検診・乳幼児検診などの母子保健事業とは

疾病の早期発見・早期療育，保健指導を目的に市町村単位で集団健診が行われている．検診では子育て支援の観点から疾患や障害の予防や発見だけでなく，親子関係，親子の心の状態を観察し支援する必要性も検討する．母親は育児の交流の場として，話を聞いてもらえる安心の場としても活用できる．

1．妊産婦健康診査
母子手帳の配布から出産まで妊産婦の健康管理が行われている．出産女性の高年齢化に伴い，35歳以上の妊婦に対する超音波検査，感染症検査などが行われるなど，実状に合わせて健診内容の充実が図られている．

2．乳幼児健康診査
母子保健法に基づき，地域の乳幼児の全数対象に身体面での診察と発達・心理面の確認を目的に行われている．1歳半児健康診査と3歳児健康診査が行われている．自治体によって実施の時期や方法は異なるが，大切な「子育て支援への入り口」である．

3．母子保健に関するその他の支援
妊娠中毒症等医療援護事業，未熟児養育医療の給付，小児慢性特定疾患治療研究事業，補装具の給付，育成医療の給付などを実施し，妊産婦・小児医療の負担軽減を図っている．また，先天性代謝異常等検査，神経芽細胞腫検査事業，新生児聴覚検査事業を実施し，疾病や障害の早期発見が行われている．このほか，未熟児訪問事業，新生児訪問事業，妊産婦訪問事業などの訪問活動が行われ，新生児や妊産婦の子育て支援が行われている．

4. 母子保健活動の基盤整備

各市町村に母子健康センターが設置され，母子保健事業の拠点として重要な役割を果たしている．また，母子保健推進員制度などが導入され，個別にきめ細かい支援が行われるように事業の基盤体制が図られている．

5. その他の取り組み

少子化の進展，虐待や過保護など時代の変化に対応した新たな課題が生じてきている．母親の育児ストレスや子どもの発達障害など，きめ細かい支援が必要な状況が台頭してきている．医療，福祉，教育分野が連携したさまざまな対応が，病院・施設・学校などで試みられている．

IV. 子育てと子育て支援システム

子育ては健常児であっても障害児であっても，生命を育てる希望あふれる仕事であるとともに，多くの気遣いと労力が必要な仕事である．無力・無防備な新生児の排泄，睡眠，栄養摂取，遊び，健康管理などのすべてを妊婦は出産した瞬間から母親になって行うことになる．子育ては世界中どこの文化・社会においてもとても重要な営みとされる．種族保存，そして自分たちの文化継承の重要な手段だからである．親から子へ，子から孫へ，そして地域ぐるみで受け継がれてきた子育て文化（考え方や方法など）がどの国や地域にも存在し，子育てを支える大きな力であることは今も昔も変わりがない．そのため，親，家族，地域の子育て力を尊重し，活用することは子育て支援には不可欠である．

しかし，近年では子育て事情も変化し，核家族化が進んで，身近になんでも聞ける親，兄弟姉妹，友人などをもたず，誰にも相談できず孤軍奮闘している母親が多いのが現状である．さらには，低迷する経済状況の中で夫が育児に参加しにくい，子どもの数の減少，出産年齢の若年化と高年齢化の二極分化など多くの養育上の

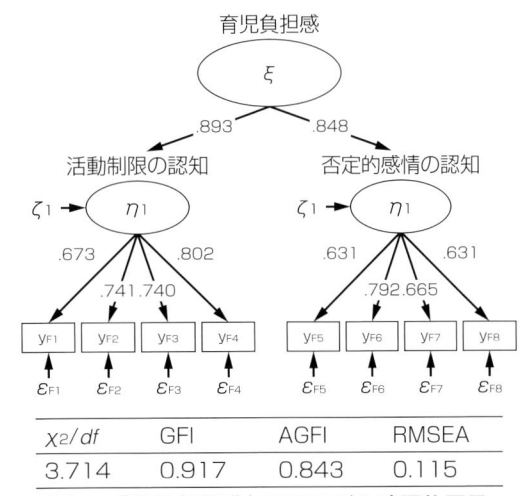

図2 「育児負担感」因子モデル確証的因子分析結果（標準解）

問題がある．障害児を養育する母親は一般的な育児に加えて，治療やそれに伴う特別な配慮が必要であり，育児負担が大きいと思われる．低出生体重児を養育する母親の育児負担の構造[2]を図2に示す．低出生体重児を養育している母親の育児負担感は「活動制限の認知」と「否定的感情の認知」で構成された．母親達が望んでいる育児支援は「自分で自由に動ける時間がほしい」「わが子をかわいいと思える心のゆとりがほしい」ということであることが読みとれる．

近年，各自治体では子育てを支援する地域づくりを目標に，支援センター事業，幼児相談，家庭訪問支援事業，保育サービスの充実と多様化，ネットワークづくりなどが行われている．とはいえ，少子化や虐待防止の対策に追われているのが現状で，障害児がいる家庭への支援が完備されているとはいい難い．医療関係者が家庭や地域の支援にも配慮をして家庭での子育てが新生児期から円滑にとぎれることがないように機能していくことが大切である．

さらに，夫婦で協力して子育てをするために，男性も女性も仕事と子育てが両立できるような働き方ができる環境の整備も必要とされている．多様な社会支援をうまく活用していくため

には，医療機関・企業・学校・幼稚園・保育所・福祉保健センターなどの他の社会資源と家庭とが連携していくことが必要である．

V．子育て支援システムにおける障害児支援とは

ハイリスク児や障害児などに対しては，病院や施設はもちろんのこと在宅医療でも，十分な治療が受けられ，生活の質が向上できるような支援体制が必要である．特に，周産期医療との連携は重要だが，成長に伴い医療・保育・教育などの支援の必要性が高まってくる．障害児の療育について多くの養育者は，身近な地域において子どもの成長とともに一貫した療育が行われることを望んでいる．こうした要望に応えるため，以下に示すような障害児支援のための施策が，さまざまな病院や施設で実施されている．

1．入院環境・在宅医療体制の整備
1）障害児の医療

障害児の多くは原疾患の治療や救急危機状態から脱すると，療育を目的に総合療育センター等に入院・通院することになる．センターの名称は，各県により異なるが全県に配置されており，高度の検査や治療，手術適応など専門医療のセンターとして役割を果たす．通園センター，母子入院システム，養護学校の併設や以下にあげる諸機能をもっている場合が多い．

2）障害児の専門医療とかかりつけ医

在宅障害児の多くは，専門医療・診療を求めて総合療育センターに自宅から遠くても定期的に受診している．自宅から遠距離であったり，待ち時間が長く1日がかりで受診していたりしていることも多い．高度医療の定期診療はともかくとして，風邪などの軽微な発熱などの対応として障害を理解しているかかりつけ医が自宅近くにいること，夜間の病態の急変に障害があっても対応できる救急病院が近くにあることが望ましい．

3）障害児の（リ）ハビリテーション

理学療法や作業療法などを受けるために，総合療育センターに自宅から定期的に通院していることが多い．大都市やその周辺部では，総合病院やリハビリテーション病院などでも治療が可能で，養育者が病院・施設の選択や，使い分けすることが可能であるが，地方では選択の余地がなく，中心部にある総合療育センターにほとんどが通院しているのが現状である．高度の検査や手術適応の場合は総合療育センターで，そして定期的な治療は，地域のリハビリテーション部門を開設している病院が総合医療センターと連携して行うことが望まれる．

4）長期療養児と親の負担軽減

重度重複障害児や慢性疾患などで長期間にわたる入院を余儀なくされている子どもと家族の精神的，身体的，経済的負担を少しでも軽くするために病棟の中に保育室を設置しボランティアを導入したり，病院の近くに家族で過ごせる宿泊施設をつくり療養環境を改善する試みが各地で行われている．

5）一時預かり事業

病後回復期で保護者の仕事や病気，事故，出産，冠婚葬祭など，社会的にやむをえない事情によって家庭で保育できない児童を保育所や医療機関で一時的に保育する「乳幼児健康支援一時預かり事業」が行われている．障害児の一時預かり事業として「障害児レスパイト事業」もある．近年，手続きが簡略化して利用率が高まっている．障害児には新しい環境への受容力をつけるよいチャンスと捉え利用するとよいと思われる．

2．医療費等の経費負担の軽減
1）乳幼児医療費助成

乳幼児の入院と通院の医療費について，一定の条件で自己負担額を無料とする．自治体により対象年齢を引き上げたりして条件を緩和して

いる．助成の内容は市町村により異なる．

2）未熟児養育医療給付

低体重や在胎週数が少なく出生した未熟児に必要な医療の給付を行う．対象は，出生時体重2,000g以下，または医師が入院養育の必要を認めた場合である．

3）育成医療給付

先天的，または病気・事故などで後天的に，身体に障害をもつ子どもに対し，生活能力を得るために指定医療機関で医療を受ける場合，必要な医療の給付を行う．給付の対象は18歳未満で，手術などの医療処置により確実な治療の効果が期待される児童である．

4）小児慢性特定疾患の医療給付

小児の慢性疾患のうち治療が長期間にわたり医療費の負担が大きい疾患を「小児慢性特定疾患」に指定し治療研究を行っている．小児慢性特定疾患と認定されると，医療費が公費負担される．例えば，神経・筋疾患（ウエスト症候群など），悪性新生物（脳腫瘍，神経芽細胞腫，白血病など），慢性腎疾患（ネフローゼ症候群など）など．

5）特別児童扶養手当

障害児の福祉の増進を図るため，20歳未満で国民年金法における1級および2級に相当する障害をもつ児童を育てている家庭に支給される．

6）身体障害者手帳

身体障害者福祉法により身体障害の程度によって1～6級まで区分される．補装具・更生医療の給付，施設への入所，税の減免，旅客鉄道株式会社鉄道の割引などの措置が受けられる．

3．障害児が地域で適切な療育を受けるための体制整備

1）相談窓口の設置

市町村には障害児の療育に関する相談窓口が設けられ，誰でも無料で相談できる．コーディネーターが相談に応じるとともに療育の指導や各種福祉サービス提供のための援助・調整をする．相談支援の主な内容は，障害福祉サービス，障害福祉制度，障害者・児の金銭管理や権利擁護に関することなどである．

2）障害児保育事業

心身に障害をもつ幼児が一般の幼児と一緒に集団生活し，ともに社会的に成長することを目的とする．心身に障害を有する通園可能な幼児を対象とし，保育所における受入体制を整備することにより障害児の受入を促進し，障害児の協調性や社会性を養う．

3）障害児通園（デイサービス）事業

障害の軽減を目的に，母子通園により日常生活の基本習慣を身につけ，集団生活への早期参加を助長する．また，母親が障害に対する適正理解と養育知識を身につけるために，保健・福祉専門関係機関との連携や交流なども行う．母子通園，単独通園，重症心身障害児通園などがある．

4）地域療育等支援事業等

在宅の障害児（者）を対象として，地域生活を支えるため専門的な相談・援助を行い，在宅児（者）とその家族が安心して暮らしていけるように援助する．在宅支援訪問療育など指導事業，在宅支援外来療育等指導事業，地域生活支援事業，施設支援一般指導事業などがある．相談支援，移動支援，コミュニケーション支援，日常生活用具貸し付け，自動車免許取得改造支援，障害者スポーツ教室，障害のあるお子さんが通う保育所などに対する情報や技術の提供などを行う．

4．地域における障害児支援（図3）

地域全体で障害児の子育てを支援するためには，子どもが治療し，教育を受けて成長して成人となり，就業あるいは生き甲斐をもって生活し生きるという時間的概念（時間軸）からの長期的目標をもつことが必要である．また，愛着

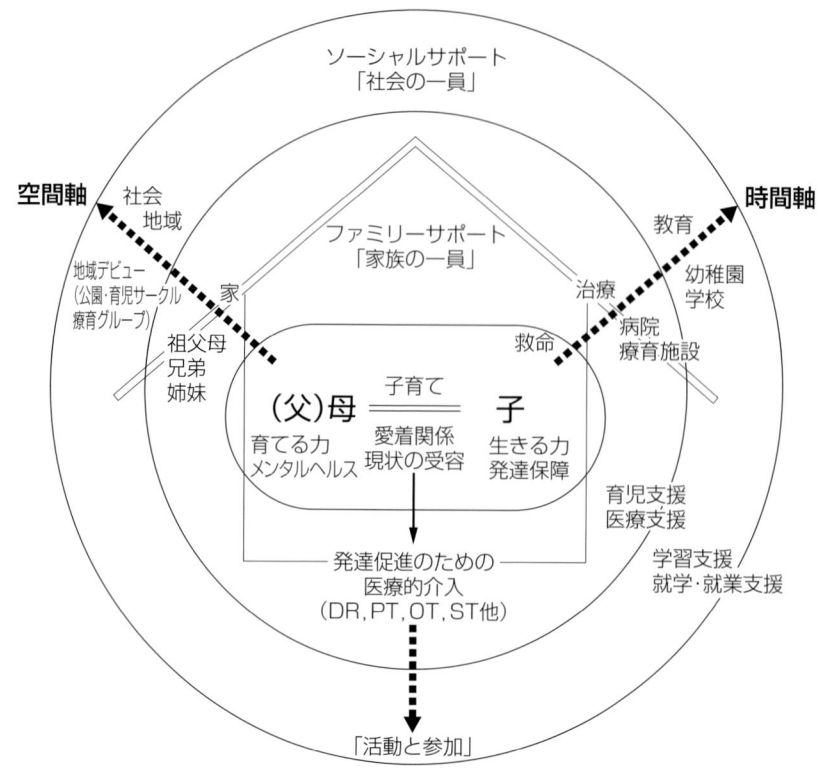

図 3　地域における障害児子育て支援

関係で結ばれた母と子に焦点をあて，この母子が「子育て」をとおして絆を強め，おのおのが生きる力や育てる力を養い，それを基盤にして「家族の一員」「社会の一員」として育ち，希望する活動に参加して自己実現し，社会参加の枠を広げるという空間的概念（空間軸）からの展望が必要である．

母親の育てる力を高めるために，祖父母，兄弟姉妹などを含めた「家」を対象にした子育て支援や理学療法をはじめとした医療支援を行う．これらを総称してファミリーサポートという．また，障害児の活動や参加のために療育グループ活動，保育所通所，やがては学校通学や就業を目標にして，さまざまな学習支援や就業支援を行う．これらを総称してソーシャルサポートという．

理学療法士は子どもの出生から社会に自立して参加するまで長期にわたり，発達促進のための医療的介入だけでなく，療育グループの育成，通園・保育事業の援助，自助具の開発など，広い領域で関わることのできる職種であることは，この図をみても明白である．時間的な経過に伴って子どもは成長し発達し，それとともに関わる空間は広くなる．地域から社会へ，そして真の意味の社会参加が実現できるように柔軟な支援が望まれる．

VI. 障害児支援に対する共通理解

障害と生活機能の理解や説明のために，「医学モデル」と「社会モデル」に代表的に表現される概念モデル[3]が提案されてきた．医学モデルでは，障害という現象を個人の問題として捉え，病気やその他の健康状態から直接的に生じるものであり，理学療法士による個別治療という形での医療は，その代表的なものである．障

害への対処は，治癒あるいは機能改善など個人のよりよい適応と行動変容を目標とする．そして，各種の保健ケア事業の実施や修正が主な対応となる．一方，社会モデルでは障害を主として社会によってつくられた問題とみなし，障害児・者が当たり前に参加できる社会づくりが課題となる．障害は個人に帰属するものではなく，その多くが社会環境によって作り出されるものであるとされる．したがって，環境因子を重要視し，問題なのは社会変化を求める態度上または思想上の課題であるとされる．

2001年5月，世界保健機関（WHO）総会において採択されたICF（International Classification of Functioning, Disability and Health）はこれらの2つの対立するモデルの統合に基づいており，「生物・心理・社会的」アプローチを用いる．したがってICFが意図しているのは，それによって生物学的，個人的，社会的観点における，健康に関する異なる観点の首尾一貫した見方を提供することである．ICFは，生活機能（心身機能・身体構造，活動・参加）というプラス面からみるように視点を転換し，さらに環境因子などの観点を加えた．このような考え方は，共通の言語を使い，それによって障害のある人々を含む保健医療従事者，研究者，一般市民などのさまざまな人のコミュニケーションを改善するとともに，今後の保健・医療・福祉サービス，社会システムや技術のあり方の方向性を示唆しているものである．したがって，理学療法士が障害児支援を考える時，医学モデルにおける「発達障害治療学」の知識と技術だけで対応しようとしても障害児家族への理解と共感や他のスタッフとの連携は得られないであろう．障害児支援に取り組むには医療関係の規則や病院の勤務システムの枠を超えた発想と行動力が要求される．障害児とその家族のQOLを高め，生きていれば誰でも獲得できるはずの子どもの当たり前の権利が主張できる社会づくりを究極の目的とするならば，多くの障害児家族と関わり，保健医療関係者とのコミュニケーションが可能となり，理学療法士による障害児支援は非常に有意義なものとなる（**図4**）．

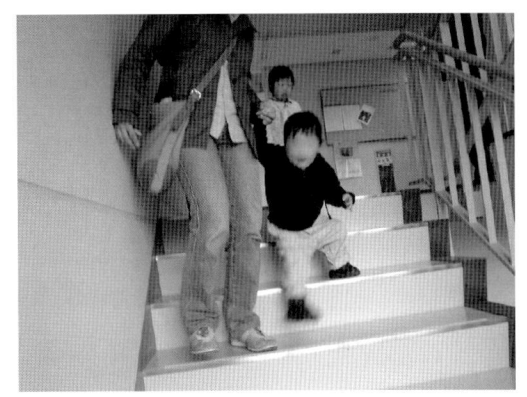

図4 母親と一緒に地域の障害児通園センターへお出かけ
この子どもたちが安全で快適に参加できる社会づくりが望まれる

Ⅶ．理学療法士による発達支援と子育て支援

わが国の周産期医療の進歩はめざましく，近年のわが国の新生児死亡率の低さは世界一の記録を更新し続けている．妊娠満22週から生後満7日未満までの期間を周産期といい，その前後を含めた周産期医療は，母体・胎児や新生児の生命に関わる突発的な緊急事態の発生に備えて，産科・小児科双方からの一貫した総合的な体制が必要である．平成20年には母子総合医療センターが全県に配置される予定である．そして，その体制はますます強化され，合併症罹患率も減少し続けている．救命とともに「障害なき生存」が医療の目標となるが，一方ではかつては死亡していたと思われる重症児の救命も可能となり，障害が重複・重度化しているのが現状である．

小児を対象とした理学療法士は，出生直後からこの子どもたちの生命や生活に関わることになる．障害の原因は，早産や低出生体重が起因

する疾患による発達障害であることが多い．極低出生体重児の予後に関する調査[4]では，在胎26週未満と出生体重750g未満の生命予後が不良であり，死亡原因は壊死性腸炎，肺低形成，染色体異常，先天性心疾患，胎児循環遺残症，新生児仮死などであった．また，出生体重が100g少なくなるにつれて死亡危険率が1.8倍高くなるという結果であった．したがって，生存している障害児の多くも上記に起因した障害であり，中枢神経系疾患，染色体異常，呼吸器機能不全，循環器機能不全などを合併して罹患し，発達障害を起こしていることが多い．

このような現状から従来の定型的な障害児は少なくなり，さまざまな症状をもつ多様な障害児が増加しているのである．そのため，理学療法士は子どもの運動だけでなく精神や情緒，社会性の発達を熟知して評価し，さらにその発達障害の原因を疾患だけでなく，母親の妊娠，出産に至る経緯や母親を中心とする家族関係や育児環境も含めて考慮して，子どもの発達状態を的確に捉えて，治療開始と同時に家族，地域支援も考慮に入れた発達支援を考えることが重要である．

理学療法士は，超早期から始まる小児の療育において，決められた時間，一組の母子とじっくりと向き合うことができる唯一のスタッフであるといえる．運動発達促進のためのハンドリング指導のやりとりをとおして，母親の心理状態や家族の関係性など多くの情報を得ることができるし，相手の求めに応じて助言することも可能である．チームアプローチに生かせる有効な情報を的確に把握してチームで支援策を検討して，子どものリハビリテーションの目的の再確認や治療手段に活かすとよい．しかしながら，個人情報の危機管理が厳しく問われる現代では，職権を超えた興味本位の情報収集や情報漏洩は慎重に行わなければならない．

特に，早期の個別の母子に対する各種支援や介入の好機を判断するのに理学療法士は最適である．その母子や家族が支援を望めば，各機関，各スタッフに連絡し紹介する．もちろん，相談窓口があればそこを紹介する．このようにして，障害児とその家族が活用できる社会資源を有効に利用し安定して療育に励むことのできる生活を作り上げていくことが，さまざまな介入の効果を上げる大きな要因になるのである．

1．理学療法士が行う子育て支援（図5）

1）NICU，病棟入院中に行われる子育て支援

NICUや病棟入院中の子どもをもつ母親のほとんどは目の前にいる子どもの受容と将来に対する不安解消への努力で精一杯である．この時期における育児支援の目的は，子どもの生きる力（体力）と母親の育てる力（育児力）をつけることである．理学療法士は，母親がわが子をかわいいと思い，かけがえのない存在として受け入れていることを確認したうえで，必要なハンドリング指導を行う．医師が行う病名や障害名の告知に伴い，その母親が病名，障害名に対して適切な病識の理解をしているかを観察する．将来，どのような障害をもち，どのような生活になるか，医療や福祉の社会的支援がどのように利用できるかも含めて説明する．内容は基本的で必要最小限に留め，発達には個人差があり，治療や育児環境を整備することで改善する可能性があるという前向きな態度を促すようにする．重度障害児をもつ多くの母親が，この時期にたとえ真実であっても重度である真実をそのままいわれたら育てていけなかっただろう，と述懐している．むしろ，将来の不安を抱くより現在の子どもに必要なカンガルーケア，ポジショニング，哺乳指導等をとおして子どもに注意深く関わることで母子関係を深め，基本的な体力と育児力を養う．関わりは母子間が中心になりやすいが，父親や祖父母などの家族にも具体的な関わりと理解を促し，育児負担が母親に集中しないような配慮が必要である．母親

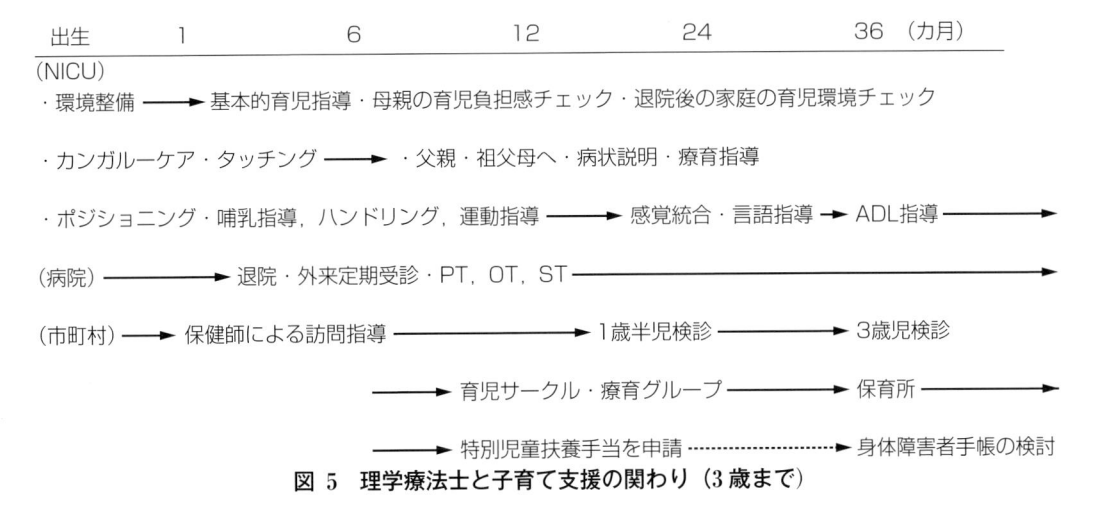

```
              修正月齢
出生     1           6           12          24          36    (カ月)
(NICU)
・環境整備 ──→ 基本的育児指導・母親の育児負担感チェック・退院後の家庭の育児環境チェック

・カンガルーケア・タッチング ──→ ・父親・祖父母へ・病状説明・療育指導

・ポジショニング・哺乳指導,ハンドリング,運動指導 ──→ 感覚統合・言語指導 ──→ ADL指導 ──→

(病院)        ──→ 退院・外来定期受診・PT,OT,ST ────────────────────────→

(市町村)   ──→ 保健師による訪問指導 ──────→ 1歳半児検診 ──────→ 3歳児検診

                        ──────→ 育児サークル・療育グループ ──────→ 保育所 ──────→

                        ──────→ 特別児童扶養手当を申請 ………………→ 身体障害者手帳の検討
```

図5 理学療法士と子育て支援の関わり（3歳まで）

の不安が強ければ心理カウンセラーを，社会経済的問題があれば病院や市町村の医療相談窓口を紹介し，問題を一人で抱えこまないようにする．

2）退院，はじめての在宅療育における子育て支援

救命や急性期の治療が落ち着いてきたら自宅での生活に向けての体力や健康を獲得するための理学療法を始める．子どもの受容が完全でない母親や家族にとって，特別な配慮が必要な子どもとの生活は不安が大きいものである．特に，ミルクを飲まない，体重が増えない，熱を出しやすいといった事態などは，母親の育児不安やストレスの原因になりやすい．運動・知的発達が遅いことに対する心配はずっと後のことである．したがって，理学療法士が運動発達のみに着目して指導をしても，その場しのぎで指導が定着しないことがある．頭のコントロール，姿勢の変換，呼吸の管理などの理学療法は，基本的には運動量を増加させることであり，それによって食欲（哺乳力）が増し，睡眠と覚醒のリズムができてくると，体力が備わってくると説明する．睡眠・運動・哺乳力のサイクルができると，母親は子どもの欲求の読み取りができるようになり，育児に1日中振り回されることなく余裕がでてくる．理学療法の介入によりこのような母子関係を作り出すことが，理学療法士だからこそできる重要な育児支援である．小児科医や看護師との連携によるリスク管理は忘れてはならない．また，母親一人が養育者になってしまわないように配慮が必要である．できる限り，父親や祖父母にも来院してもらい，理学療法で何をしているのか実際にみてもらったり，関わってもらったりして介入の重要さの理解をしてもらい，退院後は母親に代わっても育児できる体制づくりが重要である．母親やその家族が育児に対して自信がもてるようになることが，子どもの受容につながり，それが子どもの発達保障である．育児に自信がもてれば，退院や在宅療育は容易である．

とはいえ，不安をもちながらも自宅に退院していく母子も少なからずいる．退院が決定すると同時に，病院から地域の保健師に連絡をとり保健師の訪問指導を依頼する．この連絡は，担当の医師や医療ソーシャルワーカーがシステム的に行っているところもあるし，理学療法士が医師やソーシャルワーカーに相談して行う場合もある．在宅療育では，地域に障害をもつ子

もの存在を理解してくれる人がいること，細かい変化や症状について相談できる場所があることが母親の大きな支えになる．

外来通院時には，理学療法士は母親の話を十分に聞き，細かい疑問や質問にていねいに答え，必要に応じた細かい支援をすることが重要である．この時期に特別な配慮が必要な子どもの育児，治療，将来の見通しについて，母親がこだわりもなく会話ができる機会は自分から求めない限り少なく，理学療法の治療場面は客観的判断や専門的な助言を受けることができる貴重な機会である．

3）1歳前後の子育て支援

定期的に医師の診察や理学療法を実施する．通院の頻度は理学療法の必要度に加えて原疾患や合併症の治療頻度，子どもの体力，通院距離や方法などを考慮して決める．外来通院での理学療法の実施時には，夫や祖父母などにできるだけ同行してもらう．子どもは，運動や知的な活動が急激に多様化し増加する時期であり，子どもとの関わりが増せば，かわいさやいとおしさも増し，愛着関係の確立が促されることにもつながる．

育児保健指導は，必要に応じて市町村からの保健師派遣による訪問指導を受けることができる．家庭訪問で育児環境の整備や排泄，食事，入浴など現状に即した指導をしてくれるので積極的に利用するとよい．保健師の一般的な育児指導には特に提案の余地がないが，個々の問題をもつ障害児に対する対応の注意点や特別の配慮に関しては乏しいことがあるため，訪問保健師と連絡をとり情報交換をするとよい．保健師が主体的に担当の子どもの外来理学療法の時間に同行して来ることも多く，その時には理学療法士の立場から情報を提供し，必要に応じて母親，保健師，理学療法士が連携して子どもの養育を支援していくという状況の確認をするとその後のフォローアップが容易になる．

退院後の子どもに関する情報交換は，理学療法士間ではほとんどの施設や病院で行われているが，統一した文書の利用やネットワークづくりなどは一部で行われているものの，今後の課題となっているところが多いようである．

原疾患や障害に対する治療や理学療法で通院加療が少なくても半年以上必要と考えられる場合は，特別児童扶養手当の申請を促す．養育者が申請を望めば主治医に相談し，申請手続きを依頼する．申請者は養育者なので，養育者がこの情報を誰からも提供されず知らないと受けられないことになる．主治医や理学療法士が情報提供者になることも多いが，この時期の障害児の母親を対象とした病院や施設で行われる「母親教室」などで紹介するとよい．

また，地域にはたくさんの年齢別や疾患別の育児サークルがある．これらを紹介して居心地のよいサークルに参加させて，さまざまな情報を得てうまく社会適応していくように促す．医療や保育などの専門職の話以外に，同じ境遇の子どもをもつ家族からの情報や知恵は力強く，説得力がある場合が多く，ピア・カウンセリングの役割にもなる．

4）3歳前後の子育て支援

3歳前後になると，母親や家族などの限られた人間関係から子ども同士の関係性や保育所などの社会参加を目標にして，作業療法や言語療法なども実施してADL指導やコミュニケーション力を強化する．通園事業などを利用して保育活動を体験して，小集団への参加を試みるのもよい．病院だけでなく療育施設や地域の療育機関とも連携して子どもにとって適切な療育体制を整える．3歳児以降，できる限り地元の保育園や幼稚園の通所や通園を進める．通所や参加の方法は適宜検討することになるだろう．しかし，健常児と接するよい機会であるとともに，健常児や先生方に理解してもらうよい機会である．

地域の公園やショッピングセンターのプレイルームなどを気軽に訪れて，無作為の集団の中

に入れて遊ばせることは子どもにとってよい経験となる．障害児をもつ両親にとって勇気のいることであるが，これができるようになると，遊びや旅行など普通の家族が行うイベントに自然に参加できるようになる．両親の子どもの受容状況や障害の度合いを考慮して，身体障害者手帳の申請を検討する．養育手当の支給や姿勢保持装置や補装具の作成上，有利になる．3歳ぐらいのこの時期には症状や障害の状況は落ち着き，各家庭ではかけがえのない「家族の一員」になっていることが最大の子育て支援の目標である．

2．事例紹介

NICU入院時より関わった脳性麻痺児の治療とそれに伴って起こる問題の対応と支援について，子育て支援の観点から説明する．

1）3歳6カ月，女児

疾患名：脳性麻痺，痙直型片麻痺．

妊娠歴：不妊治療歴あり，双胎妊娠，双胎間動脈血逆流症．

双胎間動脈血逆流症とは胎盤内血管吻合により脱酸素血が片側の胎児に環流される．一方が供血児に，他方が受血児になり，早期に治療を行わなければ周産期死亡率が90％を超え，生存しても30％以上に心疾患や神経学的後遺症を残すという報告がある．一絨毛膜双胎に15～20％の割合で発症するといわれている．本児は受血児であり，脳内出血にて左片麻痺が発症した．双子の姉は健在である．

出産：在胎31週，体重1,250g，帝王切開．
家庭環境：本児，双子の姉，両親の4人家族．
発達歴：座位9カ月，つかまり立ち1歳6カ月，独歩2歳2カ月．

現在，言葉の遅れあり，独歩可能だが歩容悪い．

2）生後0～3カ月

妊娠中に双胎間動脈血逆流症が発症したため母胎治療し，帝王切開で計画分娩を行った．出産と同時にNICUに収容，左脳に小さな出血がうかがわれたが，外科的手術は行わず，保存的療法で様子をみることとなった．自発運動が少なくやや低緊張であった．NICU内では看護部でカンガルーケアを，理学療法士はポジショニングを行った．発達援助のための理学療法を2カ月より開始，母親指導だけでなく父親にも可能な範囲で理学療法に参加してもらい，実際にハンドリングをしてもらった．

3）生後4～6カ月

退院時（4カ月）には，発達評価と家庭でできるハンドリング指導を行った．発達援助のための理学療法を行うも，半側上下肢の自発運動や支持性が乏しく痙直型片麻痺が疑われた．自発運動の乏しさは双胎の姉と比べて明らかであったが，母親は「まだ小さいから，生まれてこられただけでも幸せ」と理学療法を受けつつも麻痺のことはあまり気にせず，育児に専念していた．退院が近づいてきたので，未熟児であること，双胎であることを理由に居住地の保健師に連絡し，未熟児育児訪問指導を定期的に行ってもらうようにした．

4）生後7カ月～2歳

両親が妊娠中の双胎間動脈血逆流症の治療に対する不満を少しもっていたため，早期の障害受容は難しいと判断し，確定診断を生後8カ月まで延期した．その間，理学療法士も診断名を伝えず，患側上下肢の動きの乏しさや運動発達の遅れについて説明し，運動障害の理解を促した．生後8カ月になって，医師の診断名告知とともに特別児童手当の申請を行うよう指導した．双胎の姉と発達を比較して現実をみていたので，障害についての理解は示したものの，絶えず「姉より○○ができない」という訴えが多くなった．核家族で転勤族であることから地域に知人がほとんどいなかったため，これが現実を受容する過程と考え，理学療法士は訴えの聞き役となった．通院時，同行する夫には母親の置かれている状況を説明し，夫に育児協力を促

した．ホームエクササイズは簡単な項目を2～3種類にし，徹底して練習するよう指導した．母親は率直でまじめな性格であったため，エクササイズはきちんと行い細かく報告してきた．母親の訴えや報告は規定の時間をいつも超過したため，治療時間は午前の最終時間帯とした．

5）2歳～3歳6カ月

2歳から姉を保育所に通所させ，本児は健常児との交流を目的にして同保育所の子育て支援施設開放事業の通所を行った．3歳で短下肢装具を作製することを機会に身体障害者手帳を申請した．両親は当初手帳申請に抵抗を示したが，手帳は児の障害にレッテルを貼るものではないこと，交付は経済的支援や社会支援を受けるうえで有利であることを説明した．独歩可能になり，3歳2カ月より姉と同じ保育所通所となった．独歩可能となった時点より，ADL指導と学習準備のために作業療法を，構音練習のために言語療法を開始した．母親は2人を保育所に預けることがきっかけになって，近隣に友人ができ，障害をもつ子どもの理解や援助も得られるようになり明るくなった．独身時代に行っていた絵画教室を自宅で始めた．「子どもの将来に不安はあるけれど考えていても仕方がないし…」という発言も聞かれるようになった．

6）今後の方針

本児は現在，患足に短下肢装具を付けて独歩可能，患側上肢も補助手として正中位で使用可能であるため理学療法，作業療法，言語療法を外来で続けながら地域で健常児とともに小学校への入学を目指す予定である．保育所への通所手段や行事の参加は，現在母親が付き添っているが，状況をみて保育所の先生へ本児の自立のためには「所内で先生や友人の援助を受けながら自力でするのが望ましい」という意見を伝え，実施上の方法や問題点の検討をする予定である．両側統合の問題があり，今後は学習面での障害が顕著になると思われるので注意深く経過観察し，作業療法士の意見も聞き，必要に応じて学校教育の形態や教師の理解と協力を求める必要があると思われる．

3．子育て支援システム構築における理学療法士の課題

子育て支援について国レベルの施策が示され，一定の効果は得られているが，障害児家族に対する支援システムが機能しているかどうか残す各自治体によってその差は大きい．制度的には整ってきたが，障害児あるいはその母親個人にあてはめてみると，きめ細かな対応はまだまだ不十分だと思われる点が多い．

理学療法士としての子育て支援への関わりを以下にまとめた．小児理学療法士のこれからの課題として提案したい．

①誕生から3歳ぐらいまでの乳幼児の運動経験は，学習や社会性の芽を伸ばし，言語能力や主体性を育てる．運動障害をもつ子どもたちが移動や外界への働きかけがうまくできるように，姿勢や運動について症状に応じた関わり方を絶えず探究する．

②病院内のコ・メディカルスタッフと連携し，情報収集し，適切な支援が受けられるような情報を障害児母子に提供する．症例検討会や連絡会議などを積極的に活用する．

③病院や療育施設などに勤務する理学療法士間の連絡を密にして，障害児が自宅の近くで容易に，頻回に理学療法が受けられるようなネットワークをつくる．問題を理学療法士が一人で抱えこまない姿勢も大切である．

④市町村窓口，医師，作業療法士，言語聴覚士，そして保育所，幼稚園などの施設が関わる療育ネットワークに参加する．障害児に関連する各種団体やグループの研修会や行事などの活動を通して知識や情報を蓄積する．

⑤各県や市町村の「保健医療計画」「○○障害児プラン」などに理学療法士が専門職の立

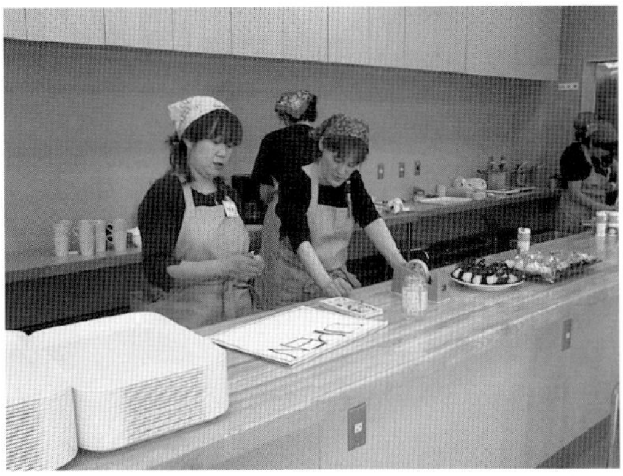

図6 障害児を育てている母親達がN大学内に開設した喫茶食堂
障害児と学生の交流の場,情報発信の場になっている

広がり,非常に勉強になる.まず,理学療法室以外の場所で障害児母子に会ってみよう.障害児やその家族が求めているものがみえてくるはずである.それなしに障害児の子育て支援は語れない(**図6**).

文　献

1) ［健やか親子21］公式ホームページ：http://rhino.med.yamanashi.ac.jp/sukoyaka/abstract.html
2) 押木利英子,山崎明,香川孝次郎,他：極低出生体重児を育児している母親のQOLに関する因果モデルの検討.新潟医療福祉学会誌 **4**：70-81,2003
3) 「国際生活機能分類—国際障害分類改訂版—」厚生労働省ホームページ：http://www.mhlw.go.jp/houdou/2002/08/h0805-1.html
4) Oshiki R, Yamazaki A, Nakamura T, etal：FactorAffecting Short-Term Mortality in Very Low Birth Weight Infants in Japan. *Tohoku J Exp Med* **205**：141-150, 2005
5) 木原秀樹：脳性麻痺の療育ネットワーク.理学療法 **24**：464-468,2007
6) 木原秀樹：赤ちゃんの発達を支援するケア—入院時から退院後へのフォローアップ.日本周産期・新生児医学会雑誌 **43**：1021-1024,2007
7) 中川信子：軽度発達障害児への介入.地域リハ **2**：580-583,2007
8) 加藤邦子,飯長喜一郎：子育て世代応援します.ぎょうせい,2006,pp1-26
9) 独立行政法人国立特殊教育総合研究所(編)：肢体不自由のある子どもの自立活動ガイドブック.ジアース教育新社,2007,pp1-14
10) 杉本健郎,二木康之,福本良之(編)：障害医学への招待　特別支援教育・自立支援法時代の基礎知識.クリエイツかもがわ,2006,pp1-26
11) 日本子どもを守る会(編)：子ども白書.草土文化,2007

場で参画し,協力する.

　以上,理学療法士の仕事としての課題を個人レベルから社会的広がりをもたせてまとめた.しかし,目をほかに向けてみると公的な決まりきった支援やサービスだけでは満足できず,自分たちの必要な情報や支援を得たい,自分たちの立場から情報を発信したいという母親や養育者も多い.各地で「○○の親の会」「○○の子育てサークル」など,自主的なサークルやNPO法人などの民間レベルの活動がたくさん組織され,個性豊かな活動が展開されている.そのような活動に,理学療法士がボランティアなどで参加して彼らが真に求めている支援は何かを把握するとよい.専門的な視点から助言することは,各種団体やグループの育成に関わるという意義も増して,障害児やその家族の実態,ニード把握に有効であり,理学療法士として視野が

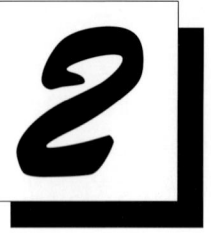

2 障がい児福祉・障がい児療育の支援システム

松野俊次*

> ◆ Key Questions ◆
> 1. 子どもに関わる福祉行政とそのシステムとは
> 2. 医療，生活などに向けた支援制度とは
> 3. 療育における支援システムとは

I．はじめに

2005年10月，障害者自立支援法（以下，支援法）が成立し，2006年4月から成人障がい者への支援法による支援が始まった．障がい児についても2006年10月から支援法による支援が行われている．

支援法により変わったのは，①居宅生活支援事業，②施設支援事業，③自立支援医療，④補装具，⑤地域生活支援事業，⑥障害福祉計画，の6点である．この支援法による制度改正は障がい児の福祉と支援システムに大きな影響を及ぼした．しかも，支援法による制度改正は旧来の制度と複雑に絡み合いながら動いている．

障がい児福祉・療育システムを考える時，支援法を抜きに論じることはできない．そこで，本稿では支援法により変わった点と，変わっていない点を示しながら，現在の障がい児への福祉制度と支援システムを解説していく．

---

* Toshitsugu MATSUNO/豊田市こども発達センター

II．子どもに関わる福祉行政とそのシステムとは

まず，いちばん変わっていないのが手帳制度である．現在でも，各種手当の支給を含めて福祉的な支援を受けようとすれば，まず手帳取得が前提となっている．ただし，発達障がい者支援法の成立に伴い，障がい者の範囲については今後議論されていくと思われる．さらに，障がい児への居宅生活支援については，必ずしも手帳の取得を前提としてはいない．

1．手帳（療育手帳・身体障害者手帳）

手帳には，心身に障がいのある子どもがその障がいを克服しながら，家庭や地域でより充実した生活も送ることができるようにと，療育手帳と身体障害者手帳の2種類がある．

1）療育手帳

IQ 75以下の知的障がい児に療育手帳が交付され，一貫した支援・相談が行われるとともに，各種の援助を受けやすくしている．児童相談センターを通じて都道府県・政令指定都市の判定により交付される．年齢などに応じて，一定年数ごとに障がいの程度を判定するため，再判定が必要になる．

障がいの程度は重いほうからA，B，Cの3段階である（**表1**）．また，療育手帳の申請の手続きの流れは**図1**のとおりである．

2）身体障害者手帳

身体障害者手帳は，身体に障がいのある人が「身体障害者福祉法」に定める障がいに該当すると認められた場合に交付され，各種の援助が受けられる．障がいの程度は1〜6級に分類されている．

身体障害者手帳の申請の手続きの流れは**図2**のとおりである．

2．特別児童扶養手当など（国と県の制度，そのほかに市町村制度あり）

手帳制度と同様に個別給付制度も変わっていない．障がい児を育てている家族への給付制度と，障がい児本人への給付制度の2種類がある．この制度は，国および都道府県の制度であり，そのほかに各市町村で独自の制度がある．

1）特別児童扶養手当

20歳未満の重度または中度の心身障がい児，精神に障がいのある児童を養育している人に支給される（その子どもを育てている家族などへの手当）．

① 重度：身体障害者手帳1，2級または療育手帳Aで月額50,750円．
② 中度：身体障害者手帳3，4級または療育手帳Bで月額33,800円．

2）障害児福祉手当

身体・知的・精神の著しく重度の障がいがあるため，日常生活において常時介護を必要とする状態にある20歳未満の人に支給される（本人への手当）．

① A（重度）：身体障害者手帳1，2級＋療育手帳Aで月額21,500円．

Ⅲ．医療，生活などに向けた支援制度とは

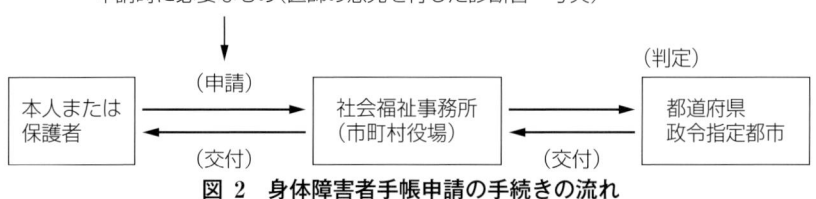

1．居宅生活支援関係

居宅生活支援関係は支援法になって大きく変わった．旧来の支援費の時代は，自己負担額が世帯の所得に応じて決まる応能負担であったが，支援法になりサービス料の原則1割を負担する応益負担となった．

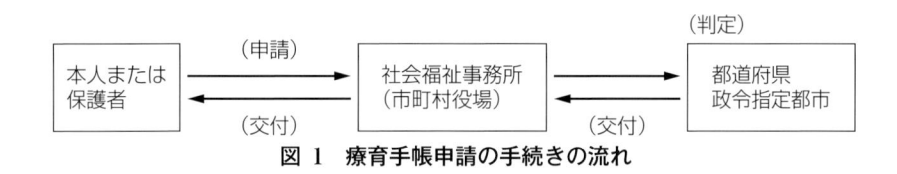

表1 障がいの程度

発達指数（IQ）	障がいの程度
35以下	A
36〜50	B
51〜75	C

図1 療育手帳申請の手続きの流れ

図2 身体障害者手帳申請の手続きの流れ

```
         ⑦
市町村 ⇄ 支援施設
         ⑤
```

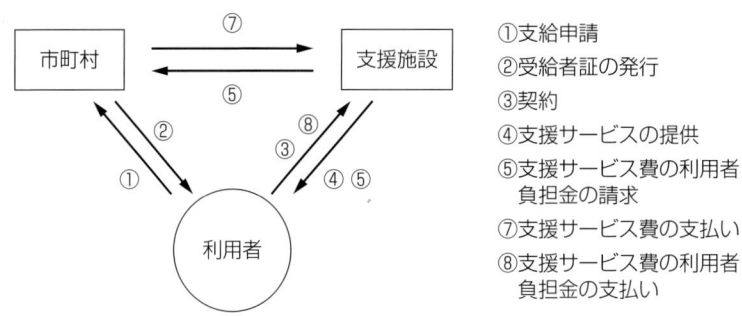

①支給申請
②受給者証の発行
③契約
④支援サービスの提供
⑤支援サービス費の利用者
　負担金の請求
⑦支援サービス費の支払い
⑧支援サービス費の利用者
　負担金の支払い

図3　居宅生活支援での手続き

表2　障がい児の調査項目

項　目	区　分	判　断　基　準
食　事	全介助 一部介助	全面的に介助を要する おかずを刻んでもらうなど一部介助を要する
排　泄	全介助 一部介助	全面的に介助を要する 便器に座らせてもらうなど一部介助を要する
入　浴	全介助 一部介助	全面的に介助を要する 身体を洗ってもらうなど一部介助を要する
移　動	全介助 一部介助	全面的に介助を要する 手を貸してもらうなど一部介助を要する
行動障がいおよび精神症状	ある ときどきある	ほぼ毎日ある 週1，2回程度以上ある 1）強いこだわり，多動，パニックなどの不安定な行動 2）睡眠障害や食事・排泄に関わる不適応行動 3）自分をたたいたり，傷つけたり，他人をたたいたり，蹴ったり，器物を壊したりする行為 4）気分が憂うつで悲観的になったり，ときには思考力が低下する 5）再三の手洗いや繰り返しの確認のため日常動作に時間がかかる 6）他者と交流することの不安や緊張のため外出できない．また，自室に閉じこもって何もしないでいる

※通常の発達において必要とされる介助などは除く

　支援を受けるための手続きと流れは次のようになる（**図3**）．
①各市町村の窓口（福祉課など）に支給の申請をする．その後訪問調査があり，支給が決定される．ただし，障がい児の場合には，5領域10項目の簡易型の調査が行われる（**表2**）．
②具体的な支援（例えば，ホームヘルプサービス）を提供している居宅生活支援業者と契約を結ぶ．
③具体的な支援を受け，自己負担額を支払う．

自己負担額は原則1割だが，所得に応じて上限額が設定されている．
④具体的な支援の内容としては**表3**のとおりである．

2．医療費関係

　医療費は，医療保険制度（国民健康保険または健康保険など）により，通常3割が自己負担額となっている．しかし，手帳を取得することにより，この自己負担額の各種助成を受けることができる．この医療費も支援法により制度変

表 3 在宅サービスの種類

給付の種類	サービス名	対象	内容
介護給付	居宅介護（ホームヘルプ）	障がい児・者	自宅で入浴・排泄・食事などの介護を行う
	重度訪問介護	18歳以上の重度身体障がい者	18歳以上の常に介護を必要とする重度の肢体不自由者に，自宅で食事などの身体介護や調理などの家事援助，外出時の移動支援などを行う
	行動援護	重度知的障がい者 重度精神障がい者	自傷・徘徊などの危険を回避するために必要な援護や外出時の移動支援を行う
	重度障害者等包括支援	重度障がい者	きわめて重度の障がいのある人に居宅介護など複数のサービスを包括的に提供する
	児童デイサービス	18歳未満の障がい児	18歳未満の障がいのある人が施設などに通い，日常生活における基本的な動作の指導，集団生活への適応練習などを行う
	短期入所（ショートステイ）	障がい児・者	在宅で障がい者などを介護する人が病気の場合などで介護ができない時に，障がい者施設に短期間入所し，入浴・排泄・食事などの介護を行う

更があった．これまでの自己負担の生じていなかった育成医療が自立支援医療として，原則1割の自己負担額が生じるようになった．

また，助成を受けた後の自己負担額が高額の場合には，自己負担額を医療機関の窓口で支払った後，市町村，社会保険事務所または加入している健康保険組合から高額医療費として払い戻される制度がある．

1）自立支援医療

18歳未満の身体上の障がいを有する人が，生活能力を得るために必要となる医療の給付（医療に要する費用の支給）が行われる．所得による減免制度はあるが，原則医療費の1割が自己負担額である．

2）障害者医療費の支給

次のいずれかに該当する障がい者・児が医療を受けた場合，医療保険における自己負担額が支給される制度である．

①身体障がい者1～3級の人．
②IQ 50以下の人．
③自閉症状態と診断されている人．

なお，この障害者医療費の支給制度については，支援法による変化はなかった．

3．補装具関係

補装具についても支援法により制度改正があった．従来は，所得に応じて自己負担額の決まる応能負担だったが，支援法になり，給付された補装具の原則1割負担という応益負担となった．例えば，1台30万円の車いすを給付された場合，従来の制度であれば，その世帯の所得に応じて自己負担額が決まっていた．しかし，現在は，原則3万円の自己負担が生じている（世帯による上限額があるため，すべての世帯で1割を負担しているわけではない）．

なお，補装具作成の申請の手続きに関してはほとんど以前と同様で，その流れは図4のとおりである．また，治療用装具として医療保険を使う場合もあるが，車いす，歩行器など医療保険では作成できないものもある．

4．日常生活用具関係

日常生活用具についても支援法により制度が変わった．まず，日常生活用具の給付が市町村の地域生活支援事業の一部となった．市町村の行う地域生活支援事業には，このほかに相談支援事業などがある．

また，従来補装具として給付されていた「紙

①医師から意見書，業者から見積書をもらい役所の窓口へ
⇩
②支給の決定を受け作成
⇩
③補装具の受け取りと自己負担金の支払い（原則1割負担）

図4　補装具作成の申請の手続きの流れ

①医師から意見書，業者から見積書をもらい役所の窓口へ
⇩
②支給の決定を受け作成
⇩
③業者から日常生活用具の受け取りと自己負担金の支払い（原則1割負担）

図5　日常生活用具の申請の手続きの流れ

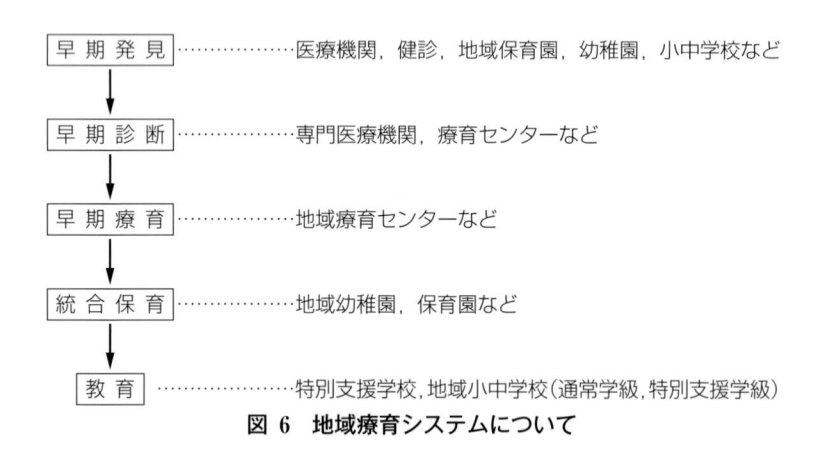

早期発見……………医療機関，健診，地域保育園，幼稚園，小中学校など
↓
早期診断……………専門医療機関，療育センターなど
↓
早期療育……………地域療育センターなど
↓
統合保育……………地域幼稚園，保育園など
↓
教育……………特別支援学校,地域小中学校(通常学級,特別支援学級)

図6　地域療育システムについて

オムツ」や「頭部保護帽」が日常生活用具に加えられた．自己負担額も補装具と同様，従来の応能負担から原則1割負担の応益負担となった．ただし，市町村事業のため，地域によるバラつきが多少あるようである．

　紙オムツを例にとると，自己負担額は月にほぼ1,200円程度である．申請の方法は，従来とほとんど変わっていない．日常生活用具の申請の流れは図5のとおりである．

　なお，業者は従来のような専門業者でなくても日常生活用具を扱っている業者から受け取れるようになった．

Ⅳ．療育における支援システムとは

1．地域療育システムについて

　できるだけ早期に障がいを発見し，診断し，早期治療から早期療育につなげる早期療育システムが，現在全国どの地域においても確立されてきている（図6）．その中で，注目されていることは以下の3点である．

　①近年，軽度発達障がい児たちへの支援の広がりに伴い，地域幼稚園・保育園・小中学校での発見機能が注目されている．
　②新生児集中治療室（NICU：newborn intensive care unit）の充実，聴覚障がい児へ

表 4　障害者自立支援法による制度上の変化

	旧制度	新制度
制度	措置制度	利用・契約制度
保護者負担	応能負担	応益負担
施設給付費	初日在籍払い	一日現員払い
給食費	措置費に含む	実費徴収
通園バス	措置費に含む	福祉サービス費に含む

の自動聴性脳幹反応検査（A-ABR：automated auditory brainstem response）の導入など医療機関での超早期からの発見機能が高まっている．

③地域福祉の時代となり，地域療育システムの地域差も顕著となってきている．

このような時代背景の中，以下療育に視点をあてながら論を進める．

2．施設支援関係

支援法になって，利用契約制度が障がい児についても導入され，施設支援も大きく変わった．しかし，まだ一方では児童福祉法に基づく児童福祉施設として存在している．つまり，その施設の種類，あり方などは児童福祉法に則り，利用契約制度の部分だけ支援法が導入されたという，ある意味中途半端な状態である．

1）施設の種類

児童福祉法に定められた施設がそのまま存在している．その中で，体の不自由な子どもたちへの支援を主に行っているのは，肢体不自由児施設，肢体不自由児通園施設，および重症心身障害児施設である．

肢体不自由児施設は，現在全国に62施設あり，医療法上病院としても位置づけられている[1]．肢体不自由児通園施設は，診療所の併設が義務づけられており，全国に108施設ある[2]．地域福祉の進展に伴い，入所型施設である肢体不自由児施設は数が減り，通所型施設である肢体不自由児通園施設は横ばいから微増している．

さらに，重い障がいの人たちへの福祉施設として重症心身障害児施設がある．肢体不自由児施設と同様，医療法上病院としての機能をもっており，現在全国に117施設ある[3]．

そのほかに，知的障がい児，聴覚障がい児，視覚障がい児などの入所および通所施設が児童福祉法に規定してあるとおり存在している．

全体的な流れとしては，入所から通所に向かっている．また，3障害（肢体不自由児，知的障がい児，難聴幼児）に分かれている現在の制度を一本化する是非について議論されている．

3．措置制度から障害者自立支援法による利用契約制度に

障がい児への施設支援は，2006年10月から支援法による利用契約制度に変わった．**表4**は，制度上の変化をまとめたものである．制度としては，一部の例外（児童虐待など）を除いて，措置制度から利用契約制度となった．保護者負担は，所得に応じて自己負担額の決まる応能負担から，利用した回数により一律負担額の決まってくる応益負担となった．また，給食費については，措置制度では措置費に含まれており，自己負担が生じなかった．しかし，支援法では実費徴収となっている．国は実費徴収額として650円（食材費230円＋人件費420円）を例示している．通園バスについては，いろいろな議論のうえ，最終的には福祉サービス費に含まれるとして自己負担は生じてこなかった．しかし，支援法では送迎サービスとなっている．そのため，支援法に基づく施設としての児童デ

```
児童相談センター          都道府県・政令指定都市    ①支給申請
        ↑↓                    ↑↓              ②受給者証の発行
        ① ②                   ⑤ ⑥            ③契約
                                              ④療育サービスの提供
        利用者  ─③⑧→ 支援施設                 ⑤療育サービス費の請求
               ←④⑦─                          ⑥療育サービス費の支払い
                                              ⑦療育サービス費の利用者
                                                負担金の請求
                                              ⑧療育サービス費の利用者
                                                負担金の支払い
```

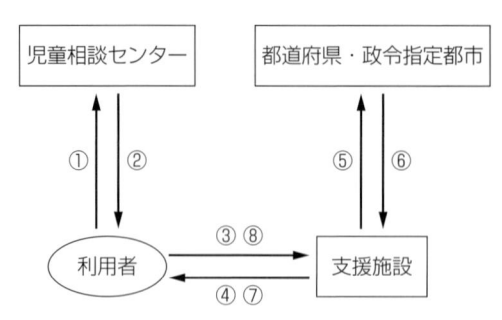

図7　施設支援での手続き

イサービスでは送迎サービスが自己負担となっている．施設利用のための手続きは**図7**のとおりである．

　①児童相談センターに施設給付費を支給してもらうための支給申請をする．その後，居宅生活支援と異なり，訪問調査なしで支給決定が行われる．
　②具体的な支援を受ける施設（通園施設など）と契約を結ぶ．
　③支援施設から具体的な施設支援を受ける．
　④規定に従い，利用者の自己負担額を支払う（給食費などは別）．

V．おわりに

　障がい児の福祉制度と支援システムを支援法との関係の中から解説してきた．2007年12月，国は障害保健福祉関係主幹会議の中で，新たな緊急措置を出してきた[4]．障がい児への福祉制度も支援システムも刻々と変化している．しかも，今後ますます地域福祉の進展により地域間格差が広がっていくと思われる．同じような体の不自由さがありながら，住む地域により受けられるサービスに差が出てくることが予想される．現在も，近くに専門療育機関がなく，遠くまで行って理学療法サービスを受けている障がい児たちがたくさんいる．われわれ理学療法士は，たとえ障がい児専門の施設に勤めていなくても，高い見識をもって，どの地域でも障がい児たちに，生活に即した理学療法サービスが提供できるように努力を続けなければいけないと思う．また，障がい児たちへの理学療法サービスを中心に行っている理学療法士は，個別の支援方法の研鑽を積むだけでなく，支援システムにも興味と関心をもたれることを願っている．

文　献

1) 全国肢体不自由児施設運営協議会：http://www.sitaifujiyuujisisetu.jp/
2) 全国肢体不自由児通園施設連絡協議会：http://www.kaze.rgr.jp/
3) 日本重症児福祉協会：http://www.zyuusin1512.or.jp/
4) 厚生労働者障害福祉関係主幹課長会議資料．2007年12月26日版
5) 障害者自立支援法—新法と主要関連法新旧対照表．中央法規出版，2005
6) 福祉ガイドブック　平成19年度版．愛知県，2007
7) 母子愛育会日本子ども家庭総合研究所（編）：日本子ども資料年鑑　2007年版．KTC中央出版，2007
8) 厚生労働者障害福祉関係主幹課長会議資料．2005年12月26日版
9) 厚生労働者障害福祉関係主幹課長会議資料．2006年3月1日版
10) 厚生労働者障害福祉関係主幹課長会議資料．2006年8月24日版

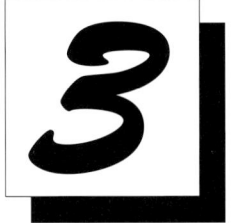

3 障害児の就学支援活動と理学療法

鶴見隆正* 米津 亮**

◆ Key Questions ◆
1. 特殊教育から特別支援教育への移行はどのようなものか
2. 児の就学プロセスはどのようになっているのか
3. 就学支援における理学療法士の役割とはなにか
4. 地域における障害児の教育支援とはどのようなものか

I. はじめに

　脳性麻痺をはじめとする障害児のリハビリテーションは,「療育」という理念のもとに医療,教育,福祉領域が連携しながら児の健やかな成育と成長に関わり発展してきた.しかし,今日の療育を取り巻く環境は,肢体不自由児施設や小児病院などの施設中心的なリハビリテーションから児の地域生活を基盤とした関わりへと質的に変化しつつある.特に児の障害については,国際生活機能分類(ICF：International Classification of Functioning, Disability and Health)の「心身機能・身体構造」「活動」「参加」の相互関係をプラス思考で分析し,さらに地域社会および児の生活環境因子に加え,年齢や生活歴などの個人因子までを総合的に捉えた「生活モデル」を重視したものに進化している.これまでのような医療中心のアプローチから,児を含む家族のライフサイクルに沿った総合的な支援によって,児が地域の中で生き生きと過ごし,生活の質や自立生活の向上を図れることを目標としている.

　その中でも児が歩み始めた人生の最初の大きな節目の一つである就学を取り巻く支援には,児とその家族への直接的なものだけでなく,行政や教育関係者との協同的なアプローチが不可欠である.そこで本稿では,特別支援教育の制度,就学支援のあり方,また小学校を中心とした地域連携に理学療法士として,どのように関わっているのかを実践例を通して解説する.

1. 児の成長・ライフサイクルと理学療法との関連

　児と理学療法との関わりは,児の成長とともに医療中心から社会的環境を基盤にしたものへと質的に変化する.すなわち,「心身機能・身体構造」から「活動」「参加」へ向けた理学療法に転換することである.

　「心身機能・身体構造」に対するアプローチは,児の運動発達を先取りした形で,新生児期から学童期までは医療中心的な理学療法が実施される.超早期から新生児集中治療室(NICU：neonatal intensive care unit)での理学療法が開始され,その後の外来理学療法では,児の過剰な運動パターンを制御するハンドリングやポジショニング指導などを集中的に実施し,より正

---

* Takamasa TSURUMI/神奈川県立保健福祉大学保健福祉学部リハビリテーション学科理学療法学専攻
** Ryo YONETSU/大阪府立大学総合リハビリテーション学部理学療法学科

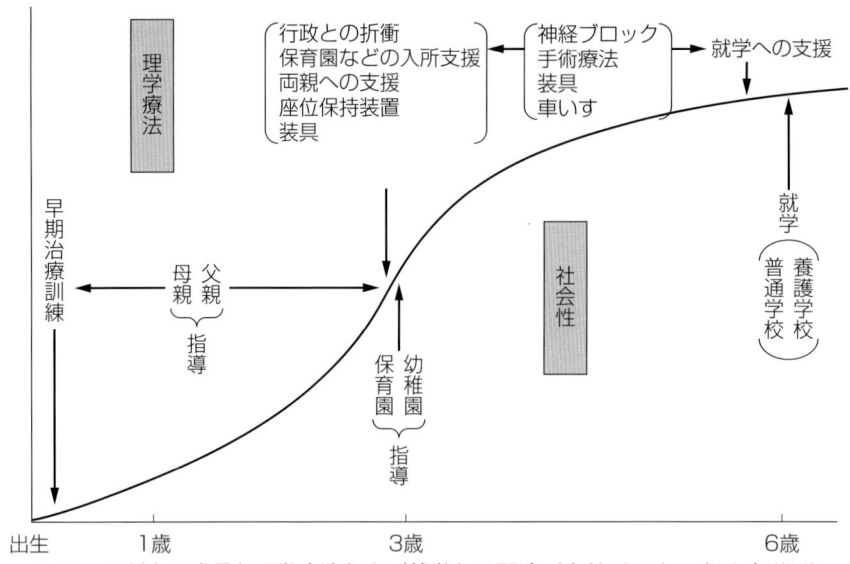

図1 子どもの成長と理学療法および就学との関連（文献1）より一部改変引用）

[理学療法]
- 早期治療訓練
- 行政との折衝
- 保育園などの入所支援
- 両親への支援
- 座位保持装置
- 装具
- 神経ブロック
- 手術療法
- 装具
- 車いす
- 就学への支援

母親／父親　指導
保育園／幼稚園　指導
[社会性]
就学（養護学校／普通学校）

出生　1歳　3歳　6歳

常な運動機能の早期獲得を目指している．また，この時期では自宅での母親によるハンドリングやポジショニング指導は，児の運動発達に大きく影響するだけに，母親へのホームプログラム指導は大切である．5〜6歳児ごろまでは「心身機能・身体構造」に重点をおきながらも，徐々に児が集団生活を体験するように指導することが必要である[1]（**図1**）．

「活動」「参加」に向けた理学療法の支援は，児の社会性を身につけるうえで重要である．なかでも集団生活の第一歩となる保育・幼稚園の体験ができるように指導・支援することは重要である．この保育園などの就学前教育では，児の協調性，社会性，創造性，表現性，運動性，言語性などを導き出し，主体的な生活行動が可能となるような教育指導を行っている．このため医療機関で児を担当する理学療法士は，保育園の運動会や学芸会などの行事にも可能な限り参加して，保育士らとの連携を図り，児のさまざまな情報を共有することには意義がある．したがって，保育園や幼稚園と理学療法士との間に信頼感と連携が保たれていることが，児の小学校への就学支援に大きな影響を及ぼすことになる．

Ⅱ．障害児の教育環境

1．障害児の教育制度の背景

1948年12月，障害者を含めた全世界の人々の生活，健康，身分，教育，労働などを基本的人権問題として捉えた「世界人権宣言」が国連総会にて採択された．その第26条では，「すべての人は教育を受ける権利を有する」と義務教育を受ける権利をうたっている．その後，デンマークのMikkelsenによって提唱されたノーマライゼーションの理念（1959年）を具現化する世界規模の運動が，1983年に「完全参加と平等」を掲げた「国連障害者の10年」が展開し，障害児をはじめ社会的弱者を含めた人々の生活環境，就学や就労，生活の質（QOL：quality of life）などの見直しが促進された．また，1989年に「生きる権利」「守られる権利」「育つ権利」「参加する権利」の4権利を中心とした「子どもの権利条約」が国連で採択され，特に第28条では，すべての児童の教育の権利と保障を促しており，わが国は1994年にこの条約に批准している．このように障害児の教育の発展には，世界的な教育に関する理念や制度が息づいてい

る．

2．障害児の教育の歩み

わが国の障害児教育は，欧米に比べて遅れて始まった．イギリスの公教育では，1893年には視覚障害児と聴覚障害児の義務教育制が，また1918年には肢体不自由児の義務教育が始まった．アメリカでは1890年代に入るとワシントン州，オハイオ州，オレゴン州，ユタ州などにおいて視覚障害児と聴覚障害児の義務教育立法が成立し，その後「権利としての教育」をスローガンとした運動が全米的に広がり，障害児教育は発展・充実されていった[2]．

一方，わが国では戦後の1948年に「中学校の就学義務並びに盲学校及び聾学校の就学義務及び設置義務に関する政令」により，盲・聾学校義務制が小学入学者から実施された．しかしながら，肢体不自由児や知的障害児などについては障害の質的な複雑さなどから義務化は遅れ，障害児教育の義務制は盲・聾学校が先行する形となった．1969年に「特殊教育の基本的な施策のあり方」が，また1972年の中央教育審議会の「今後における学校教育の総合的な拡充整備のための基本的政策について」の答申の中で，養護学校の義務制や特殊学級の設置義務，重度重複障害児への対応など具体的な目標を掲げた特殊教育のあり方を提言し，この答申を受けて養護学校整備7カ年計画や知的障害特殊学級，他障害の特殊学級の整備拡充が進められた．その結果，1979年に養護学校が義務化されて，いわゆる全員就学が実現し，すべての障害児が学籍を得ることができた[2]．

III．特殊教育から特別支援教育への移行

これまでの障害児を対象とした法的な「特殊教育」，そして通称の「障害児教育」について総合的な見直しが行われ，2001年ごろから「特殊教育」に代えて「特別支援教育」という呼称が文部科学省で用いられ始め，2004年の中央教育審議会において「特別支援教育」の検討が行われた．その結果，「学校教育法等の一部を改正する法律（2006年）」が制定され，障害をもつ児の将来を見据えた教育的支援や幅広いニーズに対応できる教育体制として「特別支援教育」が2007年から正式に位置づけられた[2,3]．

1．特別支援教育とは

中央教育審議会は，2005年「特別支援教育を推進するための制度のあり方（答申）」の中で，特別支援教育について「障害のある幼児児童生徒の自立や社会参加に向けた主体的な取り組みを支援するという視点に立ち，幼児児童生徒一人ひとりの教育的ニーズを把握し，その持てる力を高め，生活や学習上の困難を改善又は克服するため，適切な指導及び必要な支援をおこなうもの」と定義し，以下のような提言を行っている[2,4,5]．

①盲・聾・養護学校を障害種別に捉われない学校制度〔特別支援学校（仮称）〕とするとともに，地域の特別支援教育のセンター的機能を有する学校とすること．

②小・中学校における特別支援教育の体制を確立するとともに，特殊学級や通級による指導のあり方を見直すこと．

③教員等の専門性を強化するため，免許制度を改善すること．

④学習障害（LD：learning disabilities），注意欠陥・多動性障害（ADHD：attention-deficit/hyperactivity disorder），高機能自閉症等（アスペルガー症候群を含む）の児童生徒について，新たに通級指導の対象とするなど制度を弾力化すること．

すなわち，これまでの「障害が重いから特殊教育諸学校」「障害が軽ければ特殊学級」，そして「さらに障害が軽ければ通学学級で留意して指導」というように，障害の軽重，障害の種類

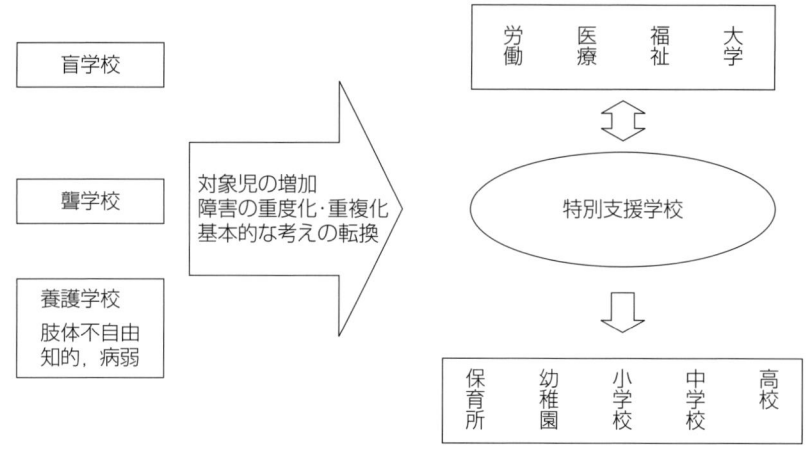

図2 盲・聾・養護学校から特別支援学校へ（文献4）より一部改変引用）

に応じて盲・聾・養護学校や特殊学級などの「特別な場」で指導を行ってきた「特殊教育」から，個別の教育的ニーズを把握する「特別支援教育」への転換を図ることである．

2．特別支援学校とは

わかりやすくいえば，養護学校から特別支援学校と名称が変更したことになる．しかし，これまでの障害種別の学校をなくし一本化した特別支援学校は，視覚障害者，聴覚障害者，知的障害者，肢体不自由者または病弱者（身体虚弱者を含む）に対して，幼稚園，小・中学校，高等学校に準ずる教育を施す中で，在籍する児童生徒の「障害による学習上または生活上の困難を克服し自立を図るために必要な知識技術を授ける」ことを目的として，各都道府県の設置義務となっている（学校教育法第71条）．また，特別支援学校には地域の小・中学校などからの児童生徒らの教育に関する助言や，支援の要請に対応するセンター的機能を果たすように位置づけている．したがって，特別支援学校と地域の小・中学校などとは連携した教育環境が構築されるようになっている[2〜4]（図2）．

3．特別支援学級とは

これまでの特殊学級あるいは障害児学級と呼ばれていたものが特別支援学級に改められ，その設置は市町村レベルの任意とされている．学級の設置根拠である学校教育法第75条には，小・中学校，高等学校および中等教育学校における知的障害者，肢体不自由者，身体虚弱者，難聴者などの児童・生徒に対して，特別支援学級（特殊学級）において教育を行うことが適当なもの，と判断した時に設置される．したがって，特別支援学級は児の生活圏内の学校に設置されるだけに，地域により密着したものである[3,5]．

4．通級（通級制）による指導

小・中学校の通常の学級に在籍している比較的軽度の障害がある児童生徒に対して，各教科の指導は主として通常の学級で行いつつ，限定された教科科目や活動について特別の指導を特別な場（別の教室等）で行う教育形態である．通常の学級での学習におおむね参加でき，一部を特別な指導を必要とする程度の児童生徒が通級の対象となる[6]．最近では，学習面だけでなく行動面，情緒面での課題のあるLD，ADHD児童生徒の通級指導が多くなっている．これまでの通級による指導を，特別支援教育の観点から弾力的な運用ができるような「特別支援教室（仮称）」の構想が持ち上がり，現在検討が重ねられている[4]．

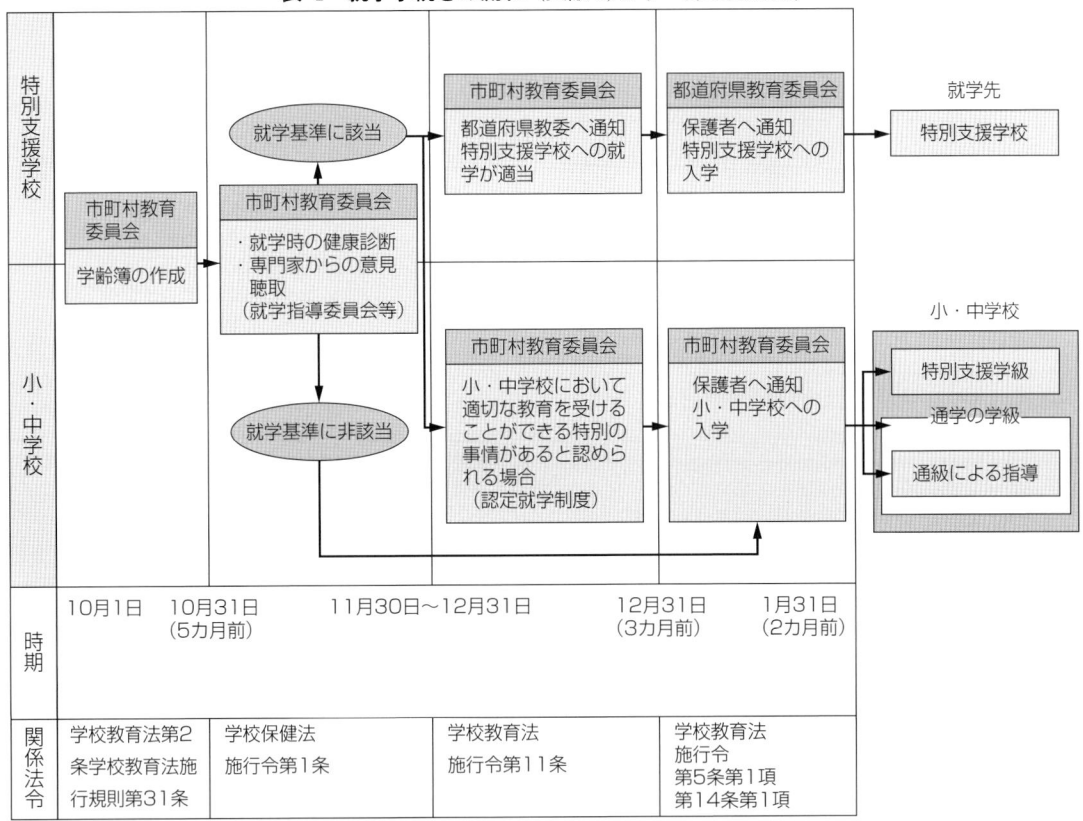

表 1　就学手続きの流れ（文献3)より一部改変引用）

特別支援学校			就学基準に該当	市町村教育委員会 都道府県教委へ通知 特別支援学校への就学が適当	都道府県教育委員会 保護者へ通知 特別支援学校への入学	→	就学先 特別支援学校
	市町村教育委員会 学齢簿の作成	市町村教育委員会 ・就学時の健康診断 ・専門家からの意見聴取 （就学指導委員会等）					小・中学校
小・中学校			就学基準に非該当	市町村教育委員会 小・中学校において適切な教育を受けることができる特別の事情があると認められる場合 （認定就学制度）	市町村教育委員会 保護者へ通知 小・中学校への入学	→	特別支援学級 通常の学級 通級による指導
時期	10月1日	10月31日 （5カ月前）	11月30日〜12月31日		12月31日 （3カ月前）	1月31日 （2カ月前）	
関係法令	学校教育法第2条学校教育法施行規則第31条	学校保健法 施行令第1条	学校教育法 施行令第11条			学校教育法 施行令 第5条第1項 第14条第1項	

Ⅳ. 小学校への就学支援活動

1. 就学プロセス

　就学期を迎えたすべての児は，市町村・都道府県の教育委員会のもとに，**表1**に示す就学プロセスを踏み小・中学校に就学する[3]．まず，学区内の新入学予定者の健康診断を行うが，心身の障害のある児には障害の種類や程度，心身の状態などの精密な検査による医学的診断が行われる．適切な就学指導を行うために市町村の教育委員会は，就学指導委員会を設置して，医学，教育学，心理学などの各専門家からの検討や保護者の希望も考慮しながら総合的に判断し，就学先を決定する．1月末ごろには就学先の学校名，入学に関する情報を通知することになっている．なお，特別支援学校に就学指導が適当と考えられる場合には，市町村から都道府県の教育委員会に移され，都道府県の就学指導委員会で再度検討がなされたうえで適切な就学指導が行われる[2]．

2. 理学療法士としての就学支援の事例

　生後間もなくNICUで理学療法をはじめ，その後，統合保育に通園しながら外来理学療法を2週に1回実施し，松葉杖歩行能力は10mほどであった痙直型脳性麻痺児の普通小学校への入学に向けた支援経緯について紹介する[7]（**表2**）．

　入学7カ月前の9月に母子と面談し，身体に障害のある子どもの県内の就学状況について説明を行った．また児にとって就学が，児の心身面，社会面にどのような影響を及ぼすのかを説明し，同時に小学校高学年，中学校生活までを視野に入れて話し合った．その結果，地元の普

表2 普通小学校への就学支援プロセス事例

在胎31週，1,332g　　spastic diplegia構音障害軽度
松葉杖10m歩行　　→　アキレス腱延長術後，松葉杖300m歩行

取り組み対応	目的
1. 両親と理学療法士との話し合い	入学への信念確認
2. 保育園の園長に紹介状	入学への協力依頼
3. 両親と園長との話し合い	入学協力と園長の考え方確認
4. 小学校の校長に紹介状	医学的に就学可能とお願い
5. 児・両親・園長が校長と面談	児の機能確認と入学希望に終始
6. 理学療法士の小学校見学	段差，トイレなどのチェック
7. 市の教育長に紹介状	医学的説明とお願い
8. 市の教育長・次長・校長・他8名と整形外科教授・理学療法士の会談	医学的に就学可能とお願い
9. アキレス腱延長術施行	歩行能力改善

　　　　　　　　　　入学決定

| 10. 市の教育長と校長にお礼状 | 連携を深める |

　通小学校入学への強い信念を確認できたので，日ごろからお世話になっている保育園の園長宛に，これまでの統合保育の感謝と普通小学校入学に向けた協力依頼を記した紹介状を作成した．次に，母親には入学支援の協力願いを園長にするように促し，園長と面談する時に紹介状を手渡すように指導した．

　園長の協力を得られたとの情報を得ると，すぐに就学希望の小学校の校長宛に，児の理学療法の経過とADL能力面から就学できる運動機能を十分有している点を記した入学依頼の紹介状を郵送した．紹介状が届いたころを見計らって，母子と園長とが校長に面談を申し込み，入学に向けた努力をするよう促した．しかしながら，校長の反応は消極的であったとの情報を受けて，最終的な学籍措置権限者である市の教育長宛に入学支援についての紹介状を郵送した．

　その後，教育長から児の入学に関する意見交換をしたいと連絡があり，整形外科教授とともに市役所に出向き教育長らとの会談をもった．会談では，普通小学校就学において身体能力的には問題がないこと，医療的ケアは数カ月に1度の外来診療のみであること，普通小学校での教育は身体・知的両面にとって意義があること，医療側はいつでも協力する旨を伝えた．年が明けた1月末に就学許可の朗報が母親のもとに届いたとの一報を受け，担当理学療法士として教育長と校長にそれぞれお礼状を送付した．

　このような児に対する就学支援の原動力は，本人の希望，親の熱意があれば，どのような重度障害児であっても支援するのだ，という理学療法マインドである．適切な就学形態は児の秘めた能力を開花させ，将来の人生に大きく影響を及ぼすだけに，児を担当する理学療法士として積極的に就学プロセスに関わることが重要である．医療サイドと教育サイドの両者の前向きな融合が児の就学，そして人生を切り開く第一歩となると考える．したがって，理学療法士は就学後の授業時の座位姿勢や体育実技の実際をチェックして，机の高さ，椅子の形状調整などのアドバイスを行うことで，両者の実践的な交流は自然と萌芽することになる．すなわち，理学療法士は身体機能の治療ハンドリングに固執することなく，治療・療育・教育という一貫とした地域システムの中で児の可能性を導き出せるように最大限の支援をすることが重要であ

る.

V. 障害児の病態・障害像理解を目的とした支援

今回われわれは,ある障害児の就学支援の一環として,小学校の児童に脳性麻痺の障害像理解を目的とした2回の講演活動を経験したので,これらの活動を通して,理学療法士がどのような役割を果たし,どのような関わりが必要であるかを論じる[8,9].

1. 経 緯

対象となる児童は,脳性麻痺痙直型両麻痺の診断を受けた小学校6年生.運動機能はankle foot orthosis(以下,AFO)装着下で独歩が可能なレベルで,AFOの着脱やトイレに行くなどのADLは監視下で自立していたが,中度知的障害を有する.現在は,地域の普通小学校養護学級に在籍し,給食や体育の時間などを通して普通学級の同級生と触れ合い生活している.しかし,同級生は児の動作の特徴や行動を理解することが困難であり,クラス担任からの依頼を受け,児の病態・障害像を理解するための講演が企画された.本活動の目的は,小学校6年生の子どもたちに脳性麻痺の病態・障害像を理解してもらうことである.

2. 講演のための準備

講演に先立ち,講演の対象となる児童を同級生がどのような認識をもち,関わりを続けているのか不明であった.そこで,クラス担任に同級生がどのような疑問を感じているのかアンケートによる確認を依頼した.その内容は,表3に示すように一般的な脳性麻痺の病態・障害像から児の特異性を示すコメントが幅広く述べられていた.

内容を確認したうえで,脳性麻痺の病態・障害像の説明に重点をおき,講義の準備にとりか

表3 同級生が児に対して疑問に感じていること

病気・障害に関すること	23件
なぜ,障害をもっているのだろう どんな障害をもっているのだろう 足が悪いのに,なぜ他の部分も悪いのだろう みんなの頭と何が違うのだろう など	
運動機能に関すること	17件
なぜ,早く走れないのだろう 長時間歩けるのだろうか なぜ,つま先歩きをするのか ちゃんと立てるのだろうか など	
外観について	15件
履いている靴は何だろう スプーン・箸についているものはなんだろう	
行動に関すること	24件
なぜ,言葉をうまく喋れないのだろう なぜ,すぐ笑うのだろう なぜ,服を噛むのだろう 足で床をドンドンするのはなぜだろう など	
その他	3件
卒業後の進路はどうなるのだろう など	

N=36 質問項目 82件

かった.具体的には脳性麻痺の発生機序を説明するにあたり,脳の解剖スライドを用い機能局在,すなわち運動・言語・感覚との関連を動画アニメーションで説明するなどの工夫をした.さらに,AFOを用いて障害疑似体験を行うよう計画し,県内の施設からAFO 4足を借用した.

3. 講演の概要および場面紹介とその様子

講演は80分間の総合学習の時間を利用し,図書室で行った.対象は,患児と同級生70名であった.講演の時間的配分は,脳性麻痺の病態・障害像の理解を目的としたので,病態・障害像の説明を60分,AFOを用いた障害疑似体験を20分とした.

講演中の子どもたちの様子は,脳と運動・言

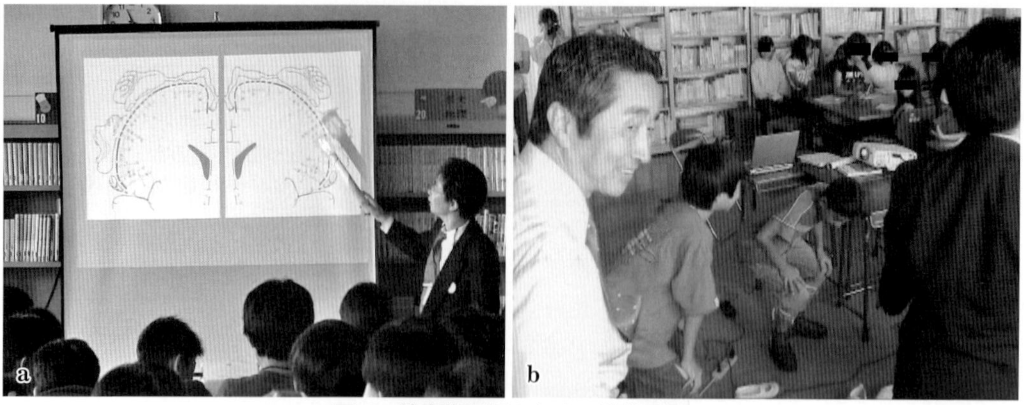

図 3 障害像理解のための講義風景
脳性麻痺の障害部位に関する説明を行うため，脳の機能局在に関するアニメーションを基にスライドを作成し説明した（a）．さらに AFO の装着体験を実施し，しゃがむ動作に制限がある様子を体験者および説明を聞いた小学生が不思議に思っている場面である（b）

語・感覚との関連に関するアニメーションの説明場面で，時間が経つにつれその理解に戸惑い，反応も乏しいように感じた．しかし，AFO の装着体験場面では，子どもたちはわれ先に体験をしてみたいと手を上げ反応した．AFO を装着して「重い」「きつい」「動きにくい」から，「しゃがめない」などの感想が聞かれ，多くの子どもたちの興味を引くことができた（**図3**）．講演が終了した後も，「私たちも履いてみたい」と多くの子どもたちが駆け寄ってきて，時間の許す範囲で AFO の装着体験学習を提供した．

4．講演活動における理学療法士の役割

今回，脳性麻痺の病態・障害像を理解させる目的で小学校 6 年生に講演会を実施したが，病態・障害像をわかりやすく説明することの難しさを痛感した．それに対して AFO 装着体験では，体験から生じるさまざまな感覚により小学生の興味や素直な反応を引き出すことができた．このような二面性をもった講演会であったが，講演会終了後に小学生より，「道を譲ろう」「声を掛けやすくなった」「手を貸す」「仲良くしてあげよう」などの意見を確認できた．このことは，理学療法士の実施した講演会により同級生が脳性麻痺の病態・障害像を理解するきっか

けを得て，さらに患児を特別な視点でみる傾向が減少したものと推測している．

これらのことより，理学療法士が地域の小学校へ出向き，脳性麻痺に対する講演活動を実施するだけでも大きな意義があるものと思われる．そして，講演を通して脳性麻痺の病態・障害像を「知る」きっかけを与え，「関わろう」という気持ちを育める可能性を専門職が有することを示唆したものと思われる．

VI．障害児の居住地地区普通小学校への交流促進を目的とした支援

1．経　緯

対象となる児童は，脳性麻痺痙直型両麻痺の診断を受けた小学校 4 年生である．運動機能は歩行器を用いた歩行が可能であるが，実用的な移動手段は車いす移動である．ADL 全般に中等度の介助を要し，中度知的障害も有する．現在は養護学校に在籍し，居住地地区普通小学校への交流を定期的に実施している．講演会は，母親が交流地区の小学校の同級生がわが子の病気や関わり方について，さらに詳しく知りたいという肯定的な雰囲気を感じるようになり，養護学校の担任の教員に脳性麻痺の病態・障害像

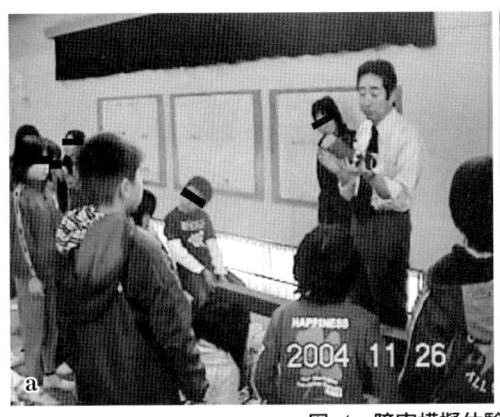

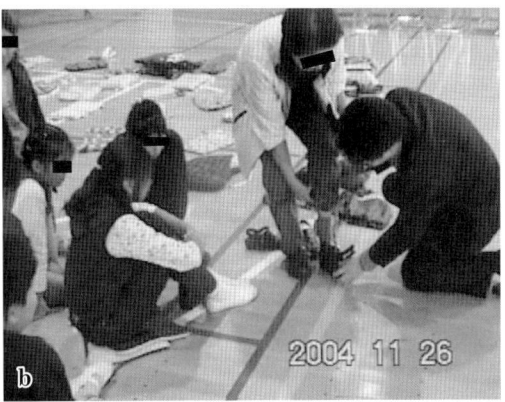

図4 障害模擬体験を重視した講演活動
クラス単位で，理学療法士1名がAFOの構造の説明から装着体験までを誘導した（a）．小学生のみでなく，担任の先生までも装着体験を行ってもらうことで，講演会以外の時間でもお互いに話ができるようにしたいと考え，装着を勧めた（b）

について同級生へ知る機会を提供したいと申し出て実現した．本活動の目的は，小学校4年生の子どもたちに脳性麻痺の病態・障害像を知る機会を提供することである．

2．講演のための準備

われわれは先の小学校での講演活動の経験により，講演における理学療法士の役割は，小学生へ障害・病態像を「理解させる」ことよりも「知る機会を提供する」ことにあると捉えていた．そして，知る機会を提供するためには，障害・病態像の説明よりも障害模擬体験のほうが効果的であったと経験した．そこで，まず講演にあてられた時間をいくぶんかでも障害模擬体験に多く配分することとした．次に，模擬体験を行うためには十分な空間を確保する必要があったので，講演先となる小学校の教諭に体育館の使用を願い出た．さらに，より多くの子どもたちに模擬体験を提供するためには，機材と人材を確保する必要があった．機材に関しては，廃棄処分予定のAFOを25足譲り受けたり，養護学校で余分に保管していた車いす10台を事前に用意した．さらに，クラス単位で効率的に体験学習ができる体制とするため，筆者以外に理学療法士2名，AFOや車いすを普段から使用している養護学校の教諭2名と障害をもつ子どもの母親5名に協力を求めた．

3．講演場面の紹介とその様子

講演は，40分間の総合学習の時間を利用し，体育館で行った．対象は患児と同級生79名であった．講演の時間的配分は，病態・障害像の説明を15分，AFOを用いた障害疑似体験を25分とした．

障害・病態像に関する説明では，できるだけ少ないスライドで内容をゆっくりと話し，次にクラス単位での模擬体験場面へと展開した．そこで，より多くの子どもたちにAFOの装着から動作の体験および車いすの駆動体験を行ってもらい，さらには小学校の教諭へも提供した（図4）．

4．講演活動における理学療法士の支援戦略

表4に，今回の2つの講演活動の概要を示す．
これらの活動は，対象者の年齢および運動機能，または参加者という側面では異なった性質を有しているが，障害像の理解促進という観点では共通の課題を理学療法士に課せられた．しかし，その目標を達成するための準備が必要と

表4 痙直型両麻痺児への障害理解促進を目的とした地域の小学校における講演活動の概要

講演場所	○○小学校	△△小学校
対象者運動機能	GMFCSレベルⅠ（制限なく歩く）	GMFCSレベルⅢ（室内のみ歩行器移動）
在籍場所	○○小学校養護学級	市内養護学校
講演対象	小学校6年生児童（70名）	小学校4年生児童（79名）
講演時間	総合学習（80分）	総合学習（40分）
介入目的	脳性麻痺の病態・障害像の理解	障害像を知る機会の提供
講演内容	病態・障害像の説明（60分） AFOの装着体験（20分）	病態・障害像の説明（15分） AFO・車いすの体験（25分）
開催場所	図書室	体育館
機材の準備	AFO（4足）	AFO（25足） 車いす（10台）
介入者	理学療法士　1名	理学療法士　3名 養護学校教諭　2名 障害をもつ児童の母親　5名

なる．実際に講演会を実施する場合，どのような準備が必要となるのか，その戦略を共有することが，われわれ理学療法士に必要となるので提言する．

まず，適切な目標設定が重要である．今回の講演会では，健常な小学生に対して障害理解促進という目標を掲げたが，どのレベルまでの理解を小学生に求めるのかということにより戦略が異なる．しかし，小学生が脳性麻痺の病態・障害像を完全に理解することは困難である．そういった意味でも，理学療法士が小学生に障害の理解に関して過大な目標を定めることは避けるべきである．今回，われわれは病態・障害像の一部を知る機会を提供したいと目標を修正することで，その関わり方を大きく変えた講演会（**図4**）を実施することができた．理学療法士は，まず実現可能で適切な目標を定める必要がある．その手段としてAFOや車いすの障害模擬体験を中心とした講演により，小学生の興味を引くことが可能になったと考えている．

さらに，このような目標設定を行ったうえで，4つの戦略を設定した（**表5**）．**表4**の講演の概要と比較しながら論じる．戦略1の時間配分については，障害模擬体験の時間配分をいくぶんかでも多く設定した．障害像の理解よりも，体

表5　障害像理解促進のための戦略

戦略1	時間配分の設定
戦略2	空間確保の交渉
戦略3	機材確保の準備
戦略4	人材確保の準備

験を通した経験の共有こそ障害像の理解につながると考えた．戦略2の空間確保については，障害模擬体験を行えるスペースの確保が重要と考えた．そのため，講演先の小学校の体育館の使用を願い出た．さらに多くの小学生に障害模擬体験を提供するため，機材確保・人材確保という2つの戦略を立てた．機材確保については，廃棄処分予定のAFOや養護学校の車いすの借用などにより対応した．人材確保については，複数の理学療法士の協力を求めた．このことで，より専門的な知識を体験として提供しようと考えた．そのうえで，養護学校教員や障害児をもつ保護者へ，そのサポートを依頼した．最終的に，われわれはこのような4つの戦略を組み合わせることで，理学療法士が主体となる活動から地域の施設・人材を集結した活動へと結びつけるように準備した．

Ⅶ. まとめ

就学支援の具体的実践活動として，障害をもつ児の障害理解の促進を目的とした講演活動を紹介した．

これらの活動より，理学療法士は障害をもつ児の運動機能・ADLを促進させるような関わりのみでなく，生活をともにする他者へ障害の一部を伝達し，ともに生活する環境づくりをコーディネートする役割があることを示唆した．このことは，障害児・者を取り巻く環境にその理解を求め，働きかけ，就学や就職などの社会参加を推し進めた理学療法士の役割と同様の知見である[10]．われわれ理学療法士には，障害をもつ児の生活環境を創造するという新たな役割を担う必要性があることを触れておきたい．

文 献

1) 鶴見隆正：理学療法．伊藤利之，他（編）：こどものリハビリテーション医学 第2版．医学書院，2008, pp89-97
2) 山口洋史：これからの障害児教育—障害児教育から「特別支援教育」へ．ミネルヴァ書房，2004
3) 小池純子：就学指導．伊藤利之，他（編）：こどものリハビリテーション医学 第2版．医学書院，2008, pp22-27
4) 文部科学省中央教育審議会：特別支援教育を推進するための制度の在り方について（答申）．2005
5) 戸田浩史：www.sangii.go.jp/japanese/annai/kournyu/20060407/2006040725.pdf
6) 西村章次：通級による指導．藤本文朗，小川克正（編）：障害児教育学の現状・課題・将来．培風館，1999, pp45-61
7) 鶴見隆正：脳性麻痺に対する理学療法アプローチ．前川喜平，他（編）：理学療法士・作業療法士のための小児の反射と発達の診かた．新興医学出版社，2007, pp137-147
8) 米津 亮，鶴見隆正，岡本連三：理学療法士による小学生を対象にした障害像理解のための介入経験．神奈川県立保健福祉大学誌 2：33-39, 2005
9) 米津 亮，鶴見隆正，櫻井好美，他：脳性麻痺児の障害理解促進を目的とした小学生対象の講演会における取組み．神奈川県立保健福祉大学誌 3：85-92, 2006
10) 鶴見隆正：医療最前線における理学療法士の役割．理学療法学 16：429-433, 1989

［理学療法士に望むもの］

障害者の地域での暮らしを考える
―理学療法士に期待するもの

瀧澤久美子　Kumiko Takizawa/横浜市社会福祉協議会障害者支援センター地域コーディネーター

I．はじめに

　横浜市で障害児・者の地域での暮らしを支援してきた．幼児期から成人期までの障害のある本人およびその家族へのさまざまな相談調整や暮らしの組み立て，市民への啓発活動などに携わって30年ほどになる．

　今回は，障害児・者の日々の暮らしを支える現場からみた理学療法士の皆さんの仕事と期待するものを述べてみたい．

II．家族は理学療法をどのように感じているのか

　横浜市に「根っこ」という障害児療育を考える会がある．会員は理学療法士，作業療法士，作業所スタッフ，障害児学校の教員で構成されている．その会で2002年に行ったアンケート調査の中に，理学療法や作業療法に何を求めるのか，というものがあった．調査の対象は，理学療法を受けた障害者本人と家族である．以下は，そのアンケートを参考にし，さらに今回新たに身体障害と軽度の知的障害を伴う高校生をもつ親御さんからの声を聞いたものである．

　Aさんは，脳性麻痺で定時制高校に通う女の子のお母さんである．Aさんは，この子は将来必ず歩けるという強いイメージをもち，理学療法による訓練はそれを必ず可能にする道を開くと考え，当時その子はすでにものにつかまっての歩行はできていたので，自立歩行まではあと一歩という理想を追い続けた．しかし，こうした親の期待を重ねた訓練と実像には大きなギャップがあった．今は訓練の前後での歩行変化はほとんどない．訓練の辛い日々だけが残った．今はあそこまでやる必要があったのかどうか疑問がわく．訓練の間には理学療法士も交代されたが，交代の当初は子どもに触れることもできない方もいたのは，訓練以前に寂しさを感じた．

　Bさんは，高校2年の同じく脳性麻痺の女の子のお母さんである．すでに小さい時から，子どもは将来自力で歩くのは無理といわれていたが，理学療法の訓練を受けてみた．理学療法士からは訓練内容についての説明はほとんどなく，また質問もしにくい関係が続いただけで終わってしまった．家族の心の安心感は訓練以上に大切ではないのかと思う．

　Cさんは，定時制高校に通う脳性麻痺の男の子である．Cさんは，理学療法士ととても相性がよかった．訓練に定期的に通い，本人も家族も話をていねいに聞いてもらえることが何よりも支えだったようだ．車いすの陸上をやっているところがあるから参加してごらん，と教えてくれたのも理学療法士だった．こうした子ども

の世界の広がりの中で，日々の訓練を取り入れた姿勢に感謝しているそうだ．ここには良好な関係づくりから訓練へという穏やかな流れがある．

　Dさんもまた，脳性麻痺の高校3年生の男の子である．小さい時期には訓練の回数や時間をきちんと指定され，多い時は一日4回の訓練を家でやっていた．しかし，障害のある方の家族の暮らしは，不規則で多様で見通しがきかない．Dさんと家族はそうしたことが反映して心身の疲れが大きくなった．不規則な暮らしの中に，規則だった訓練を持ち込むと家族の暮らしが壊れてしまうこともある．指示された親はなんとかそれに答えようとして，どうしても無理をしてしまう．今振り返ると，もっと家族の暮らしの全体をきちんと伝えるべきだった．特に障害のある子のきょうだい児に目が届かなくなっていた時期がある．訓練に夢中になりすぎた時期がある．家族の暮らしが欠け始めた時期もあった．一人の子どもの訓練にだけ意識が集中してしまったことを反省している．理学療法士からは，「今日のプログラムはちゃんとやりましたか？」といわれるが，ちゃんとやれない日々が続いていくのが障害であることを理解してほしい．訓練の効果とはそもそもなんなのか，と日々思いながら続けていた，と親御さんは語っていた．

　Eさんは障害のある高校3年の男の子である．Eさんもやはり小さい時は，一日数回の訓練をやっていた．ある時期は，兄に留守番をさせ，訓練を夢中になってやった．理学療法士との相性もよかった．上手にやってもらった後は，自分でも体が楽になることがわかった．年齢が上がるにつれ，やがて訓練が午後となり，学校が終わってからだと間に合わなくなった．訓練がしだいに遠のいてしまった．ここでは本人の生活リズムが壊れてしまったのがわかる．

　こうした障害のある高校生を抱える家族の声はほかにもたくさん聞いたが，皆さん共通して子どもが小さい時は夢中になって訓練をしていたことが聞き取りやアンケートからみえた．ただ，前述の家族の言葉にもあったように，全体に訓練についての説明が不足している印象を受けた．理学療法士は，目の前にいる子どもの障害のあり方にだけ対応した訓練指導ではなく，きょうだいや親御さんとともに続いていく日々の暮らしにも目を向け，その暮らしに寄り添った，訓練の方向・内容を探ってほしいと考える．

　この聞き取りに続いて，障害のある小学生の子どもをもつ親御さんにも話を聞いた．幼少期は訓練への期待も当然大きい．ここでもやはりわかりやすい説明を望む声がいちばん多かった．ここからみえてくるのは，障害のある本人や家族は，理学療法士との会話を，親密さを，親しみやすさを，関係づくりを，いちばんに望んでいるのだということである．

Ⅲ．家庭訓練・家庭療育とはなんだろうか

　幼児期に，家ではこうした訓練をこれだけしてくださいといわれて戸惑ったという方がいる．また，訓練は回数が多ければいいと考え，新幹線の中でもどこででもやっていた，といった親御さんもいる．しかし，泣かせてしまうようなことまでしての訓練とはなんだろうか．訓練の効果，という時のその効果とはなんだろうか．親の不安の一時的な解消だろうか．訓練によって運動機能が向上する，体の動かし方の工夫が身につく，と聞かされると，親御さんはプラス面だけを強く受け取り，この子のためにやれることがあるならなんでもやろうという気持ちへ移っていく．訓練を始めると，ひょっとすると，という期待感がもてる．訓練の内容ではなく，始めたことで一時的な落ち着きを得る．今度はこの裏返しに，親の努力が足りないのではないか，と自分を責めるようなところまでいってしまうこともある．親御さんの中には，

訓練というのは子どもへの虐待ではないかと自問したことがあるといった方もいる．こうしたことは，説明不足の問題とどこかで繋がっているのではないだろうか．

家庭での訓練を通して，何人かの親御さんが述べていたのは，きょうだいのことだ．訓練への集中と暮らしの維持の間で親は揺れ動く．理学療法士の仕事の場は，病院や療育センターであり，障害のある子どもと家族の側からみれば，非日常の世界ともいえなくもない．しかし，家族の暮らしは地域でそのまま続いていく．その暮らしの中に訓練が外部から飛び込んでくる．不安定さが生まれ，暮らしの足場が揺らぐ．理学療法士には，この暮らしを壊さない足場をしっかり見据えてほしい．親が子どもを愛し，子どもも親を信頼する相互関係があってこその療育である．一組の家族の暮らしの中に置いた訓練のイメージをしっかり描いていただきたい．

Ⅳ．家族が理学療法士から学んだこと

今回，聞き取りをしたご家族が理学療法士から学んだことを次のように語られていた．
①正しい体の使い方など，障害のある本人にていねいに辛抱強く伝えている姿をみると頭が下がる思いがした．
②本人に対して，麻痺のために体が崩れているから，反対の動きをすると良いとか，トイレに入る時の工夫などを教えてもらったが，家族では思いつかない，こうした目にみえる具体的な指示の一つひとつが大変役に立った．
③高校への入学の時，一緒に学校に付き添い，校内の設備状況や使い方，また移動時や学習の工夫なども具体的に指示してもらい，暮らしの中にも助言を活かすことができた．
④関節の動かし方や，家庭での無理をしない運動の仕方や，腰が痛いといった時の無理のない動かし方や，首が痛い時の姿勢のとり方など，的確な教え方で楽になった．

こうした小さな，しかし的確で具体的な工夫は理学療法士ならではのものである．その日の暮らしからすぐに本人たちが活かせるので，多くの家族がありがたかったと語ってくれた．

Ⅴ．理学療法はいつまで続けられるのか

とても乱暴ないい方になると思うが，歩行に関してなら，「理学療法は歩けるまで，その先は作業療法で」と聞いたことがある．障害があって歩けなくても，高校生くらいになると，訓練回数も次第に減り，訓練そのものにも通えなくなってくる．しかし，体の緊張やバランスの悪さはそのまま抱え続けていく．そこで家族は，訪問による在宅リハビリマッサージを受けたり，整体に子どもを連れて行ったりしている．こうしたことは体の緊張をほぐし，柔らかくするためだ．日本では理学療法士が単独で仕事をすることはないので，代替するものを求めて，一部の人たちは訪問リハビリを受けている．親御さんからは，実際には次第に体が硬くなっていく青年以後のこれからこそ理学療法を受けたいという声のほうが大きい．こうした声の背景には，小さい時のように，歩けるようになることを目指したものではなく，実際の日々の暮らしの中での体の動かし方を学んで変形などを防ぎたいという実感からだ．

Ⅵ．理学療法士に期待すること

地域で障害児・者の生活支援の仕事をしているが，実際には理学療法士の方と組んで調整などをすることはほとんどない．

今回，こうしたことを述べるにあたり，あらためて親御さんたちと話し合ってみた．身体的

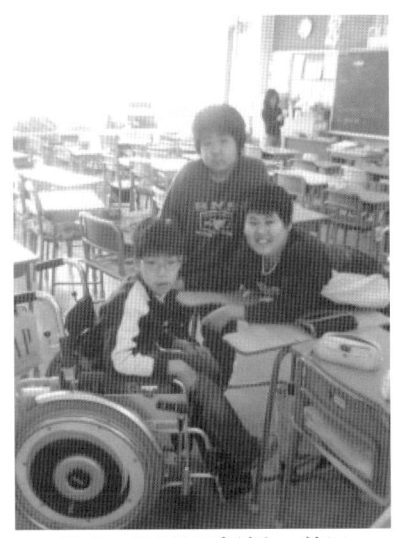

図1　クラスの友達と一緒に

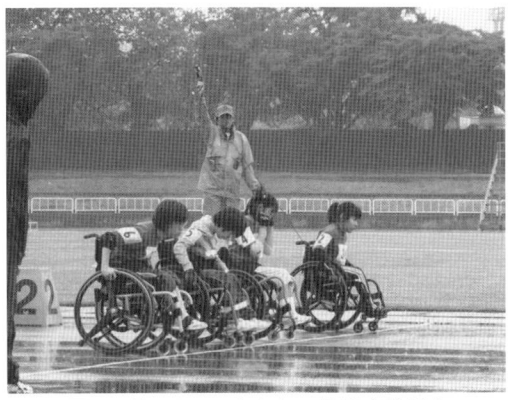

図2　「スラローム」という障害物競走

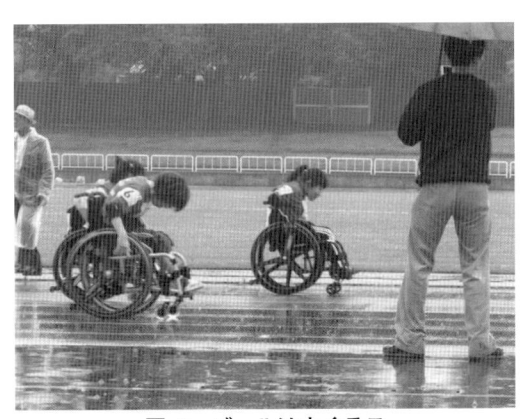

図3　ゴールはすぐそこ

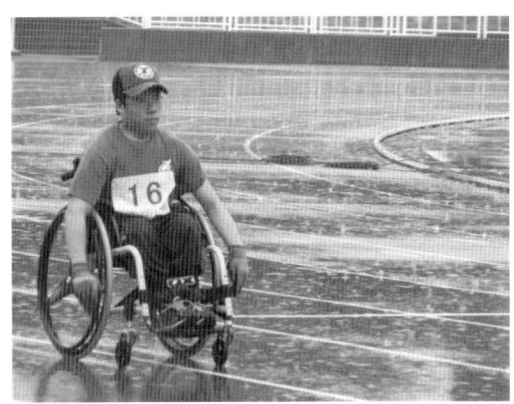

図4　雨の日のハマピック

な障害のある子どもの成長期には，理学療法が大きな比重を占めていることを強く感じとった．しかし，実態として理学療法士は，医者の指示によって家族と関わり合い，支援がなされていると思う．幼児期も学齢期も地域での暮らしがあり，各家庭独特の生活があるにもかかわらず，そこから切り離された訓練を受けている印象もある．限定された訓練空間の中で，専門職が障害の部分にだけ目を留めて，家族に過度な要求をしていないだろうか．地域の暮らしの中で，子どもたちの生きていく力をつけてあげられるような訓練を望みたい．暮らしていくこ

とは，家族や地域の人たちなど，さまざまな人に関わっていくことだ．きょうだいに無理がかかると，後からそのきょうだいに精神の不安定さが現れることもある．障害のある子どもの訓練は，家族全体の暮らしの訓練でもある．障害のある子どもの訓練だけに目を向けてしまうと，家族と暮らしの関係が断ち切れてしまう．そうしたことへ専門職の人が追い込んでいないだろうか．理学療法士の間でのネットワークや相互協力なども家族には心強く感じられる．どんな暮らしをしているのかなと，ちょっと覗いてほしい．障害と暮らしを分離しない訓練であってほしい．専門職としての知識や技術の向上とともに，幼児期や学齢期の障害のある子どもたちがおかれている環境はどんなものなのか，あるいは小さな子どもの障害を知らされた

時，親はどれほど不安であり，なぜ訓練へと飛びついていくのか，なぜ治せるという期待がいつまでも消えないのかを問いかけてほしい．

障害のある本人および家族の地域での暮らしは，途切れることなく続いていく．本人や家族が自分たちで力をつけ，また周囲にも頼み，手伝ってもらう力をつけるには，抱え込む支援ではなく，周りを巻き込んでいく手助けを理学療法士にもしていただきたい．

Ⅶ．おわりに

理学療法の訓練方法には，有能なものとしてボイタ法，ボバース法があると聞いている．親御さんたちが，こんなことをいっていた．自分たちの住んでいるところに近い療育センターの訓練のやり方が，ボイタ法であったり，ボバース法だったりするが，親としてはどちらも難しくてわからない．もちろん選択などできないし，専門的な言葉には抵抗も感じるとのことだった．各地域の療育センターのそれぞれの訓練方法によって訓練を受けるが，幼児期を過ぎ，小学校入学のころになるとほかの地域情報も入ってくるようになり，そこではじめてほかのやり方もあることがわかってくる．横浜市でも転居をしたら，今までのやり方と違って非常に戸惑ったという方もいた．自分で病院を選ぶことができる方は少数である．費用がかかるし，家族がいる場合はなかなか難しい．現在，通っている療育センターがちょっと合わないと思っても，拒否する勇気もない．車いすや装具もあるので，そのままという親御さんもいる．手術のことについても，現在は痛みはないが，将来痛むことがあるだろう，と告げられ手術したが，その手術は大きな痛みを伴い，その後のリハビリテーションも辛かった．今になって考えてみると，将来の痛みを想像して手術したが，想像からくる痛みを断ち切ることはできなかったといわれた．

療育センターでの理学療法士は，複数の職種との連携で仕事をされると思うが，病院の中の理学療法士の方は，外の世界からの暮らしの声は，やはり聞こえにくいのではないだろうか．ぜひ，当事者や家族の声を聞く工夫をしてほしい．みなさん熱心で一生懸命な方ばかりだが，誰でもが自分の理解の浅い事柄については，ついきつくなることもある．よく理解していることについては，話し方も穏やかになると思う．障害のある人と家族の暮らしを理解してほしい．そして，ときには障害のある子どもの学校や地域作業所などに足を運び，自身の目をいっそう外に向けるように期待したい．

理学療法MOOK 15
子どもの理学療法
脳性麻痺の早期アプローチから地域理学療法まで

発　　　行	2008年10月10日　第1版第1刷
	2013年3月10日　第1版第3刷Ⓒ
シリーズ編集	黒川幸雄・髙橋正明・鶴見隆正
責任編集	井上　保・鶴見隆正
発　行　者	青山　智
発　行　所	株式会社　三輪書店
	〒113-0033　東京都文京区本郷6-17-9　本郷綱ビル
	☎ 03-3816-7796　FAX 03-3816-7756
	http://www.miwapubl.com
印　刷　所	三報社印刷　株式会社

本書の無断複写・複製・転載は，著作権・出版権の侵害となることがありますのでご注意ください．

ISBN 978-4-89590-318-9　C 3047

JCOPY　＜(社)出版者著作権管理機構　委託出版物＞

本書の無断複写は著作権法上での例外を除き禁じられています．複写される場合は，そのつど事前に，(社)出版者著作権管理機構（電話03-3513-6969, FAX 03-3513-6979, e-mail：info@jcopy.or.jp）の許諾を得てください．

■ 理学療法と脳科学の接点とは？ 臨床での可能性と最新情報を伝える！

理学療法MOOK 16

脳科学と理学療法

シリーズ編集　黒川　幸雄（埼玉医科大学）
　　　　　　　高橋　正明（群馬パース大学）
　　　　　　　鶴見　隆正（神奈川県立保健福祉大学）

責任編集　　　大西　秀明（新潟医療福祉大学）
　　　　　　　森岡　　周（畿央大学）

● 定価4,410円（本体4,200円＋税5％）
B5　頁260　2009年　ISBN 978-4-89590-325-7

　私たちが見る、考える、動くといった動作には脳の働きが必要である。最近、この脳について話題が絶えない。なぜなら、いままで未知なる部分が多いとされた脳についての研究が飛躍的に進み、少しずつ謎が解明されてきているからである。このような時代背景のなか、動作パフォーマンスの向上を目的とする理学療法にとっても、脳組織がリハビリによってどのような影響を及ぼされるのか、検証する時代へと突入してきている。
　本書では、脳科学の進歩と理学療法の関わりを概説し、特に接点が強い「記憶」「学習」「可塑性」「運動」に関する重要なトピックスや、近年普及している脳機能イメージング装置の特徴や研究、さらに臨床での病態の捉え方、介入成果などを最新の科学的知見をもとに平易に解説。臨床と脳科学の架橋・融合をめざした理学療法がこの一冊で分る。

■ 主な内容

第1章　脳科学の進歩と理学療法
1. 脳科学の進歩に期待するもの
2. 脳科学の進歩と理学療法の接点
　―過去から現在
3. 脳科学の進歩と理学療法の接点
　―現在から未来

第2章　脳科学の進歩：基礎編
1. 学習と記憶の神経科学
2. 運動が脳に引き起こす生理生化学的反応
3. 脳の可塑性
4. 神経回路網の再編成
5. 大脳皮質における感覚情報処理と運動制御の神経基盤
6. 身体像の生成と運動学習の脳内機構
7. 歩行における中枢神経機構

第3章　脳科学の進歩：研究編
1. fNIRS
2. fMRI
3. PET
4. MEG
5. TMS

第4章　脳科学の進歩：臨床編
1. 臨床導入としての認知理論
2. 臨床導入としての運動学習理論
3. 臨床導入としての運動イメージ
4. 片麻痺の脳科学と臨床
5. 失調症の脳科学と臨床
6. 失行症の脳科学と臨床
7. 半側空間無視の脳科学と臨床
8. パーキンソン病の脳科学と臨床
9. 痛みの脳科学と臨床

好評既刊　理学療法MOOK

- 理学療法MOOK 1　**脳損傷の理学療法①**【第2版】　超早期から急性期のリハビリテーション
- 理学療法MOOK 2　**脳損傷の理学療法②**【第2版】　回復期から維持期のリハビリテーション
- 理学療法MOOK 3　**疼痛の理学療法**【第2版】
- 理学療法MOOK 4　**呼吸理学療法**【第2版】
- 理学療法MOOK 5　**物理療法**
- 理学療法MOOK 6　**運動分析**
- 理学療法MOOK 7　**義肢装具**
- 理学療法MOOK 8　**下肢関節疾患の理学療法**
- 理学療法MOOK 9　**スポーツ傷害の理学療法**
- 理学療法MOOK 10　**高齢者の理学療法**
- 理学療法MOOK 11　**健康増進と介護予防**【増補版】
- 理学療法MOOK 12　**循環器疾患のリハビリテーション**
- 理学療法MOOK 13　**QOLと理学療法**
- 理学療法MOOK 14　**腰痛の理学療法**
- 理学療法MOOK 15　**子どもの理学療法**
　―脳性麻痺の早期アプローチから地域理学療法まで

お求めの三輪書店の出版物が小売書店にない場合は、その書店にご注文ください。お急ぎの場合は直接小社へ。

〒113-0033
東京都文京区本郷6-17-9 本郷綱ビル

三輪書店

編集　03-3816-7796　FAX 03-3816-7756
販売　03-3831-3063　FAX 03-3816-8762
ホームページ　http://www.miwapubl.com